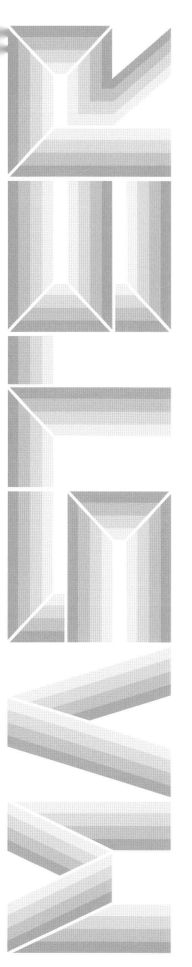

食べ物と健康

三訂 マスター 食品学 I
〔第2版〕

日本食品標準成分表（八訂）増補2023年 準拠

編著：小関 正道
　　　鍋谷 浩志

共著：安藤 清一
　　　浦本 裕美
　　　海老塚広子
　　　小嶋 文博
　　　鬼頭 幸男
　　　竹山恵美子
　　　舘　 和彦
　　　福島 正子
　　　福田 泰樹
　　　山﨑 貴子
　　　由良　 亮
　　　吉川 秀樹

建帛社
KENPAKUSHA

はじめに

　管理栄養士国家試験出題基準（ガイドライン）に沿った「マスター食品学Ⅱ」を2012（平成24）年4月に刊行したが，その内容と一貫性のある食品学Ⅰを編集する必要性を感じていた。

　「マスター食品学Ⅰ」の編者有田政信先生が2010（平成22）年に惜しくも逝去され，建帛社の強い要請もあり，このたび「新版 マスター食品学Ⅰ」を刊行することができた。

　「新版 マスター食品学Ⅰ」，「マスター食品学Ⅱ」は，栄養士養成教育の第一線で活躍する経験豊富な教員により執筆されており，管理栄養士課程の学生がⅠとⅡを学ぶことにより，食品学の基礎をわかり易く，系統的に修得し，管理栄養士国家試験に十分に合格できる水準と内容を盛り込むことを目的に編集した。

　また前述のガイドラインのすべてを収載することはもちろん，項目順はガイドラインの他，日本食品標準成分表2010にも対応させ編纂しており，同類の書の中でも役立つものをと努力を払ったつもりであり，広く養成教育現場での活用を望みたい。

　食品を巡る動向の変化もあり，今後改訂の際には一層充実した内容とすべく，Ⅰ，Ⅱ併せて必要充分な内容を備えた教科書の完成を目指していきたい。

　本書の執筆者各位には，ご多忙な中ご無理を申し上げて原稿をお寄せ頂き，謹んで深く感謝申し上げます。また海老塚広子氏には，編集協力者として多大なご尽力を頂き，厚く御礼申し上げます。

2014年3月

小 関 正 道

三訂版の発行にあたり

　日本食品標準成分表 2015 年版（七訂）が公表された後，それまでには発表されたことがない追補版が，追補 2016 年，2017 年，2018 年として公表され，2019（令和元）年には 2015 年版（七訂）のデータ更新が報告された。そして 2020（令和 2）年 12 月に，日本食品標準成分表 2020 年版（八訂）が公表された。このような成分表の改訂時期に合わせて，本書としても内容を改める必要性が高まってきた。

　そこで，これを機に編著者には新たに鍋谷浩志氏を迎え，著者にも 3 人の新しい執筆者に加わっていただき三訂版を発行することにした。この改訂により日本食品標準成分表 2020 年版（八訂）に即した内容となり，栄養士課程，管理栄養士課程で学ぶ学生にとって一層役立つ書となることを期待したい。

2021 年 4 月

小 関 正 道

三訂第 2 版の発行にあたり

　2023（令和 5）年 4 月に日本食品標準成分表 2020 年版（八訂）の更新版として「日本食品標準成分表（八訂）増補 2023 年」が公表され，2020 年版以降にデータが整理された収載食品・成分値が追加・更新された。同時にアミノ酸成分表編，脂肪酸成分表編，炭水化物成分表編の別冊についても「増補 2023 年」となった。そのため，関連記述について見直すとともに，統計やその他の法令についても更新し，「三訂第 2 版」とする。

　なお，食品成分表増補 2023 年は，収載食品・成分値の追加・更新以外は 2020 年版からの変更はない。そのため，「三訂第 2 版」では収載食品数と成分値以外は，従来のまま「2020 年版」として記載している。

2023 年 7 月

小 関 正 道
鍋 谷 浩 志

目　　次

第1章　人間と食品

1 食文化と食生活

(1) 食物の歴史的変遷

1) 人類は何を食べてきたか

　食品には果実や野菜等のようにそのまま生で食物として食べられるものもあるが,「こめ」を炊飯（調理）して「飯」にしてから食べるように, 食品を調理後の食物と区分する場合が多い。人類は経験を積みながら身近にある動植物を採取して食物とし, やがて石器や土器等の器具や火を使って調理や保存する技術を生み出し, 狩猟や漁ばかりでなく農耕（植物を栽培）や牧畜（動物を飼育）等, その土地に適応した食品を中心に食物とする食文化を形成して繁栄をしてきた。

2) 日本人の食物

　海に囲まれた日本では海山の産物以外の多くの食品は, いろいろな経路で伝わったり, 外国から持ち込まれて, 日本の気候風土と各地の文化により食物として育まれてきた。現在の日本ではいつでもどこでも食べ物が手に入る時代になったが, 主食の「こめ」でさえ一般の国民が充分に食べられるようになったのは, 第2次世界大戦後から10年以上経ってからである。「こめ」は中国大陸を経て稲作が伝わったといわれるが, 日本では1年に1回しか収穫できず, 天候に左右され不作が続くと飢饉で多くの農民が命を失うことになり, 享保の大飢饉（1732年）の後, その代用食として薩摩（鹿児島県）で栽培されていた「甘藷」が広められた。その「甘藷」も中南米が原産で, 中国を経て沖縄から伝わった芋で, 後に「さつまいも」といわれるようになったものである。また江戸時代までは白いこめを食べられる人は貴族や武士の他はごく一部の人に限られており, それらの人の中で「江戸患い」といわれて死に至ることもある脚気が流行し, 明治時代に入ってからも海軍兵士等にも脚気が蔓延していた。麦等で改善がみられてはいたが, その原因が, 玄米から白米に精製するときに除かれてしまう米ぬかに含まれるビタミン B_1 の不足であることが判明するまでには, 長い年月の研究がなされ, その後ビタミン B_1 が治療に使われるようになって, ようやく脚気での死亡が激減した。

3）現代日本人の食物

戦後の食料不足時代を経て食料の確保が進み，食品の成分や栄養学の研究が進められるとともに，医療の改善により栄養不良に伴う感染症も減少してきた。そして，経済的に豊かになると諸外国の食品や料理法が広まり日本人の食の欧米化が進展し，従来の主食（穀類）と副食（野菜類中心のおかず）中心の日本食に加え，適量のたんぱく質を摂り，塩分を減らす食事が平均寿命を伸ばし，1980年代には長寿国の仲間入りをして，諸外国からは日本食が健康食としても注目されてきている。また工業化が進み，自動車を始め冷蔵設備等の流通システムと加工技術の発達により，インスタント食品〔1958（昭和33）年にチキンラーメン発売〕をはじめいろいろな加工食品や調理済み食品等が，スーパーやコンビニエンスストア等で売られ，マクドナルド〔1971（昭和46）年〕のようなファストフード店も展開され，女性の社会進出とともに調理の形態も多様化し，外食・中食産業が急速に発展して，いつでも欲しい食物が手に入る時代となってきた。また，食品に含まれる栄養素や保健機能成分の研究が進むことにより，簡単に必要な栄養素が摂れる栄養バランス食品や，特定の保健機能をもつ食品ばかりでなく，サプリメント類も手軽に入手できるようになった。

4）これからの食物

不規則で偏った食生活と運動不足がもたらす肥満や生活習慣病等が，新たな健康問題となってきて，長生きだけでなく元気でいられる「健康寿命」という長寿の質も問われている。またインスタント食品や偏った食品を取る若者に，再び脚気症状が見られたり，注目されてきた栄養機能成分を摂取するために，食物からではなく安易にサプリメントに依存することで，それらの取り過ぎ等の問題も出てきて，食品・食物への正しい知識の普及は未だに重要である。地球レベルでは，環境破壊や異常気象等による不作，バイオ燃料の生産のために食品の高騰等が問題となってきて，食料不足から飢餓で命を落とす貧しい国も多くあり，食品の多くを輸入に依存してきた日本は，いろいろな側面から食品や食物の適切な取り方（食べ方）について再考せねばならない時代になってきている。今後も食品の輸入や，品種改良及び生産・加工技術等が進み，新しい食品の成分や機能の研究が一層進む中，グローバルな視点からも食品・食物に関する情報を注視・活用していく必要がある。

▌（2）食物連鎖

1）食物連鎖

生物は，生きていくための栄養分をそれぞれ固有な方法で確保して生命を維持している。一般的には，植物は大気中の二酸化炭素から太陽の光エネルギーにより養分（炭水化物）を作って酸素を出し（光合成），土壌の中からは無機物や微生物等が分解した窒素分等を吸収して成長をする。一方動物は，植物や動物等の生物を食べて栄養分とし，大気中の酸素を吸って体内で分解・利用をして，大気中には二酸化炭素を，土壌には排泄物等を排出して生存している。

そこで生物を，食料として食べられる側と食べる（捕食）側の関係で見ていくと，陸上では草→昆虫→小鳥，小動物（ネズミ・ウサギ等）→大型鳥（ワシ等猛禽類）・中型動物（キツネ）→肉食・雑食動物や，草→草食動物（牛，羊）→肉食・雑食動物（クマ，人間）の，海中ではプランクトン・海藻→小魚類→中型魚→大型魚類・哺乳類（クジラ，人間等）の系列ができる。このような生物が生きていくために食べられる・食べる関係を「食物連鎖」という。食物連鎖を通じて生態系は循環しており，人間は雑食ではあるが多くの植物（生産者）や動物に支えられたピラミッドの中で，他の肉食動物とともに食べる側（消費者）の最終的な頂点といえるが，捕食する個体数は，食べ物の量に制限され，陸上での食物連鎖は図1-1のような関係が考えられる。

　海洋沿岸地域も自然現象に適応した食物連鎖が機能することにより，人間の暮らしが成立してきた。例えば，河口付近では川の上流の森林の腐植質が流れてきて，えさとなるプランクトンや海藻類が豊富になって，海の魚介類が育ち，それらを人間も食料にできるが，上流にダムができたり，家庭や工場からの排水が大量に流れ込んで，プランクトンが減少したり赤潮等が発生して食物連鎖が崩れると，それらをえさとしている魚介類の種類や漁獲量に影響が出る等，自然界で共存をしていくためには，食物連鎖が循環できるように，生態系のバランスをとっていく必要がある。

2）生物濃縮

　食物連鎖の結果，生物に蓄積しやすい物質が上位捕食者に蓄積されていく現象が生物濃縮で，人間の健康に影響のある例としては次のようなものがある。

　水俣病は，工場排水に含まれていた有機水銀が水俣湾に流れ，それがプランクトンに吸収され，それを食べた魚に濃縮され，その魚を食べた人間が発症したものである。水銀は既に世界で工業化等により地球規模で存在するものが食物連鎖の過程で蓄積しており，日本人の水銀摂取の80％以上が魚介類由来となっているといわれてお

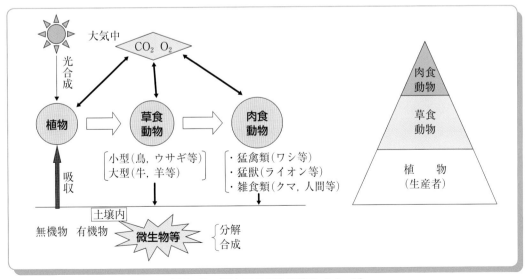

図1-1　陸上での食物連鎖のイメージ

り，まぐろ，めかじき等大型魚の一部については地域等にかかわりなく，水銀濃度が他の魚介類と比較して高いものがある。

また，ふぐ毒（テトロドトキシン）は，毒のあるプランクトン等をえさとするヒトデ等が食べ，それらをふぐが食べて毒が濃縮されたものである。

有益な例としてはいわし等の青魚に含まれる DHA（ドコサヘキサエン酸）や IPA（イコサペンタエン酸）は，プランクトン等がつくったものが濃縮されたものである。

（3）食品と栄養

栄養とは，食物を摂取して新陳代謝し生命活動を営むことである。そのために必要なものが栄養素であり，たんぱく質，脂質，炭水化物，ミネラル，ビタミンが五大栄養素である。食品とは，1つ以上の栄養素からなり，有害物を含まない天然物及びその加工品をいう。食物とは，食品を調理して食べられるようにしたものである。

2 食生活と健康

（1）食生活と健康維持

WHO（世界保健機関）憲章では，「健康」について次のように定義している。

Health is a state of complete physical, mental and social well-being and not merely the absence of disease or infirmity.

「健康とは，病気でないとか，弱っていないということではなく，肉体的にも，精神的にも，そして社会的にも，すべてが満たされた状態にあることをいう」（日本WHO協会訳）。健康と疾病は連続したものであることや，人間の尊厳の確保や生活の質（quality of life）の観点から定義の見直しが審議されることになっている。

1953（昭和28）年，米国の医学者レベルとクラークにより「予防医学とは，病気を予防し，生命を延長し，身体ならびに精神の健康と能力を増進する科学と技術である」と定義された。健康増進・発症予防は一次予防，早期発見・治療，重症化予防は二次予防，機能維持・回復は三次予防といわれている。かつては，感染や急性疾患の疾病が中心であったが，現在では生活習慣病や慢性疾患が多く認められ，治療中心の考え方から予防のための健康づくり（ヘルスプロモーション）の重要性が高まってきている。生活習慣の形成は，運動，休養そして食生活があげられる。健康づくりを推進していくうえで，食生活のあり方を見直すことは最重要課題の1つといえる。

（2）食生活と生活習慣病

WHO が 2000（平成12）年に提唱した「健康寿命」という指標がある。これは，心身ともに自立して健康に生活でき，介護を受けたり寝たきりになったりせず，日常生

活を送ることのできる期間を示す。厚生労働省が 2021（令和 3）年 12 月に公表した
ところ，わが国の 2019（令和元）年の健康寿命は，男性 72.68 歳（平均寿命 81.41 歳），
女性 75.38 歳（平均寿命 87.45 歳）であり，過去最高を更新した。厚生労働省の「健康
日本 21」のなかでも，健康寿命の延伸が目標としてあげられており，そのためには
まず生活習慣病を理解する必要がある。

　1996（平成 8）年に公衆衛生審議会により，生活習慣病は「食生活，運動習慣，休
養，喫煙，飲酒等の生活習慣がその発症・進行に関与する疾患群」と定義されてお
り，おもな疾患としては脳血管疾患，悪性新生物，循環器疾患，高血圧性疾患，糖尿
病等があげられる。

　生活習慣病の発症を予防するために，「メタボリックシンドローム（内臓脂肪症候
群）」の概念が導入された。内臓脂肪が蓄積することにより，糖・脂質代謝異常症，
高血圧症等の生活習慣病が起きやすい状態をメタボリックシンドロームという。これ
らの該当者やその予備群に対して，改善と予防に向けた支援と「特定健康診査・特定
保健指導」が医療保険者により実施されている。近年，わが国で取り組んでいる食生
活と健康に関わるおもな活動には下記のようなものがある。

① 　二十一世紀における国民健康づくり運動　健康日本 21：厚生省（現在の厚生労
　　働省）〔2000（平成 12）年度〜 2012（平成 24）年度〕，同（第二次）〔2013（平成 25）
　　年度〜 2023（令和 5）年度〕
② 　健康増進法：厚生労働省〔2002（平成 14）年〕
③ 　食育基本法：内閣府〔2005（平成 17）年〕
④ 　食事バランスガイド：厚生労働省，農林水産省〔2005（平成 17）年〕
⑤ 　新健康フロンティア戦略及びアクションプラン：内閣官房，内閣府，文部科学
　　省，厚生労働省，農林水産省，経済産業省〔2007（平成 19）年〕

　また，2024（令和 6）年度から 2035（令和 17）年度までの「二十一世紀における第三
次国民健康づくり運動　健康日本 21（第三次）」が 2023（令和 5）年 5 月に公表され，4
つの基本的な方向が提示された。

① 　健康寿命の延伸と健康格差の縮小
② 　個人の行動と健康状態の改善
③ 　社会環境の質の向上
④ 　ライフコースアプローチを踏まえた健康づくり

　これらの健康づくり運動を理解し，健康の維持・増進や疾病者の回復への栄養ケ
ア・マネジメントと在宅療養者の生活支援をすることは，管理栄養士，栄養士の大き
な役割の 1 つであり，社会から求められている。

（3）食嗜好の形成

1）食嗜好

食欲は，空腹等の生理的な条件に加えて，健康状態や精神状態，各個人がもってい

る多くの条件（性別，年齢，知識，経験，宗教等）が複雑に絡んで影響を受ける。

① 生体内部環境（年齢，健康状態，空腹状態，アレルギー等の生理状態，及び喜び，悲しみ，怒り，緊張等の心理状態）

② 社会環境（経験，文化，経済，習慣，宗教，教育，健康及び食に関する情報等）

③ 外部環境（気候，風土，喫食環境，食卓構成等）

④ 食べ物の状態（味，かおり，テクスチャー，温度，外観，音等）

上記の条件を踏まえ，「おいしさの感覚」は味覚，視覚，嗅覚，触覚，聴覚を相互に作用させた総合的な判断により評価される。

2）先天性要因と後天的要因

食べ物の嗜好には，先天的要因と後天的要因がある。先天的要因とは，人種，民族，性別，遺伝的体質，個人的体質等があり，食嗜好に大きな影響を与える。食嗜好は，幼児期に親が与える食事が基盤となり，食べ物の味，香り，テクスチャー，食べたときの環境，食べた後の満腹感や体調の変化等が記憶・学習され，おいしさの評価をする。この食体験の積み重ねにより，成人期以降の食嗜好は形成されていくが，それは後天的要因や現在の年齢，健康状態，職業，気候，時代により変化していく。

3 食料と環境問題

1 （1）フードマイレージの低減

日本のカロリーベースの食料自給率は近年40％前後と主要先進国の中でも低く，食料の多くを輸入に頼っている。食料の輸送には地球温暖化の要因である二酸化炭素の排出を伴い，環境に大きな負荷をかけている。

1994（平成6）年，イギリスの消費運動家ティム・ラング（Lang, T.）は，食料の生産地から食卓までの輸送距離に着目し，できるだけ地域で生産された食料を食べ，環境への負荷を少なくしようという「フード・マイルズ（Food Miles）」の概念を提唱した。この概念を基に，輸入食料が環境に与える負荷の大きさを表す指標として考え出されたのが，フードマイレージである。具体的には以下の式で表され，品目別・輸入相手国別の数値を算出し集計したものが，総フードマイレージとなる。数値が大きいほど環境への負荷が大きいことを示す。

フードマイレージ（t・km）
＝ 輸入相手国別の食料輸入量（t）**× 当該国から日本までの輸送距離**（km）

2001（平成13）年の農林水産政策研究所の試算によると，日本の総フードマイレージは約9,002億t・km，人口1人当たりのフードマイレージは7,093 t・km/人であり，他の先進諸国と比較して，総フードマイレージも人口1人当たりのフードマイレージも高いことがわかる（表1-1）。

表1-1 各国のフードマイレージの概要

(2001 年試算)

	食料輸入量 (千t)	平均輸送距離 (km)	フードマイレージ (百万t・km)	人口1人当たりの フードマイレージ (t・km/人)
日 本	58,469	15,396	900,208	7,093
韓 国	24,847	12,765	317,169	6,637
アメリカ	45,979	6,434	295,821	1,051
イギリス	42,734	4,399	187,986	3,195
フランス	29,004	3,600	104,407	1,738
ドイツ	45,289	3,792	171,751	2,090

資料：中田哲也「食料の総輸入量・距離（フード・マイレージ）とその環境に及ぼす負荷に関する考察」農林水産政策研究，No.5，2003 年，pp.45-59

　フードマイレージに占める割合を品目別に見ると穀物 51 ％，油糧種子 21 ％と，この 2 品目で全体の約 70 ％を占めており，輸入相手国別に見ると，アメリカからの輸入に係るフードマイレージが全体の 59 ％，次いでカナダ 12 ％，オーストラリア 5 ％と 3 か国で全体の 76 ％を占めている。このように日本では輸入量全体が多いことに加え，輸入品目・輸入相手国に偏りがあり，遠隔地からの輸入が多いこともフードマイレージが高いことの理由である。フードマイレージから算出された日本の食料輸入に伴う二酸化炭素排出量は 16.9 百万トンと考えられ，環境に大きな負荷を与えている。

　2010（平成 22）年に再試算された日本のフードマイレージは，8,669 億 t・km と，2001 年から 3.7 ％減少しているものの，平均輸送距離は逆に 0.3 ％長くなっており，より遠隔地から輸入していることがうかがえる。フードマイレージの低減は日本の食料問題の中でも重要な課題の 1 つであるが，食料自給率を高め輸入量を少なくすると同時に，輸入相手国や輸送手段等も考慮する必要がある。

（2）食料生産と食料自給率

　食料自給率とは，国内の食料消費が国内の農業生産でどの程度賄えているかを示す指標で，総合食料自給率，品目別自給率，飼料自給率等が算出されている。総合食料自給率には，生命と健康の維持に不可欠な食料についてエネルギーに着目した供給熱量（カロリー）ベースと，食料の生産活動を反映した生産額ベースの 2 通りの算出方法がある。1965（昭和 40）年度以降の日本の食料自給率の推移を図 1-2 に示す。カロリーベースの総合食料自給率は 1965 年度の 73 ％から大きく低下し，近年 40 ％前後で推移している。また生産額ベースでも 86 ％〔1965 年度〕から 70 ％以下へと低下している。現在，日本の食料自給率（カロリーベース）はカナダ，オーストラリア，アメリカ，フランス等の各国に比べ，非常に低いといえる（図 1-3）。

　食料自給率低下の理由として，食生活の変化があげられる。日本では戦後食生活の洋風化が急速に進み，肉や乳等の畜産物や油脂類の消費が増えるとともにこめの消費が減ってきた。

カロリーベース総合食料自給率の品目別内訳（図1-4）を見ると，2021（令和3）年度のこめの自給率はほぼ100％に近いのに対し，油脂類やこむぎ，だいず等の自給率が低い。また，畜産物については，国産であっても輸入した飼料を使って生産された分は，国産には算入しておらず，飼料自給率を考慮して算出されている。したがって，畜産物自体の国産供給は64％であるが，そのうち輸入飼料による生産部分が48％あるため，畜産物のカロリーベース自給率は16％である。このことから，自給率の高い食品の消費が減少し，自給率の低い食品の消費が増加したこと，畜産物消費

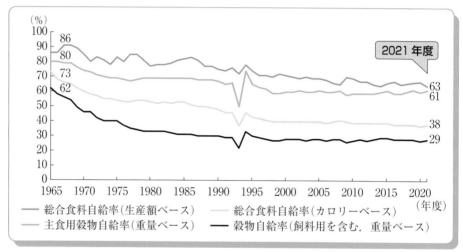

図1-2　1965年度以降の日本の食料自給率の推移

注　：2021年度は概算値
資料：農林水産省『食料需給表』

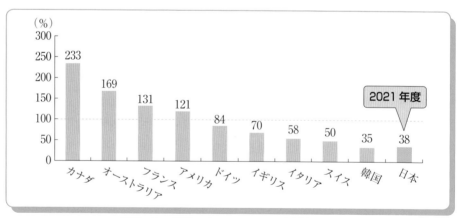

図1-3　各国のカロリーベース食料自給率

注　：1）数値は2019年（ただし，日本は2021年度概算値）
　　　2）カロリーベースの食料自給率は，総供給熱量に占める国産供給熱量の割合である。畜産物，加工食品については，輸入飼料，輸入原料を考慮している。
資料：農林水産省『食料需給表』，FAO"Food Balance Sheets"等を基に農林水産省で試算した（酒類等は含まない）。ただし，スイスについてはスイス農業庁『農業年次報告書』，韓国については韓国農村経済研究院『食品需給表』による。FAO"Food Balance Sheets"及び上記諸外国のデータは，過去に遡って修正されることがある。

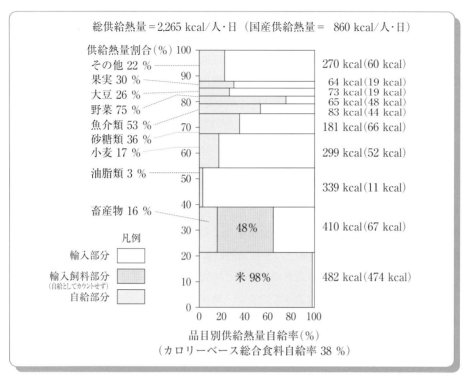

図1-4　カロリーベースの総合食料自給率の内訳（2021年度）

注　：ラウンドの関係で合計と内訳が一致しないことがある。
資料：農林水産省『令和3年度食料自給率について』
　　　http://www.maff.go.jp/j/zyukyu/zikyu_ritu/attach/pdf/012-4.pdf

の増加に伴う飼料穀物の必要量が増加したこと，さらには，これらの消費変化に国内の生産が対応しきれなかったことが食料自給率の低下理由として考えられる。特にカロリーベースの食料自給率では，エネルギー量の低い野菜やきのこ類よりもエネルギー量の高い油脂や穀類，畜産物の寄与率が大きいため，低下率が大きい。

　食生活が多様化している一方で，日本の農業就業人口（15歳以上の農家世帯員のうち，調査期日前1年間に農業のみに従事した者または農業と兼業の双方に従事したが，農業の従事日数の方が多い者）は減少しており，2019（令和元）年には約168万人と1990（平成2）年の482万人から半分以下に減少している。さらに農業就業人口のうち，65歳以上の割合が70%，75歳以上の割合が28%，平均年齢が67.0歳と，高齢化が進んでいる。農業就業者の高齢化・後継者不足，また収益の低迷等が離農につながっている。

　2019（令和元）年度に公表された「食料・農業・農村基本計画」では，2030（令和12）年度の総合食料自給率をカロリーベースで45%，生産額ベースで75%にまで引き上げることを目標にしている。自給率の向上には，こめや国産農産物の消費・利用拡大，健康志向の高まりを受けた脂質の摂取抑制，国産飼料の生産拡大，耕作放棄地の解消等を通じた農地の確保，農業従事者の所得保障等の消費面，生産面の両方での環境づくりが重要である。

(3) 地産地消

　フードマイレージの低減や食料自給率向上に向けた取組みの1つとして，地産地消がある。いわゆる地域で生産されたものを地域内で消費する地域生産・地域消費の略で，地域の生産者と消費者を結びつけ，「顔が見え，話ができる」関係づくりを行う取組みである。具体的には，地場農林水産物の直売所等における販売，給食施設（学校・病院・福祉施設・事業所等）における利用，外食・中食産業等による利用や，地場農林水産物を活用した加工品の開発，生産者と消費者の交流・体験活動等の取組みがある。このような取組みを通して，消費者と生産者の結びつきが強化され，食の安全・安心が確保されるとともに，地域の農業，産業や食文化への理解が深まり，地域の活性化につながる。また，地域の食材を多く利用し，食材の輸送距離が短くなるため，環境保全や食料自給率の向上にも結果的に寄与すると考えられている。

　近年，食品の偽装表示等の食をめぐる多くの問題が起こっており，消費者の食の安全・安心に対するニーズが高まっているが，地産地消ではトレーサビリティも容易である。トレーサビリティとは，Trace（追跡）と Ability（可能性）の2つの言葉をあわせた言葉で，食品の生産，加工及び流通の特定（1つまたは複数の段階），食品の移動を把握できるシステムである。トレーサビリティシステムの導入により，食品の安全性に関して問題が生じた際の原因究明や，問題食品の追跡・回収が容易になる。現在，日本では牛トレーサビリティ法，米トレーサビリティ法が制定されており，牛肉販売の際の個体識別番号表示，こめ及びこめ加工品の譲受け，譲渡し等に係る情報の記録の作成・保存，こめ及びこめ加工品の販売や提供の際の産地情報の伝達が義務付けられている。また，おいしく健康的で（GOOD），環境に負荷を与えず（CLEAN），生産者が正当に評価される（FAIR）食文化を目指す運動として，スローフード運動がある。1986（昭和61）年，イタリア・ピエモンテ州のブラから発祥した活動で，① 生物多様性の保護，② 生産者・料理人・研究者・若者が一体となるネットワークづくり，③ 食教育，④ 生産者と消費者を結ぶことを使命とし，小規模生産者の支援をし，伝統的な食材や加工品，食文化を守る活動をしている。1989（平成元）年に国際的なNPO（非営利団体）組織としてスローフード協会が設立され，世界に活動が広まった。日本でも2000（平成12）年頃から活動が活発化し，2004（平成16）年にスローフードジャパン（Slow Food Nippon の前身）が設立され，その後2016（平成28）年に一般社団法人日本スローフード協会（通称 Slow Food Nippon）が発足した。

(4) 食べ残し・食品廃棄の低減

　2011（平成23）年のFAO（国際連合食糧農業機関）の報告によると，世界全体で人の消費向けに生産された食料のおよそ1/3量，すなわち約13億トンが年間で失われ，あるいは捨てられている。日本でも，年間約2,400万トンの食品廃棄物が排出されているが，その中には，食べられるのに廃棄されているもの，いわゆる食品ロスが，

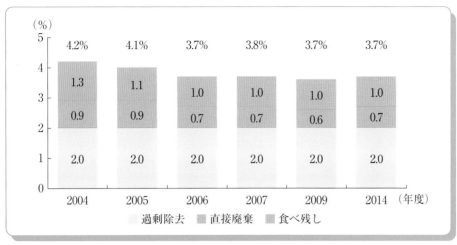

図1-5　世帯食における食品ロス率の推移

注　：2008, 2010〜2013年度は調査を中止した。2009年度以前の統計調査は、年4回（6月, 9月, 12月, 3月）の各月の連続した7日間を調査した平均であり, 2014年度は年1回（12月）の連続した7日間を調査した数値である。食品ロス統計調査は2015年度（世帯食の調査は2014年度）で終了した。ラウンドの関係で合計と内訳が一致しないことがある。

資料：農林水産省『食品ロス統計調査』

523万トン含まれていると試算されている〔2021（令和3）年度農林水産省推計〕。日本のカロリーベースの総合食料自給率は38％（2022年度）で，多くを輸入に頼っているが，その一方で，食べられる食料を大量に捨てているということになる。

食品ロスは生産から消費の各段階で発生する。例えば，家庭での食品ロスには，食べ残し，食材の皮等の過剰除去，直接廃棄（期限切れ等）があり，レストランの外食産業での食品ロスには，客の食べ残しや食材の仕込み過ぎがある。また，食品メーカー，小売店では，新商品販売や規格変更に合わせて店頭から撤去されたもの（定番カット食品）や販売期限切れ，製造過程で発生する印刷ミス等の規格外品等が食品ロスとなる。

2014（平成26）年度の世帯食における食品ロス率*は3.7％で，過剰除去によるものが2.0％，食べ残し1.0％，直接廃棄0.7％となっている（図1-5）。食品ロス率の推移をみると，2004（平成16）年度からわずかに低下したものの，近年は横ばい傾向である。食品群別では，野菜類が8.8％と最も食品ロス率が高く，次いで果実類8.6％，魚介類5.8％の順で，野菜類や果実類では過剰除去によるロス率が高い。世帯員構成別では単身世帯や2人世帯のロス率が3人以上世帯に比べて高く，また，食

---

*食品ロス率（％）＝食品ロス量／食品使用量×100

食品ロス量＝食べ残し重量＋直接廃棄重量＋過剰除去重量

　直接廃棄：賞味期限切れ等により料理の食材またはそのまま食べられる食品として使用・提供されずにそのまま廃棄したもの。

　過剰除去：調理時に大根の皮の厚むき等，不可食部分を除去する際に過剰に除去した可食部分。腐敗等により食べられないことから除去した可食部分も含まれる。

　食品使用量：料理の食材として使用またはそのまま食べられるものとして提供された食品であって，魚の骨等の通常では食さない（食べられない）部分を除いた重量。

事管理者の年齢階層が高い方がロス率は高い傾向にある。2015（平成27）年度の外食産業における食品（飲料類を除く）の食べ残し量の割合は、食堂・レストランでは3.6 %だが、結婚披露宴では12.2 %、宴会14.2 %と家庭での食品ロス率よりも高い。

　食品ロスの削減は食料の安全保障、経済発展、環境への配慮の点から、世界的に大きな課題となっている。消費者一人一人が食品を無駄なく大切に使うことはもちろん、食品事業者全体での取組みが重要である。食品リサイクル法では、食品廃棄物等多量発生事業者（年間発生量100トン以上の者）に対して、食品廃棄物等の発生量及び食品循環資源の再生利用等の状況の定期報告を義務付けている。また、可食部分の廃棄処分が多く、発生抑制の重要性が高い34業種について「発生抑制の目標値」が設定され、食品事業者における食品ロス削減に向けた取組みを強化している。近年、食品事業者によるフードバンク活動*への寄贈や外食産業でのドギーバッグ（持ち帰り容器）の活用等も普及しつつある。さらに食品ロスの発生原因となり得る過剰在庫や納品期限等の商習慣についても、消費者への理解と同時に、フードチェーン全体で検討する必要がある。

参考文献

安達　巌　『日本型食生活の歴史』新泉社、1993年

暉峻衆三　『日本の農業150年』有斐閣ブックス、2003年

川島博之　『食の歴史と日本人』東洋経済新報社、2010年

金城鉄男　『沖縄　甘藷ものがたり』農文協、2009年

佐藤洋一郎　『イネの歴史』京都大学学術出版会、2008年

末原達郎　『文化としての農業、文明としての食料』人文書館、2009年

Slow Food Nippon, https://www.slowfood-nippon.jp

中田哲也「日本の輸入食料のフードマイレージの変化とその背景－フードマイレージからみた食料輸入構造の変化に関する考察－」フードシステム研究、18（3）、2011年、pp.287-290

農林水産省『食品ロス統計調査』、『食料需給表』、『食料・農業・農村基本計画』

農林水産省『地産地消検討会中間取りまとめ－地産地消の今後の推進方向－』（2005年8月公表）

農林水産省『農業構造動態調査』

農林水産省『農林業センサス』

農林水産省『食料自給率・食料自給力について』
（https://www.maff.go.jp/j/zyukyu/zikyu_ritu/011_2.html）

原田信夫『コメを選んだ日本人の歴史』文春新書、2006年

Slow Food International, https://www.slowfood.com/

農林水産省『食品ロス及びリサイクルをめぐる情勢』令和5年6月時点版
（https://www.maff.go.jp/j/shokusan/recycle/syoku_loss/attach/pdf/161227_4-3.pdf）

---

*フードバンク活動：包装の印字ミスや賞味期限が近い等、食品の品質には問題がないが、通常の販売が困難な食品・食材を、NPO等が食品メーカー等から引き取って、福祉施設等へ無償提供するボランティア活動。

第2章　食品成分表

❶ 食品成分表の構成と内容

（1）日本食品標準成分表の沿革と目的

　日本の食品成分表の歴史は，1887（明治20）年に『衛生試験彙報』第2号に発表された日本食糧調査報告に端を発すると考えられるが，「日本食品標準成分表」（以下「食品成分表」という）として初めて公表されたのは，1950（昭和25）年である（表2-1）。

　食品成分表は，国民が日常摂取する食品の成分に関する基礎データを関係各方面に幅広く提供することを目的としている。例えば，厚生労働省における日本人の食事摂取基準の策定，国民健康・栄養調査等の各種調査及び農林水産省における食料需給表の作成等や，学校給食，病院給食等の給食管理，食事制限，治療食等の栄養指導面，高等教育の栄養学科，食品学科や中等教育の家庭科，保健体育，医学や農学等の研究

表2-1　食品成分表の沿革

名　　称	公表年	食品数(累計)	成分項目数
日本食品標準成分表	1950（昭和25）年	538	14
改訂日本食品標準成分表	1954（昭和29）年	695	15
三訂日本食品標準成分表	1963（昭和38）年	878	19
四訂日本食品標準成分表	1982（昭和57）年	1,621	19
五訂日本食品標準成分表－新規食品編	1997（平成9）年	213	36
五訂日本食品標準成分表	2000（平成12）年	1,882	36
五訂増補日本食品標準成分表	2005（平成17）年	1,878	43
日本食品標準成分表2010	2010（平成22）年	1,878	50
日本食品標準成分表2015年版（七訂）	2015（平成27）年	2,191	52
同 追補2016年	2016（平成28）年	2,222	53
同 追補2017年	2017（平成29）年	2,236	53
同 追補2018年	2018（平成30）年	2,294	54
同 データ更新2019年	2019（令和元）年	2,375	54
日本食品標準成分表2020年版（八訂）	2020（令和2）年	2,478	54
日本食品標準成分表（八訂）増補2023年	2023（令和5）年	2,538	54

　資料：文部科学省 科学技術・学術審議会資源調査分科会『日本食品標準成分表（八訂）増補2023年』2023年

分野において利用されている。さらに2020（令和2）年4月に完全施行された食品表示法に基づく加工食品の栄養成分表示制度において，表示を行う食品事業者が栄養成分を合理的に推定するための基礎データとしても頻繁に利用されている。

（2）日本食品標準成分表の特徴と日本食品標準成分表 2020 年版（八訂）での変更点

　食品成分表は，わが国において常用される食品について標準的な成分値を収載している。原材料的食品においては動植物や菌類の種類，成育（生育）環境等種々の要因により，また加工食品においては原材料の配合割合，加工方法の相違等により，さらに調理食品においては調理方法の相違等により，食品の成分値に差異が生ずることは明らかである。そこで，食品成分表が幅広く利用されるよう，これらの成分値の変動要因を十分考慮し，分析値，文献値等を基にして標準的な成分値を定めている。すなわち1食品1標準成分値を原則として収載している。標準成分値とは，年間を通じて普通に摂取する場合の全国的な平均値を表すという概念に基づき求めた値である。

　食品成分表は，2000（平成12）年以降，5年おきに全面改訂を重ねてきているが，特に日本食品標準成分表2015年版（七訂）（以下「食品成分表2015年版」という）では，大幅な収載食品数の増加や収載食品の調理方法の拡大等のほか，別冊の同時作成が行われた。この流れを受け，日本食品標準成分表2020年版（八訂）（以下，「食品成分表2020年版」という）では，同アミノ酸成分表編（以下「アミノ酸成分表2020年版」という），同脂肪酸成分表編（以下「脂肪酸成分表2020年版」という）及び同炭水化物成分表編（以下「炭水化物成分表2020年版」という）の3つの別冊が同時に作成された。そして食品成分表2020年版では，成分表データの活用と国際的な情報交換を推進するために，データの電子化と和文・英文の両表記での提供となった。

　従来のものと比べて食品成分表2020年版の最も大きな変更点は，一般成分のたんぱく質，脂質，炭水化物に表記される成分項目名とそれらと関係したエネルギーの算出法である。これまでは，食品毎に修正Atwater係数等の種々のエネルギー換算係数を乗じて計算していたが，食品成分表2020年版では，FAO/INFOODSが推奨する組成成分（新たな成分項目を含む）を用いる計算方法に変更された（p.16）。

　2023（令和5）年4月に食品成分表2020年版の更新版として「増補2023年」が公表され，2020年版以降にデータが整理された収載食品・成分値が追加・更新された（表2-1）。3つの別冊もそれぞれ更新され「増補2023年」となった。収載食品・成分値の追加・更新以外は2020年版からの変更はない。そのため，本書では収載食品数と成分値以外は「2020年版」として記載している。

（3）日本食品標準成分表（八訂）増補 2023 年の詳細

1）収載食品
食品群の分類及び配列は，植物性食品，きのこ類，藻類，動物性食品，加工食品の

順に，18 食品群に分けられ収載されている。収載食品数は，「増補 2023 年」では食品成分表 2020 年版より 60 食品増加し，2,538 食品となった。

　1　穀類（208），2　いも及びでん粉類（70），3　砂糖及び甘味類（31），4　豆類（113），5　種実類（46），6　野菜類（413），7　果実類（185），8　きのこ類（56），9　藻類（58），10　魚介類（471），11　肉類（317），12　卵類（23），13　乳類（59），14　油脂類（34），15　菓子類（187），16　し好飲料類（64），17　調味料及び香辛料類（148），18　調理済み流通食品類（55）　　　　　　　　　　　　　（括弧内の数字は収載食品数）
（食品成分表 2015 年版では，「18 調理加工食品類」であった）

　収載食品の分類は，大分類，中分類，小分類，細分の四段階である。大分類は，原則として生物の名称をあて，五十音順に配列されている。ただし，「いも及びでん粉類」，「魚介類」，「肉類」，「乳類」，「し好飲料類」及び「調味料及び香辛料類」は，大分類の前に副分類（〈　〉で表示）を設けて食品群を区分している。また，食品によっては，大分類の前に類区分〔（　）で表示〕を五十音順に付してある場合がある。中分類（［　］で表示）と小分類は，原則として原材料的なものから順次加工度の高いものの順に配列してあるが，原材料が複数からなる加工食品の場合は，原則として主原材料の位置に配列されている。

　食品番号は 5 桁で表され，初めの 2 桁は食品群を，残りの 3 桁は小分類または細分の番号を表している。また食品の検索を容易にするために索引番号（通し番号）が付されている。「増補 2023 年」では，2,538 食品を収載しているが，索引番号の最大は 2,481 である。これは，アミノ酸成分表増補 2023 年版のみに収載されている食品が 3 つあることに加え，「増補 2023 年」での追加食品は枝番号で整理されたためである。

　原材料的食品の名称には学術名または慣用名を採用し，加工食品は一般に用いられている名称や食品規格基準等において公的に定められている名称を勘案して採用している。広く用いられている別名がある場合には備考欄に記載されている（表2-2）。

表2-2　収載食品の記載例

食品番号	索引番号	食品群	副分類・類区分	大分類	中分類	小分類	細　分	備　考
01015	17	穀類	−	こむぎ	［小麦粉］	薄力粉	1 等	
		01	−	−	−	−	015	
01169	171	穀類	−	こめ	［うるち米製品］	ライスペーパー	−	別名：生春巻きの皮
		01	−	−	−	169	−	
02053	232	いも及びでん粉類	〈いも類〉（さといも類）	たけのこいも	−	球茎	水煮	別名：京いも
		02	−	−	−	−	053	
10154	1342	魚介類	〈魚類〉（さば類）	まさば	−	生	−	別名：さば
		10	−	−	−	154	−	

2) 収載成分項目等

成分項目数は54で，項目の配列は，廃棄率，エネルギー，水分，成分項目群「たんぱく質」，「脂質」，「炭水化物」にそれぞれ属する成分，有機酸，灰分，無機質，ビタミン，その他（アルコール及び食塩相当量），備考の順となっている。

a　廃棄率及び可食部

廃棄率は，原則として通常の食習慣において廃棄される部分を食品全体あるいは購入形態に対する質量の割合（%）で示され，廃棄部位は備考欄に記載されている。可食部は，食品全体あるいは購入形態から廃棄部位を除いたものであり，食品成分表の各成分値は可食部100g当たりの数値で示されている。

b　エネルギー（Energy）

食品のエネルギー値は，原則として，FAO/INFOODSの奨励する方法に準じて，可食部100g当たりのアミノ酸組成によるたんぱく質，脂肪酸のトリアシルグリセロール当量，利用可能炭水化物（単糖当量），糖アルコール，食物繊維総量，有機酸及びアルコールの量（g）に各成分のエネルギー換算係数（表2-3）を乗じて，100g当たりのkJ及びkcalを算出している。食品成分表2015年版までは，kcal単位からkJ単位への変換には換算係数4.184を乗じていたが，食品成分表2020年版では，基本的にはkJ単位，kcal単位それぞれに適用されるエネルギー換算係数を用いてエネルギーが算出されるので，エネルギーのkJ値をkcal値で割った値が必ずしも4.184とはならなくなった。

なお，エネルギーの計算において，「アミノ酸組成によるたんぱく質」の収載値がない食品については「たんぱく質」が，「脂肪酸のトリアシルグリセロール当量」の収載値がない食品については「脂質」が用いられる。そして，成分項目群「利用可能炭水化物」では，エネルギーの計算に「利用可能炭水化物（単糖当量）」あるいは「差引き法による利用可能炭水化物」のいずれかが用いられ，利用されたほうの収載値の右に「＊」が付けられている。

c　一般成分（Proximates）

一般成分とは水分，成分項目群「たんぱく質」に属する成分，成分項目群「脂質」に属する成分（ただし，コレステロールを除く），成分項目群「炭水化物」に属する成分，有機酸及び灰分である。一般成分の測定法の概要を表2-4に示す。

成分項目群「たんぱく質」に属する成分の「たんぱく質」とは，基準窒素量に窒素-たんぱく質換算係数（表2-5）を乗じて計算したたんぱく質のことである。なお，基準窒素とは，たんぱく質に由来する窒素量に近づけるために，全窒素量から，野菜類は硝酸態窒素量を，茶類は硝酸態窒素量及びカフェイン由来の窒素量を，コーヒーはカフェイン由来の窒素量を，ココア及びチョコレート類はカフェイン及びテオブロミン由来の窒素量を，それぞれ差し引いて求めたものである。よって，硝酸態窒素，カフェイン及びテオブロミンを含まない食品では，全窒素量と基準窒素量とは同じ値になる。

表2-3　適用されたエネルギー換算係数

成分名	換算係数 kJ/g	換算係数 kcal/g	備考
アミノ酸組成によるたんぱく質／たんぱく質[1]	17	4	
脂肪酸のトリアシルグリセロール当量／脂質[1]	37	9	
利用可能炭水化物（単糖当量）	16	3.75	
差引き法による利用可能炭水化物[1]	17	4	
食物繊維総量	8	2	成分値は AOAC.2011.25 法，プロスキー変法又はプロスキー法による食物繊維総量を用いる。
アルコール	29	7	
糖アルコール[2]			
ソルビトール	10.8	2.6	
マンニトール	6.7	1.6	
マルチトール	8.8	2.1	
還元水あめ	12.6	3.0	
その他の糖アルコール	10	2.4	
有機酸[2]			
酢酸	14.6	3.5	
乳酸	15.1	3.6	
クエン酸	10.3	2.5	
リンゴ酸	10.0	2.4	
その他の有機酸	13	3	

注　：1）　アミノ酸組成によるたんぱく質，脂肪酸のトリアシルグリセロール当量，利用可能炭水化物（単糖当量）の成分値がない食品では，それぞれたんぱく質，脂質，差引き法による利用可能炭水化物の成分値を用いてエネルギー計算を行う。利用可能炭水化物（単糖当量）の成分値がある食品でも，水分を除く一般成分等の合計値と100 gから水分を差引いた乾物値との比が一定の範囲に入らない食品の場合には，利用可能炭水化物（単糖当量）に代えて，差引き法による利用可能炭水化物を用いてエネルギー計算をする。
　　　2）　糖アルコール，有機酸のうち，収載値が1 g以上の食品がある化合物で，エネルギー換算係数を定めてある化合物については，当該化合物に適用するエネルギー換算係数を用いてエネルギー計算を行う。
資料：文部科学省 科学技術・学術審議会資源調査分科会『日本食品標準成分表2020年版（八訂）』2020年

　　食品成分表2015年版まで，脂肪酸総量，飽和脂肪酸，一価及び多価不飽和脂肪酸は本表に収載されていたが，これらは脂肪酸成分表増補2023年に移行された。

　　同様に，従来，成分項目群「炭水化物」に属する成分に収載されていた水溶性食物繊維及び不溶性食物繊維等の食物繊維総量の内訳については，炭水化物成分表増補2023年の別表1に移行された。利用可能炭水化物中の利用可能炭水化物（質量計）及び差引き法による利用可能炭水化物は2020年版（八訂）から新たに収載された。利用可能炭水化物（質量計）は，利用可能炭水化物の摂取量の算出に用いられる。利用可能炭水化物とは，でん粉，ぶどう糖，果糖，ガラクトース，しょ糖，麦芽糖，乳糖，トレハロース，イソマルトース，80 ％エタノールに可溶性のマルトデキストリン及びマルトトリオース等のオリゴ糖類等のことである。差引き法による利用可能炭水化物は，100 gから，水分，アミノ酸組成によるたんぱく質（この収載値がない場合には，

表2-4　一般成分の測定法の概要

成分		測定法
水分		常圧加熱乾燥法，減圧加熱乾燥法，カールフィッシャー法又は蒸留法。 ただし，アルコール又は酢酸を含む食品は，乾燥減量からアルコール分又は酢酸の質量をそれぞれ差し引いて算出。
たんぱく質	アミノ酸組成によるたんぱく質	アミノ酸成分表2020年版の各アミノ酸量に基づき，アミノ酸の脱水縮合物の量（アミノ酸残基の総量）として算出[1]。
	たんぱく質	改良ケルダール法，サリチル酸添加改良ケルダール法又は燃焼法（改良デュマ法）によって定量した窒素量からカフェイン，テオブロミン及び／あるいは硝酸態窒素に由来する窒素量を差し引いた基準窒素量に，「窒素－たんぱく質換算係数」（表2-5）を乗じて算出。 食品とその食品において考慮した窒素含有成分は次のとおり：コーヒー，カフェイン：ココア及びチョコレート類，カフェイン及びテオブロミン；野菜類，硝酸態窒素；茶類，カフェイン及び硝酸態窒素。
脂質	脂肪酸のトリアシルグリセロール当量	脂肪酸成分表2020年版の各脂肪酸量をトリアシルグリセロールに換算した量の総和として算出[2]。
	コレステロール	けん化後，不けん化物を抽出分離後，水素炎イオン化検出-ガスクロマトグラフ法。
	脂質	溶媒抽出－重量法：ジエチルエーテルによるソックスレー抽出法，酸分解法，液-液抽出法，クロロホルム-メタノール混液抽出法，レーゼ・ゴットリーブ法，酸・アンモニア分解法，ヘキサン-イソプロパノール法又はフォルチ法。
炭水化物	利用可能炭水化物（単糖当量）	炭水化物成分表2020年版の各利用可能炭水化物量（でん粉，単糖類，二糖類，80%エタノールに可溶性のマルトデキストリン及びマルトトリオース等のオリゴ糖類）を単糖に換算した量の総和として算出[3]。 ただし，魚介類，肉類及び卵類の原材料的食品のうち，炭水化物としてアンスロン-硫酸法による全糖の値が収載されているものは，その値を推定値とする。
	利用可能炭水化物（質量計）	炭水化物成分表2020年版の各利用可能炭水化物量（でん粉，単糖類，二糖類，80%エタノールに可溶性のマルトデキストリン及びマルトトリオース等のオリゴ糖類）の総和として算出。 ただし，魚介類，肉類及び卵類の原材料的食品のうち，炭水化物としてアンスロン-硫酸法による全糖の値が収載されているものは，その値に0.9を乗じた値を推定値とする。
	差引き法による利用可能炭水化物	100gから，水分，アミノ酸組成によるたんぱく質（この収載値がない場合には，たんぱく質），脂肪酸のトリアシルグリセロール当量として表した脂質（この収載値がない場合には，脂質），食物繊維総量，有機酸，灰分，アルコール，硝酸イオン，ポリフェノール（タンニンを含む），カフェイン，テオブロミン，加熱により発生する二酸化炭素等の合計（g）を差し引いて算出。
	食物繊維総量	酵素-重量法（プロスキー変法又はプロスキー法），又は，酵素-重量法・液体クロマトグラフ法（AOAC.2011.25法）。
	糖アルコール	高速液体クロマトグラフ法。
	炭水化物	差引き法。100gから，水分，たんぱく質，脂質及び灰分の合計（g）を差し引く。硝酸イオン，アルコール，酢酸，ポリフェノール（タンニンを含む），カフェイン又はテオブロミンを多く含む食品や，加熱により二酸化炭素等が多量に発生する食品ではこれらも差し引いて算出。 ただし，魚介類，肉類及び卵類のうち原材料的食品はアンスロン-硫酸法による全糖。
	有機酸	5%過塩素酸水で抽出，高速液体クロマトグラフ法，酵素法。
	灰分	直接灰化法（550℃）。

注 ：1）「可食部100g当たりの各アミノ酸の量×(そのアミノ酸の分子量－18.02)／そのアミノ酸の分子量」の総量。

2）「可食部100g当たりの各脂肪酸の量×(その脂肪酸の分子量＋12.6826)／その脂肪酸の分子量」の総量。ただし，未同定脂肪酸は計算に含まない。12.6826は，脂肪酸をトリアシルグリセロールに換算する際の脂肪酸当たりの式量の増加量〔グリセロールの分子量×1/3－(エステル結合時に失われる)水の分子量〕。

3）単糖当量は，でん粉及び80%エタノール可溶性のマルトデキストリンには1.10を，マルトトリオース等のオリゴ糖類には1.07を，二糖類には1.05をそれぞれの成分値に乗じて換算し，それらと単糖類の量を合計したもの。

資料：文部科学省 科学技術・学術審議会資源調査分科会『日本食品標準成分表（八訂）増補2023年』2023年

表2-5　基準窒素量からの計算に用いられる窒素-たんぱく質換算係数

食品群	食品名	換算係数
1　穀類	アマランサス	5.30
	えんばく 　オートミール	5.83
	おおむぎ	5.83
	こむぎ 　玄穀，全粒粉	5.83
	小麦粉，フランスパン，うどん・そうめん類，中華めん類，マカロニ・スパゲッティ類，ふ類，小麦たんぱく，ぎょうざの皮，しゅうまいの皮	5.70
	小麦はいが	5.80
	こめ，こめ製品（赤飯を除く）	5.95
	ライ麦	5.83
4　豆類	だいず，だいず製品（豆腐竹輪を除く）	5.71
5　種実類	アーモンド	5.18
	ブラジルナッツ，らっかせい	5.46
	その他のナッツ類	5.30
	あさ，あまに，えごま，かぼちゃ，けし，ごま，すいか，はす，ひし，ひまわり	5.30
6　野菜類	えだまめ，だいずもやし	5.71
	らっかせい（未熟豆）	5.46
10　魚介類	ふかひれ	5.55
11　肉　類	ゼラチン，腱（うし），豚足，軟骨（ぶた，にわとり）	5.55
13　乳　類	液状乳類，チーズを含む乳製品，その他（シャーベットを除く）	6.38
14　油脂類	バター類，マーガリン類	6.38
17　調味料及び 　　香辛料類	しょうゆ類，みそ類	5.71
上記以外の食品		6.25

資料：文部科学省 科学技術・学術審議会資源調査分科会『日本食品標準成分表（八訂）増補2023年』2023年

たんぱく質），脂肪酸のトリアシルグリセロール当量として表した脂質（この収載値がない場合には，脂質），食物繊維総量，有機酸，灰分，アルコール，硝酸イオン，ポリフェノール（タンニンを含む），カフェイン，テオブロミン，加熱により発生する二酸化炭素等の合計（g）を差し引いて求められたもので，利用可能炭水化物（単糖当量，質量計）の収載値がない食品及び水分を除く一般成分等の合計値が乾物量に対して一定の範囲にない食品において，利用可能炭水化物に由来するエネルギーを計算するために用いられる。

　食物繊維総量の分析方法には，従来からのプロスキー変法（藻類ではプロスキー法）と2018（平成30）年以降に採用されたAOAC.2011.25法とがある（表2-6）。炭水化物成分表増補2023年の別表1に食物繊維の成分値が収載されているが，両方法による成分値が収載されている場合には，食品成分表（八訂）増補2023年（本表）には，AOAC.2011.25法による成分値を収載することとしている。

表2-6 食物繊維の測定法

成　分	試料調製法	測定法
食物繊維	脂質含量が 5% 以上のものは脱脂処理	AOAC.2011.25 法（酵素-重量法，液体クロマトグラフ法） ・不溶性（難消化性でん粉を含む），高分子量水溶性，低分子量水溶性及び総量。 プロスキー変法（酵素-重量法） ・不溶性（難消化性でん粉の一部を含まない），（高分子量）水溶性及び総量。 プロスキー変法（酵素-重量法） 藻類等の一部では，不溶性と高分子量水溶性を分別せず一括定量。

資料：文部科学省 科学技術・学術審議会資源調査分科会『日本食品標準成分表（八訂）増補 2023 年』2023 年

表2-7 糖アルコールのエネルギー換算係数

成分名	換算係数 kJ/g	換算係数 kcal/g	備　考
ソルビトール	10.8	2.6	米国 Federal Register /Vol.79, No.41/ Monday, March 3, 2014/Proposed Rules に記載のエネルギー換算係数（kcal/g）
マンニトール	6.7	1.6	
マルチトール	8.8	2.1	
還元水あめ	12.6	3.0	
その他の糖アルコール	10	2.4	FAO/INFOODS の指針（2012）が推奨するエネルギー換算係数

資料：文部科学省 科学技術・学術審議会資源調査分科会『日本食品標準成分表（八訂）増補 2023 年　炭水化物成分表編』2023 年

表2-8 アルコールの測定法

成　分	試料調製法	測定法
アルコール		浮標法，水素炎イオン化検出-ガスクロマトグラフ法又は振動式密度計法

資料：文部科学省 科学技術・学術審議会資源調査分科会『日本食品標準成分表（八訂）増補 2023 年』2023 年

　糖アルコール（Polyols）には，ソルビトール，マンニトール，マルチトール及び還元水あめのほか，その他の糖アルコールが含まれ，それぞれエネルギー換算係数が異なる。糖アルコール由来のエネルギーは，それぞれの成分値（g）にそれぞれのエネルギー換算係数（表2-7）を乗じて算出したエネルギーの合計である。kcal 単位からkJ 単位のエネルギー値に換算する場合は，kcal 単位に 4.184 を乗じる。アルコールの測定法の概要を表2-8に示す。

　炭水化物（Carbohydrate）は，従来同様いわゆる「差引き法による炭水化物」，すなわち，水分，たんぱく質，脂質，灰分等の合計（g）を 100 g から差し引いた値で示されている。ただし，魚介類，肉類及び卵類のうち原材料的食品については，一般的に，炭水化物が微量であるため，差引き法で求めることが適当でないことから，原則として全糖の分析値に基づいた成分値としている。なお，炭水化物の算出にあたっては，従来と同様，硝酸イオン，アルコール，酢酸，ポリフェノール（タンニンを含

表2-9　有機酸のエネルギー換算係数

成分名	換算係数 kJ/g	換算係数 kcal/g	備　考
酢酸	14.6	3.5	Merrill and Watt（1955）に記載のエネルギー換算係数（kcal/g）
乳酸	15.1	3.6	
クエン酸	10.3	2.5	
リンゴ酸	10.0	2.4	
その他の有機酸	13	3	FAO/INFOODS の指針（2012）が推奨するエネルギー換算係数

資料：文部科学省 科学技術・学術審議会資源調査分科会『日本食品標準成分表（八訂）増補2023年　炭水化物成分表編』2023年

む），カフェイン及びテオブロミンを比較的多く含む食品や，加熱により二酸化炭素等が多量に発生する食品については，これらの含量も差し引いて成分値を求めている。

　有機酸（Organic Acids）には，酢酸，乳酸，クエン酸，リンゴ酸のほか，その他の有機酸が含まれ，それぞれエネルギー換算係数が異なる。有機酸由来のエネルギーは，糖アルコールと同様に，それぞれの成分値（g）にそれぞれのエネルギー換算係数（表2-9）を乗じて算出したエネルギーの合計である。kcal 単位から kJ 単位のエネルギー値に換算する場合は，kcal 単位に 4.184 を乗じる。

　灰分（Ash）は，一定条件下で灰化して得られる残分であり，食品中の無機質の総量を反映し，エネルギー産生に関与しない一般成分として，水分とともに各成分値の分析の確からしさを検証する際の指標のひとつとなっている。

d　無機質（Minerals）

　収載されている無機質は，全てヒトにおいて必須性が認められたものである。無機質のうち，成人の1日の摂取量が概ね 100 mg 以上となる無機質は，ナトリウム，カリウム，カルシウム，マグネシウム及びリン，100 mg に満たない無機質は，鉄，亜鉛，銅，マンガン，ヨウ素，セレン，クロム及びモリブデンである。無機質の測定法の概要を表2-10に示す。

e　ビタミン（Vitamins）

　脂溶性ビタミンとして，ビタミン A（レチノール，$\alpha-$ 及び $\beta-$ カロテン，$\beta-$ クリプトキサンチン，$\beta-$ カロテン当量及びレチノール活性当量），ビタミン D，ビタミン E（$\alpha-$，$\beta-$，$\gamma-$ 及び $\delta-$ トコフェロール）及びビタミン K，水溶性ビタミンとして，ビタミン B_1，ビタミン B_2，ナイアシン，ビタミン B_6，ビタミン B_{12}，葉酸，パントテン酸，ビオチン及びビタミン C が収載されている。主なビタミンの測定法を表2-11に示す。

　①　ビタミン A（Vitamin A）：ビタミン A は，レチノール，$\alpha-$ カロテン，$\beta-$ カロテン，$\beta-$ クリプトキサンチン，$\beta-$ カロテン当量，レチノール活性当量で表示される。

　　レチノール（Retinol）：レチノールは主として動物性食品に含まれている。成分値は，異性体（シス型・トランス型）の分離を行わず，全トランスレチノール

表2-10 無機質の測定法

成 分	試料調製法	測定法
ナトリウム	希酸抽出法又は乾式灰化法	原子吸光光度法又は誘導結合プラズマ発光分析法
カリウム	希酸抽出法又は乾式灰化法	原子吸光光度法，誘導結合プラズマ発光分析法又は誘導結合プラズマ質量分析法
鉄	乾式灰化法	原子吸光光度法，誘導結合プラズマ発光分析法，誘導結合プラズマ質量分析法又は1,10-フェナントロリン吸光光度法
亜鉛	乾式灰化法	原子吸光光度法，キレート抽出-原子吸光光度法，誘導結合プラズマ発光分析法又は誘導結合プラズマ質量分析法
マンガン	乾式灰化法	原子吸光光度法，キレート抽出-原子吸光光度法又は誘導結合プラズマ発光分析法
銅	乾式灰化法又は湿式分解法	原子吸光光度法，キレート抽出-原子吸光光度法，誘導結合プラズマ発光分析法又は誘導結合プラズマ質量分析法
カルシウム，マグネシウム	乾式灰化法	原子吸光光度法，誘導結合プラズマ発光分析法又は誘導結合プラズマ質量分析法
リン	乾式灰化法	誘導結合プラズマ発光分析法又はバナドモリブデン酸吸光光度法
ヨウ素	アルカリ抽出法又はアルカリ灰化法（魚類，≧ 20 μg/100 g）	誘導結合プラズマ質量分析法
セレン，クロム，モリブデン	マイクロ波による酸分解法	誘導結合プラズマ質量分析法

資料：文部科学省 科学技術・学術審議会資源調査分科会『日本食品標準成分表（八訂）増補 2023 年』2023 年

表2-11 ビタミンの測定法（一部のみ）

成 分	試料調製法	測定法
レチノール	けん化後，不けん化物を抽出分離，精製	ODS 系カラムと水-メタノール混液による紫外部吸収検出-高速液体クロマトグラフ法
リボフラビン（ビタミン B2）	酸性水溶液で加熱抽出	ODS 系カラムとメタノール-酢酸緩衝液による蛍光検出-高速液体クロマトグラフ法
アスコルビン酸（ビタミン C）	メタリン酸溶液でホモジナイズ抽出，酸化型とした後，オサゾン生成	順相型カラムと酢酸-n-ヘキサン-酢酸エチル混液による可視部吸光検出-高速液体クロマトグラフ法
トコフェロール（ビタミン E）	けん化後，不けん化物を抽出分離	順相型カラムと酢酸-2-プロパノール-n-ヘキサン混液による蛍光検出-高速液体クロマトグラフ法
ナイアシン	酸性水溶液で加圧加熱抽出	*Lactobacillus plantarum* ATCC8014 による微生物学的定量法

資料：文部科学省 科学技術・学術審議会資源調査分科会『日本食品標準成分表（八訂）増補 2023 年』2023 年

相当量を求め，レチノールとしている。

β-カロテン当量（β-Carotene equivalents）：β-カロテン当量は，次式に従って算出される。

$$\beta\text{-カロテン当量（μg）}=\beta\text{-カロテン（μg）}+1/2\ \alpha\text{-カロテン（μg）}$$
$$+\ 1/2\ \beta\text{-クリプトキサンチン（μg）}$$

レチノール活性当量（Retinol activity equivalents：RAE）：レチノール活性当量は，次式に従って算出される。

$$\text{レチノール活性当量（μgRAE）}=\text{レチノール（μg）}+1/12\ \beta\text{-カロテン当量（μg）}$$

注：日本人の食事摂取基準（2020年版）におけるビタミンAの推定平均必要量や推奨量（μgRAE/日）を考える場合には p.102 に記載した式を用いる。

β-カロテン当量及びレチノール活性当量は，各成分分析値の四捨五入前の数値から算出されるので，成分表の収載値から算出した値と一致しない場合がある。

② ビタミンD（Vitamin D）：きのこ類に含まれるビタミンD_2（エルゴカルシフェロール）と動物性食品に含まれるD_3（コレカルシフェロール）がある。両者の分子量はほぼ等しく，またヒトに対してほぼ同等の生理活性を示すとされる。ビタミンD（カルシフェロール）の成分値は植物性食品においてはエルゴカルシフェロール，動物性食品においてはコレカルシフェロールを標品として分析されている。

③ ビタミンE（Vitamin E）：ビタミンEの成分値には，α-，β-，γ-及びδ-トコフェロールの4種の分析値が収載されている。α-，β-，γ-及びδ-トコフェロールのヒトに対する生理活性は異なるが，日本人の食事摂取基準（2020年版）ではα-トコフェロールのみを指標としているので，ビタミンEの摂取量（mg/日）を考える場合，β-，γ-及びδ-トコフェロールは摂取量の算出には用いない。

④ ビタミンK（Vitamin K）：ビタミンKには，ビタミンK_1（フィロキノン）とビタミンK_2（メナキノン類）があるが，生理活性はほぼ同等と見なされ，成分値は原則としてビタミンK_1とビタミンK_2（メナキノン-4）の合計で示されている。ただし，糸引き納豆（食品番号04046），挽きわり納豆（同04047），五斗納豆（同04048），寺納豆（同04049），金山寺みそ（同04061）及びひしおみそ（同04062）ではメナキノン-7を多量に含むため，メナキノン-7含量に444.7/649.0を乗じ，メナキノン-4換算値とした後，ビタミンK含量に合算している。

⑤ ビタミンB_1（Thiamin）：ビタミンB_1（チアミン）の成分値は，チアミン塩酸塩相当量で示されている。

⑥ ビタミンB_2（Riboflavin）：ビタミンB_2（リボフラビン）には誘導体が多いので，酵素処理により遊離型に変え，高速液体クロマトグラフ（HPLC）を用いた蛍光検出法で分析を行っている。

⑦ ナイアシン（Niacin）：ナイアシンの成分値は，ニコチン酸相当量で示されている。また，ナイアシンは，食品からの摂取以外に，生体内でトリプトファンから一部生合成され，トリプトファンの活性はナイアシンの1/60とされ，ナイアシ

ン当量として，次式により算出し，示されている。

ナイアシン当量 (mgNE) ＝ナイアシン (mg) ＋ 1/60 トリプトファン (mg)

なお，トリプトファン量が未知の場合のナイアシン当量の算出は，たんぱく質の1％をトリプトファンとみなす次式により算出される。

ナイアシン当量 (mgNE) ＝ナイアシン (mg) ＋ たんぱく質量 (g)
× 1000 × 1/100 × 1/60 (mg)

⑧　ビタミン B₆（Vitamin B₆）：ビタミン B₆ は，ピリドキシン，ピリドキサール，ピリドキサミン等，同様の作用を持つ 10 種以上の化合物の総称で，成分値はピリドキシン相当量で示されている。

⑨　ビタミン B₁₂（Vitamin B₁₂）：ビタミン B₁₂ は，シアノコバラミン，メチルコバラミン，アデノシルコバラミン，ヒドロキソコバラミン等，同様の作用を持つ化合物の総称で，成分値はシアノコバラミン相当量で示されている。

⑩　葉酸（Folate）：試料を酵素処理した後，乳酸菌を使用する微生物学的定量法で測定される。

⑪　パントテン酸（Pantothenic acid）：試料を複数の酵素で結合型を遊離型に分解した後，乳酸菌を使用する微生物学的定量法で測定される。

⑫　ビオチン（Biotin）：試料を酸で加水分解した後，乳酸菌を使用する微生物学的定量法で測定される。

⑬　ビタミン C（Ascorbic acid）：食品中のビタミン C は，L- アスコルビン酸（還元型）と L- デヒドロアスコルビン酸（酸化型）で存在し，両者の効力値は同等と見なされるので，成分値は還元型と酸化型の両者の合計で示されている。

f　食塩相当量（Salt equivalents）

食塩相当量は，無機質のナトリウム量に 2.54 *を乗じて算出される。ナトリウム量には食塩に由来するもののほか，原材料となる生物に含まれるナトリウムイオン，グルタミン酸ナトリウム，アスコルビン酸ナトリウム，リン酸ナトリウム，炭酸水素ナトリウム等に由来するナトリウムも含まれる。

g　アルコール（Alcohol）

アルコールは，従来と同様，エネルギー産生成分と位置付けられる。し好飲料及び調味料に含まれるエチルアルコールの量が収載されている。

h　備考欄

備考欄には，食品の内容と各成分値等に関連の深い重要な事項について，以下の内容が記載されている。

①　食品の別名，性状，廃棄部位，あるいは加工食品の材料名，主原材料の配合割合，添加物等。

---

*ナトリウム量に乗じる 2.54 は，食塩（NaCl）を構成するナトリウム（Na）の原子量（22.989770）と塩素（Cl）の原子量（35.453）から算出されたものである。

NaCl の式量／Na の原子量＝（22.989770 ＋ 35.453）／22.989770 ≒ 2.54…

表2-12 備考欄収載の成分の測定法

成　分	試料調製法	測定法
硝酸イオン	水で加温抽出	高速液体クロマトグラフ法又はイオンクロマトグラフ法
カフェイン	有機溶媒抽出	逆相型カラムと水-メタノール-1 mol/L 過塩素酸又は 0.1 mol/L リン酸水素ナトリウム緩衝液-アセトニトリルによる紫外部吸収検出-高速液体クロマトグラフ法
ポリフェノール	脱脂後, 50% メタノール抽出	フォーリン・チオカルト法又はプルシアンブルー法
タンニン	熱水抽出	酒石酸鉄吸光光度法又はフォーリン・デニス法
テオブロミン	石油エーテル抽出	逆相型カラムと水-メタノール-1 mol/L 過塩素酸による紫外部吸収検出-高速液体クロマトグラフ法

資料：文部科学省 科学技術・学術審議会資源調査分科会『日本食品標準成分表（八訂）増補 2023 年』2023 年

② 硝酸イオン，カフェイン，ポリフェノール，タンニン，テオブロミン，しょ糖，調理油（Nitrate ion, Caffeine, Polyphenol, Tannin, Theobromine, Sugar, Cooking oil）等の含量。これらの成分の測定法の概要を表2-12に示す。なお，備考欄に記載されているしょ糖は文献値である。

ⅰ　成分識別子（Component identifier）

各成分項目には成分識別子が付けられた。成分識別子には，原則として，FAO/INFOODS の Tagname が用いられている。成分識別子の末尾に「-」が付いたものの説明は次のとおりである。

① たんぱく質（PROT-）：基準窒素量に窒素-たんぱく質換算係数を乗じて求める。Tagname では，全窒素量に窒素-たんぱく質換算係数を乗じた成分項目を PROCNT と呼ぶ。

② 脂質（FAT-）：Tagname では，分析法が不明な，あるいは種々の分析法を用いた脂質をさす。脂質は，それぞれの食品に適した11種類の分析法を用いて測定している。

③ 炭水化物（CHOCDF-）：100 g から水分，たんぱく質，脂質，灰分，アルコール，硝酸イオン，酢酸，カフェイン，ポリフェノール，タンニン，テオブロミン及び加熱により発生する二酸化炭素等の合計（g）を差し引いて求める。Tagname では，100 g から水分，たんぱく質，脂質，灰分及びアルコールの合計量（g）を差し引いた成分項目を CHOCDF と呼ぶ。

④ 差引き法による利用可能炭水化物（CHOAVLDF-）：100 g から，水分，アミノ酸組成によるたんぱく質（この収載値がない場合には，たんぱく質），脂肪酸のトリアシルグリセロール当量として表した脂質（この収載値がない場合には，脂質），食物繊維総量，有機酸，灰分，アルコール，硝酸イオン，ポリフェノール（タンニンを含む），カフェイン，テオブロミン，加熱により発生する二酸化炭素等の合計（g）を差し引いて求める。Tagname では，100 g から水分，たんぱく質，

表2-13　一般成分の数値の表示方法

項目	単位	最小単位の位	数値の丸め方等
廃棄率	%	1の位	10未満は小数第1位を四捨五入。10以上は元の数値を2倍し，10の単位に四捨五入で丸め，その結果を2で除する。
エネルギー	kJ kcal	1の位	小数第1位を四捨五入。
水　分	g	小数第1位	小数第2位を四捨五入。
たんぱく質			
アミノ酸組成によるたんぱく質			
たんぱく質			
脂　質			
トリアシルグルセロール当量			
脂　質			
炭水化物			
利用可能炭水化物（単糖当量）			
利用可能炭水化物（質量計）			
差引き法による利用可能炭水化物			
食物繊維総量			
糖アルコール			
炭水化物			
有機酸			
灰　分			

資料：文部科学省 科学技術・学術審議会資源調査分科会『日本食品標準成分表2020年版（八訂）』2020年

脂質，灰分，アルコール及び食物繊維の合計量（g）を差引いた成分項目（CHOCDFから食物繊維を差引いた成分項目）をCHOAVLDFと呼ぶ。
⑤　食物繊維総量（FIB-）：Tagnameでは，分析法が不明な，あるいは種々の分析法を用いた食物繊維をさす。食物繊維総量は，AOAC.2011.25法，プロスキー変法あるいはプロスキー法で測定している。

3）数値の表示方法

成分値の表示は，すべて可食部100g当たりの値とし，数値の表示方法については表2-13・14に示す。各成分において，表2-15のような表示がされている場合があるので，表示の意味をよく理解しておく必要がある。

4）食品に関する計算式

a　重量変化率

食品の調理に際しては，水さらしや加熱により食品中の成分が溶出や変化し，一方，調理に用いる水や油の吸着により食品の質量が増減する。その際の重量変化率は，式1により求めることができる。

重量変化率（%）＝調理後の同一試料の質量／調理前の試料の質量×100 ……式1

表2-14　無機質，ビタミン等の数値の表示方法

	項目	単位	最小単位の位	数値の丸め方等
無機質	ナトリウム	mg	1の位	
	カリウム			
	カルシウム			
	マグネシウム			
	リン			
	鉄	mg	小数第1位	整数表示では，大きい位から3桁目を四捨五入して有効数字2桁。ただし，10未満は小数第1位を四捨五入。小数表示では，最小表示の位の一つ下の位を四捨五入。
	亜鉛			
	銅		小数第2位	
	マンガン			
	ヨウ素	μg	1の位	
	セレン			
	クロム			
	モリブデン			
ビタミン	A	レチノール	μg	1の位	整数表示では，大きい位から3桁目を四捨五入して有効数字2桁。ただし，10未満は小数第1位を四捨五入。小数表示では，最小表示の位の一つ下の位を四捨五入。
		α-カロテン			
		β-カロテン			
		β-クリプトキサンチン			
		β-カロテン当量			
		レチノール活性当量			
	D			小数第1位	
	E	α-トコフェロール	mg	小数第1位	
		β-トコフェロール			
		γ-トコフェロール			
		δ-トコフェロール			
	K		μg	1の位	
	B₁		mg	小数第2位	整数表示では，大きい位から3桁目を四捨五入して有効数字2桁。ただし，10未満は小数第1位を四捨五入。小数表示では，最小表示の位の一つ下の位を四捨五入。
	B₂				
	ナイアシン		小数第1位	
	ナイアシン当量			
	B₆		小数第2位	
	B₁₂	μg	小数第1位	
	葉酸		1の位	
	パントテン酸	mg	小数第2位	
	ビオチン	μg	小数第1位	
	C	mg	1の位	
アルコール		g	小数第1位	小数第2位を四捨五入。
食塩相当量		g	小数第1位	小数第2位を四捨五入。
備考欄		g	小数第1位	小数第2位を四捨五入。

資料：文部科学省 科学技術・学術審議会資源調査分科会『日本食品標準成分表（八訂）増補2023年』2023年

表2-15　各種表示の意味すること

表　示	対　象	意　味
－	各成分	未測定であること。
0	ヨウ素，セレン，クロム，モリブデン	最小記載量の 3/10 未満又は検出されなかったこと。
	ビオチン	最小記載量の 4/10 未満又は検出されなかったこと。
	食塩相当量	最小記載量（0.1 g）の 5/10 未満であること。
	上記以外の成分	最小記載量の 1/10 未満又は検出されなかったこと。
(0)	各成分	推定値 0。 未測定ではあるが，文献等により，含まれていないと推定されること。
Tr	各成分	微量（トレース）。 最小記載量の 1/10 以上含まれているが 5/10 未満であること。
(Tr)	各成分	推定値 Tr（微量） 未測定であるが，文献等により，微量に含まれていると推定されること。
( )	各成分	計算食品においては，原材料食品の「アミノ酸組成によるたんぱく質」「脂肪酸のトリアシルグリセロール当量」及び「利用可能炭水化物（単糖当量)」から算出した場合。 これらの組成を諸外国の食品成分表の収載値から借用した場合や原材料配合割合（レシピ）等を基に計算した場合。 無機質，ビタミン等において，類似食品の収載値から類推や計算により求めた成分の場合。

資料：文部科学省 科学技術・学術審議会資源調査分科会『日本食品標準成分表（八訂）増補 2023 年』2023 年

b　調理による成分変化率と調理した食品の可食部 100 g 当たりの成分値

　食品成分表における調理した食品の成分値と調理前の食品の成分値との間には整合性がなければならない。そのため，調理による成分変化率（式2）を求め，これを用いて式3により調理前の成分値から調理後の成分値を算出している。

調理による成分変化率（%）

　　＝調理した食品の可食部 100 g 当たりの成分値×重量変化率（%）

　　÷調理前の食品の可食部 100 g 当たりの成分値 ……式2

調理した食品の可食部 100 g 当たりの成分値

　　＝調理前の食品の可食部 100 g 当たりの成分値×調理による成分変化率（%）

　　÷重量変化率（%）……式3

c　調理した食品全質量に対する成分量（g）

　実際に摂取した成分量に近似させるため，栄養価計算では，食品成分表の調理した食品の成分値（可食部 100 g 当たり）と，調理前の食品の可食部質量を用い，式4により調理した食品全質量に対する成分量を算出することができる。

調理した食品全質量に対する成分量（g）

$$= \frac{調理した食品の成分値}{(g/100\,gEP)} \times \frac{調理前の可食部質量（g）}{100(g)} \times \frac{重量変化率（%）}{100} \quad ……式4$$

d 購入量

食品成分表の廃棄率と，調理前の食品の可食部質量から，廃棄部を含めた原材料質量（購入量）を算出することができる（式5）。

$$廃棄部を含めた原材料質量（g）＝\frac{調理前の可食部質量（g）× 100}{100 －廃棄率（\%）} \quad \cdots\cdots 式5$$

（4）日本食品標準成分表（八訂）増補2023年　アミノ酸成分表編について

アミノ酸成分表の沿革を表2-16に示す。アミノ酸成分表は，食品成分表2020年版のエネルギー計算の根拠とするとともに，国民の健康の維持増進，食料政策の検討や，研究・教育分野等に活用できる基礎資料として，関係方面での幅広い利用に供することを目的としている。

アミノ酸成分表増補2023年には，次の4つの表が収載されている。

第1表　可食部100g当たりのアミノ酸成分表

第2表　基準窒素1g当たりのアミノ酸成分表

第3表　アミノ酸組成によるたんぱく質1g当たりのアミノ酸成分表

第4表　（基準窒素による）たんぱく質1g当たりのアミノ酸成分表

アミノ酸成分表2020年版では，アミノ酸成分表2015年版の収載食品数1,558食品から，推計食品を中心に新たに395食品が追加され，収載食品数は1,953食品（第1表）となったが「増補2023年」においては1,999食品に増加した。18食品群別収載

表2-16　アミノ酸成分表の沿革

名　称	公表年	食品数(累計)
日本食品アミノ酸組成表	1966(昭和41)年	157
改訂日本食品アミノ酸組成表	1986(昭和61)年	295
日本食品標準成分表準拠アミノ酸成分表2010	2010(平成22)年	337
日本食品標準成分表2015年版(七訂)アミノ酸成分表編	2015(平成27)年	1,558
日本食品標準成分表2015年版(七訂)追補2016年アミノ酸成分表編	2016(平成28)年	1,586
日本食品標準成分表2015年版(七訂)追補2017年アミノ酸成分表編	2017(平成29)年	1,627
日本食品標準成分表2015年版(七訂)追補2018年アミノ酸成分表編	2018(平成30)年	1,678
2019年における日本食品標準成分表2015年版(七訂)のデータ更新(アミノ酸成分表編)	2019(令和元)年	1,713
日本食品標準成分表2020年版(八訂)アミノ酸成分表編	2020(令和2)年	1,953
日本食品標準成分表(八訂)増補2023年アミノ酸成分表編	2023(令和5)年	1,999

資料：文部科学省科学技術・学術審議会資源調査分科会『日本食品標準成分表（八訂）増補2023年アミノ酸成分表編』2023年

食品数は次のとおりである。

　1 穀類（181），2 いも及びでん粉類（39），3 砂糖及び甘味類（2），4 豆類（106），5 種実類（47），6 野菜類（349），7 果実類（126），8 きのこ類（50），9 藻類（43），10 魚介類（441），11 肉類（282），12 卵類（19），13 乳類（53），14 油脂類（7），15 菓子類（126），16 し好飲料類（24），17 調味料及び香辛料類（98），18 調理済み流通食品類（6）

　成分項目の配列は，各表で次のようになっている。

　第1表：水分，アミノ酸組成によるたんぱく質，たんぱく質，各アミノ酸，アミノ
　　　　　酸合計，アンモニア

　第2表：各アミノ酸，アミノ酸合計，アンモニア，アミノ酸組成によるたんぱく質
　　　　　に対する窒素換算係数

　第3表，第4表：各アミノ酸，アミノ酸合計，アンモニア

　アミノ酸については18種類（魚介類，肉類と調味料及び香辛料類は19種）が収載され，その内訳は，不可欠アミノ酸（必須アミノ酸）として，イソロイシン，ロイシン，

表 2-17　アミノ酸成分表に収載されるアミノ酸の名称，記号，分子量

	和　名	英　名	記　号	分子量
1	イソロイシン	Isoleucine	Ile	131.17
2	ロイシン	Leucine	Leu	131.17
3	リシン（リジン）	Lysine	Lys	146.19
4	メチオニン	Methionine	Met	149.21
5	シスチン	Cystine	Cys-Cys	240.30
	1/2 シスチン	Half-cystine		120.15
6	フェニルアラニン	Phenylalanine	Phe	165.19
7	チロシン	Tyrosine	Tyr	181.19
8	トレオニン（スレオニン）	Threonine	Thr	119.12
9	トリプトファン	Tryptophan	Trp	204.23
10	バリン	Valine	Val	117.15
11	ヒスチジン	Histidine	His	155.16
12	アルギニン	Arginine	Arg	174.20
13	アラニン	Alanine	Ala	89.09
14	アスパラギン酸	Aspartic acid	Asp	133.10
15	グルタミン酸	Gulutamic acid	Glu	147.13
16	グリシン	Glycine	Gly	75.07
17	プロリン	Proline	Pro	115.13
18	セリン	Serine	Ser	105.09
19	ヒドロキシプロリン	Hydroxyproline	Hyp	131.13
参考	含硫アミノ酸	sulfur-containing amino acids	SAA	−
	芳香族アミノ酸	aromatic amino acids	AAA	−

資料：文部科学省科学技術・学術審議会資源調査分科会『日本食品標準成分表（八訂）増補 2023 年　アミノ酸成分表編』2023 年

表 2-18　アミノ酸の測定法

対象アミノ酸	項　目	概　要
一般のアミノ酸[1] ヒドロキシプロリン アンモニア	定量法	カラムクロマトグラフ法（アミノ酸自動分析計使用）
	加水分解条件	6 mol/L 塩酸（0.04 %2-メルカプトエタノール含有） 110 ℃，24 時間
シスチン メチオニン	定量法	カラムクロマトグラフ法（アミノ酸自動分析計使用）
	加水分解条件	過ギ酸酸化後 6 mol/L 塩酸 130〜140 ℃，20 時間
メチオニン[2]	定量法	カラムクロマトグラフ法（アミノ酸自動分析計使用）
	加水分解条件	6 mol/L 塩酸（0.1 %2-メルカプトエタノール含有） 窒素を吹き込みながら 130〜140 ℃，20 時間
トリプトファン	定量法	高速液体クロマトグラフ法
	加水分解条件	水酸化バリウム（チオジエチレングリコール含有） 110 ℃，12 時間

注　：1）イソロイシン，ロイシン，リシン（リジン），フェニルアラニン，チロシン，トレオニン（スレオニン），バリン，ヒスチジン，アルギニン，アラニン，アスパラギン酸，グルタミン酸，グリシン，プロリン，セリン
　　　2）シスチン及びメチオニンの測定法では，メチオニンが妨害ピークの影響で分離できない場合に用いる。
資料：文部科学省科学技術・学術審議会資源調査分科会『日本食品標準成分表（八訂）増補 2023 年　アミノ酸成分表編』2023 年

リシン（リジン），含硫アミノ酸（メチオニン，シスチン），芳香族アミノ酸（フェニルアラニン，チロシン），トレオニン（スレオニン），トリプトファン，バリン，ヒスチジン，その他のアミノ酸としてアルギニン，アラニン，アスパラギン酸，グルタミン酸，グリシン，プロリン，セリンである。魚介類及び肉類等のプラス 1 分はヒドロキシプロリンである。

　各アミノ酸の成分値は，脱水縮合時のアミノ酸残基の質量ではなく，アミノ酸としての質量が収載されている。このため，各アミノ酸の成分値からアミノ酸組成によるたんぱく質量を算出する際は，縮合脱水の差分を考慮する必要がある。

　アスパラギン及びグルタミンは，アミノ酸分析の前処理の加水分解で，それぞれアスパラギン酸，グルタミン酸に変化してしまうため，それぞれアスパラギン酸及びグルタミン酸として分析される。また，シスチンの成分値は，システインとシスチンの合計で，1/2 シスチン量として表される。たんぱく質を構成するアミノ酸と遊離のアミノ酸は区別されていない。収載された各アミノ酸の和名，英名，記号及び分子量を表 2-17 に示す。また各アミノ酸の測定方法の概要を表 2-18 に示す。

　アミノ酸組成によるたんぱく質は，アミノ酸組成に基づいて，アミノ酸の脱水縮合物の量，すなわちアミノ酸残基の総量として求めた値である。

アミノ酸組成によるたんぱく質（g）＝Σ{可食部 100 g 中の各アミノ酸量（g）×

（そのアミノ酸の分子量－18.02）/そのアミノ酸の分子量}

　アミノ酸組成によるたんぱく質に対する窒素換算係数は，基準窒素 1 g 当たりの個々のアミノ酸残基の総量として求めた値である。この値を食品の基準窒素量に乗じ

ることで，従来の方法（基準窒素量に従来の窒素−たんぱく質換算係数を乗じたたんぱく質量）よりも，より正確なたんぱく質量を求めることができる。

　アンモニアは，食品中に少量含まれているものを除き，その大部分がたんぱく質の加水分解の過程で生じる。特にグルタミンやアスパラギンに含まれるアミド基由来のものが主体であると考えられる。グルタミン酸，アスパラギン酸として定量されるアミノ酸がすべてアミド態（グルタミンやアスパラギン）と仮定した場合のアンモニア量よりも多いアンモニアがあった場合は，その量を備考欄に「剰余アンモニア」として示している。この「剰余アンモニア」は，非たんぱく態の含窒素化合物に由来するものと考えられ，特に野菜類においては，硝酸態窒素に由来するものが多いと考えられる。

（5）日本食品標準成分表（八訂）増補 2023 年　脂肪酸成分表編について

　脂肪酸成分表の沿革を表 2-19 に示す。2020 年版の更新版として，他の成分表と同じく「増補 2023 年」が公表された。脂肪酸成分表は，国民が日常摂取する食品の脂肪酸組成に関する基礎データとして，関係方面での幅広い利用に供することを目的としている。脂肪酸成分表増補 2023 年には，次の 3 つの表が収載されている。

　第 1 表　可食部 100 g 当たりの脂肪酸成分表

　第 2 表　脂肪酸総量 100 g 当たりの脂肪酸成分表（脂肪酸組成表）

　第 3 表　脂質 1 g 当たりの脂肪酸成分表

　脂肪酸成分表 2020 年版では，脂肪酸成分表 2015 年版の収載食品数 1,782 食品から，1,921 食品（第 1 表）となったが「増補 2023 年」においては 1,967 食品に増加した。18 食品群別収載食品数は次のとおりである。

　1 穀類（181），2 いも及びでん粉類（40），3 砂糖及び甘味類（0），4 豆類（101），5 種実類（45），6 野菜類（262），7 果実類（113），8 きのこ類（50），9 藻類（43），

表2-19　脂肪酸成分表の沿革

名　称	公表年	食品数(累計)
日本食品脂溶性成分表 ―脂肪酸・コレステロール・ビタミン E ― [1]	1988（昭和 63）年	518
五訂増補脂肪酸成分表	2005（平成 17）年	1,263
日本食品標準成分表 2015 年版（七訂）脂肪酸成分表編	2015（平成 27）年	1,782
日本食品標準成分表 2015 年版（七訂）追補 2016 年脂肪酸成分表編	2016（平成 28）年	1,801
日本食品標準成分表 2015 年版（七訂）追補 2017 年脂肪酸成分表編	2017（平成 29）年	1,817
日本食品標準成分表 2015 年版（七訂）追補 2018 年脂肪酸成分表編	2018（平成 30）年	1,858
2019 年における日本食品標準成分表（七訂）のデータ更新脂肪酸成分表編	2019（令和元）年	1,885
日本食品標準成分表 2020 年版（八訂）脂肪酸成分表編	2020（令和 2）年	1,921
日本食品標準成分表（八訂）増補2023年脂肪酸成分表編	2023（令和 5）年	1,967

注　：1）当時の分類は現在の分類と異なるものもある。
資料：文部科学省科学技術・学術審議会資源調査分科会『日本食品標準成分表（八訂）増補2023年脂肪酸成分表編』2023 年

表2-20 脂肪酸成分表の脂肪酸名，記号及び分子量

分類	記号 炭素数：二重結合数	系統名（IUPAC名） 和 名	英 名	慣用名 和 名	英 名	分子量
飽和脂肪酸	4:0	ブタン酸	butanoic acid	酪酸	butyric acid	88.11
	6:0	ヘキサン酸	hexanoic acid	カプロン酸 [2]	caproic acid	116.16
	7:0	ヘプタン酸	heptanoic acid	エナント酸	enanthic acid	130.18
	8:0	オクタン酸	octanoic acid	カプリル酸 [2]	caprylic acid	144.21
	10:0	デカン酸	decanoic acid	カプリン酸 [2]	capric acid	172.26
	12:0	ドデカン酸	dodecanoic acid	ラウリン酸	lauric acid	200.32
	13:0	トリデカン酸	tridecanoic acid			214.34
	14:0	テトラデカン酸	tetradecanoic acid	ミリスチン酸	myristic acid	228.37
	15:0	ペンタデカン酸	pentadecanoic acid			242.40
	16:0	ヘキサデカン酸	hexadecanoic acid	パルミチン酸	palmitic acid	256.42
	17:0	ヘプタデカン酸	heptadecanoic acid	マルガリン酸	margaric acid	270.45
	18:0	オクタデカン酸	octadecanoic acid	ステアリン酸	stearic acid	284.48
	20:0	イコサン酸	icosanoic acid	アラキジン酸	arachidic acid	312.53
	22:0	ドコサン酸	docosanoic acid	ベヘン酸	behenic acid	340.58
	24:0	テトライコサン酸	tetraicosanoic acid	リグノセリン酸	lignoceric acid	368.64
一価不飽和脂肪酸	10:1	デセン酸	decenoic acid			170.25
	14:1	テトラデセン酸	tetradecenoic acid	ミリストレイン酸	myristoleic acid	226.36
	15:1	ペンタデセン酸	pentadecenoic acid			240.38
	16:1	ヘキサデセン酸	hexadecenoic acid	パルミトレイン酸	palmitoleic acid	254.41
	17:1	ヘプタデセン酸	heptadecenoic acid			268.43
	18:1	オクタデセン酸 (n-9)	octadecenoic acid (n-9)	オレイン酸	oleic acid	282.46
	18:1	オクタデセン酸 (n-7)	octadecenoic acid (n-7)	シス-バクセン酸	*cis*-vaccenic acid	282.46
	20:1	イコセン酸	icosenoic acid	エイコセン酸	eicosenoic acid	310.51
	22:1	ドコセン酸	docosenoic acid			338.57
	24:1	テトラコセン酸	tetracosenoic acid			366.62
多価不飽和脂肪酸	16:2	ヘキサデカジエン酸	hexadecadienoic acid			252.39
	16:3	ヘキサデカトリエン酸	hexadecatrienoic acid			250.38
	16:4	ヘキサデカテトラエン酸	hexadecatetraenoic acid			248.36
	18:2	オクタデカジエン酸	octadecadienoic acid			280.45
	18:2 n-6	オクタデカジエン酸 (n-6)	octadecadienoic acid (n-6)	リノール酸	linoleic acid	280.45
	18:3	オクタデカトリエン酸	octadecatrienoic acid			278.43
	18:3 n-3	オクタデカトリエン酸 (n-3)	octadecatrienoic acid (n-3)	α-リノレン酸	α-linolenic acid	278.43
	18:3 n-6	オクタデカトリエン酸 (n-6)	octadecatrienoic acid (n-6)	γ-リノレン酸	γ-linolenic acid	278.43
	18:4 n-3	オクタデカテトラエン酸	octadecatetraenoic acid	パリナリン酸	parinaric acid	276.41
	20:2 n-6	イコサジエン酸	icosadienoic acid	エイコサジエン酸	eicosadienoic acid	308.50
	20:3 n-3	イコサトリエン酸 (n-3)	icosatrienoic acid (n-3)			306.48
	20:3 n-6	イコサトリエン酸 (n-6)	icosatrienoic acid (n-6)	エイコサトリエン酸	eicosatrienoic acid	306.48
	20:4 n-3	イコサテトラエン酸 (n-3)	icosatetraenoic acid (n-3)	エイコサテトラエン酸	eicosatetraenoic acid	304.47
	20:4 n-6	イコサテトラエン酸 (n-6)	icosatetraenoic acid (n-6)	アラキドン酸	arachidonic acid	304.47
	20:5 n-3	イコサペンタエン酸	icosapentaenoic acid	エイコサペンタエン酸	eicosapentaenoic acid	302.45
	21:5 n-3	ヘンイコサペンタエン酸	henicosapentaenoic acid			316.48
	22:2	ドコサジエン酸	docosadienoic acid			336.55
	22:4 n-6	ドコサテトラエン酸	docosatetraenoic acid			332.52
	22:5 n-3	ドコサペンタエン酸 (n-3)	docosapentaenoic acid (n-3)			330.50
	22:5 n-6	ドコサペンタエン酸 (n-6)	docosapentaenoic acid (n-6)			330.50
	22:6 n-3	ドコサヘキサエン酸	docosahexaenoic acid			328.49

注 ：1) は食品成分表 2020 年版で用いられている名称。 2) IUPAC，日本化学会及び日本油化学会はカプロン酸，カプリル酸，カプリン酸という従来使用されてきた呼び方を廃止した。

資料：文部科学省科学技術・学術審議会資源調査分科会『日本食品標準成分表 2020 年版（八訂）脂肪酸成分表編』2020 年

表2-21　脂肪酸の測定法

成　分	試料調製法	測定法
脂肪酸	クロロホルム–メタノール混液抽出法又は魚介類はヘキサン–イソプロパノール抽出法（ただし，甲殻類，軟体動物は，フォルチ法）で脂質抽出後，エステル化	水素炎イオン化検出–ガスクロマトグラフ法

資料：文部科学省科学技術・学術審議会資源調査分科会『日本食品標準成分表(八訂)増補2023年　脂肪酸成分表編』2023年

10 魚介類（471），11 肉類（314），12 卵類（23），13 乳類（56），14 油脂類（32），15 菓子類（128），16 し好飲料類（18），17 調味料及び香辛料類（83），18 調理済み流通食品類（7）

　成分項目の配列は，各表で次のようになっている。

　第1表：水分，脂肪酸のトリアシルグリセロール当量で表した脂質，脂質，脂肪酸総量，飽和脂肪酸，一価不飽和脂肪酸，多価不飽和脂肪酸，n-3系多価不飽和脂肪酸，n-6系多価不飽和脂肪酸及び各脂肪酸

　第2表：（脂肪酸総量100g当たり）飽和脂肪酸，一価不飽和脂肪酸，多価不飽和脂肪酸，n-3系多価不飽和脂肪酸，n-6系多価不飽和脂肪酸及び各脂肪酸

　第3表：（脂質1g当たり）脂肪酸総量，飽和脂肪酸，一価不飽和脂肪酸，多価不飽和脂肪酸，n-3系多価不飽和脂肪酸，n-6系多価不飽和脂肪酸及び各脂肪酸

　脂肪酸は，原則として炭素数4〜24の脂肪酸（表2-20）を対象とし，表2-21の測定法で脂質1g当たりの各脂肪酸を定量している。

　脂肪酸のトリアシルグリセロール当量は，各脂肪酸総量をトリアシルグリセロールに換算した量の総和である。

脂肪酸のトリアシルグリセロール当量(g)＝Σ{可食部100g当たりの各脂肪酸の量×(その脂肪酸の分子量＋12.6826)／(その脂肪酸の分子量)}

（6）日本食品標準成分表（八訂）増補2023年　炭水化物成分表編について

　炭水化物成分表の沿革を表2-22に示す。前項までと同じく「増補2023年」が2020年版の更新版として公表された。炭水化物成分表は，国民が日常摂取する食品の利用可能炭水化物，糖アルコール，食物繊維及び有機酸に関する基礎データとして，関係方面での幅広い利用に供することを目的としている。

　炭水化物成分表増補2023年の成分値は，「本表」に可食部100g当たりの利用可能炭水化物及び糖アルコールの成分値が収載されるとともに，「別表1」に食物繊維の成分値，そして「別表2」に有機酸の成分値が収載されている。

　本　表　可食部100g当たりの炭水化物成分表（利用可能炭水化物及び糖アルコール）
　別表1　可食部100g当たりの食物繊維成分表

表2-22　炭水化物成分表の沿革

名　称	公表年	食品数(累計)
日本食品標準成分表2015年版(七訂)炭水化物成分表編	2015(平成27)年	854
日本食品標準成分表2015年版(七訂)追補2016年炭水化物成分表編	2016(平成28)年	878
日本食品標準成分表2015年版(七訂)追補2017年炭水化物成分表編	2017(平成29)年	945
日本食品標準成分表2015年版(七訂)追補2018年炭水化物成分表編	2018(平成30)年	977
2019年における日本食品標準成分表2015年版(七訂)のデータ更新炭水化物成分表編	2019(令和元)年	1,043
日本食品標準成分表2020年版(八訂)炭水化物成分表編	2020(令和2)年	1,075
日本食品標準成分表(八訂)増補2023年炭水化物成分表編	2023(令和5)年	1,101

注　：食品数は，炭水化物成分表別表（食物繊維又は有機酸の成分値を収載するもの）のみに収載された食品も一食品と計上している。

資料：文部科学省科学技術・学術審議会資源調査分科会『日本食品標準成分表(八訂)増補2023年版炭水化物成分表編』2023年

別表2　可食部100g当たりの有機酸成分表

　炭水化物成分表2020年版では，炭水化物成分表2015年版の収載食品数854食品から，1,075食品（本表）となったが「増補2023年」においては1,101食品に増加した。18食品群別収載食品数は次のとおりである。

　1　穀類（180），2　いも及びでん粉類（57），3　砂糖及び甘味類（29），4　豆類（86），5　種実類（42），6　野菜類（195），7　果実類（92），8　きのこ類（52），9　藻類（14），10　魚介類（18），11　肉類（43），12　卵類（15），13　乳類（48），14　油脂類（4），15　菓子類（120），16　し好飲料類（21），17　調味料及び香辛料類（79），18　調理済み流通食品類（6）

　利用可能炭水化物として収載されているのは，でん粉，ぶどう糖，果糖，ガラクトース，しょ糖，麦芽糖，乳糖及びトレハロースである。糖アルコールでは，ソルビトールとマンニトールで，この他に，80％エタノール可溶性のマルトデキストリン，マルトトリオース等のオリゴ糖類，イソマルトース，マルチトールを備考欄に示した。あわせて，利用可能炭水化物（単糖当量）及び利用可能炭水化物（質量の合計）も収載されている。

　でん粉及び二糖類における単糖当量への換算係数は，FAO/INFOODSの指針（2012年）を参考にして，でん粉及び80％エタノール可溶性のマルトデキストリンについては1.10，マルトトリオース等のオリゴ糖類については1.07，二糖類については1.05としている。また，でん粉については，適用した分析法の特性から，でん粉以外の80％エタノール不溶性の多糖類（例えば，デキストリンやグリコーゲン）も区別せずに測定するため，食品によっては，これらの多糖類が見かけ上，でん粉として収載されることになるが，例えば，きのこ類や生の魚介類がでん粉を含んでいることを示すものではない。

表2-23　利用可能炭水化物，糖アルコール，食物繊維及び有機酸の測定法

成分項目	成　分	測定方法
利用可能炭水化物	でん粉（デキストリン，グリコーゲンを含む）	AOAC.996.11法。80％エタノール抽出処理により，測定値に影響する可溶性炭水化物（ぶどう糖，麦芽糖，マルトデキストリン等）を除去した。
	ぶどう糖，果糖，ガラクトース，しょ糖，麦芽糖，乳糖及びトレハロース	高速液体クロマトグラフ法
糖アルコール	ソルビトール及びマンニトール	高速液体クロマトグラフ法
食物繊維	AOAC.2011.25法による食物繊維 ・不溶性，難消化性でん粉，高分子量水溶性，低分子量水溶性，総量 プロスキー変法等による食物繊維 ・不溶性，水溶性，総量	酵素－重量法・高速液体クロマトグラフ法 ・AOAC.2011.25法 ・プロスキー変法 ・プロスキー法（不溶性と水溶性の分画の困難な藻類等の場合）
有機酸	ギ酸，酢酸，グリコール酸，乳酸，シュウ酸，マロン酸，コハク酸，フマル酸，リンゴ酸，酒石酸，α-ケトグルタル酸，クエン酸，サリチル酸，p-クマル酸，コーヒー酸，フェルラ酸，クロロゲン酸，キナ酸，オロト酸，プロピオン酸及びピログルタミン酸	高速液体クロマトグラフ法
	グルコン酸	酵素法

資料：文部科学省科学技術・学術審議会資源調査分科会『日本食品標準成分表2020年版(八訂)炭水化物成分表編』2020年

　食物繊維に関しては，食品成分表追補2018年から従来のプロスキー変法及びプロスキー法に代わるAOAC.2011.25法が採用された。

　従来の分析法（プロスキー変法等）と新たな分析法では測定される食物繊維の成分が異なるため，利用者がその目的に応じて各欄の値を参照できるように配慮された。すなわち，従来法（プロスキー変法等）に基づく成分値として，「水溶性食物繊維」，「不溶性食物繊維」及び「食物繊維総量」を，AOAC.2011.25法に基づく成分値として，「低分子量水溶性食物繊維」，「高分子量水溶性食物繊維」，「不溶性食物繊維」，「難消化性でん粉」及び「食物繊維総量」を収載することとした（別表1）。なお，「難消化性でん粉」は「不溶性食物繊維」に含まれる内数として収載されているので，本表の利用可能炭水化物にあるでん粉量からこの値を差し引くことにより，易消化性でん粉量を計算することができる。

　収載されている有機酸は，カルボキシ基を1個から3個もつカルボン酸である。具体的には，ギ酸，酢酸，グリコール酸，乳酸，グルコン酸，シュウ酸，マロン酸，コハク酸，フマル酸，リンゴ酸，酒石酸，α-ケトグルタル酸，クエン酸，サリチル酸，p-クマル酸，コーヒー酸，フェルラ酸，クロロゲン酸，キナ酸，オロト酸，プロピオン酸及びピログルタミン酸の22種類が収載されている。炭水化物成分表で使用される測定法の概要を表2-23に示す。

第3章 食品成分

1 水 分

　水は生物の生命を維持するために不可欠で，重要な役割を果たしている。すなわち，栄養成分やホルモン等の物質の溶解や移動，酵素等による生体反応の場，体温調節，体内の不要物を排泄するための手助け，構造維持等，多くの役割を果たしている。

　日本食品標準成分表 2020 年版（八訂）において水分は，たんぱく質，脂質，炭水化物，有機酸，灰分とともに一般成分の 1 つとして収載されている。食品の原材料となる穀類，豆類等は種子としての保存性を高めるために水分含量は低く 10 ～ 17 ％であるが，野菜類，果実類，いも類等の植物性食品，肉類，乳類，卵類，魚介類等の動物性食品には多くの水分が存在する。食品中の水分は，食品の外観，調理・加工特性，食味，物性（食感），保存性（微生物による変質，化学的・物理的変化による変質）等に大きく関わっている。

（1）水の構造と性質

　分子構造が似た物質では，一般に分子量が大きいほど融点や沸点は高い。H_2O で示される分子量 18 の水は，酸素と同じ第 16 族元素で，同様の構造をもつ分子量の大きい水素化合物（H_2S, H_2Se）より，融点や沸点がきわめて高い（表3-1）。さらに，他の液体物質に比べ蒸発熱，融解熱，表面張力，熱容量，熱伝導率が大きい。また，多くの物質に対する溶解度も大きいという特性をもっている。

表3-1　化合物の融点や沸点

物質		分子量	融点（℃）	沸点（℃）
メタン	CH_4	16	− 183	− 161
アンモニア	NH_3	17	− 78	− 33
水	H_2O	18	0	100
フッ化水素	HF	20	− 84	20
エタン	C_2H_6	30	− 184	− 89
硫化水素	H_2S	34	− 85	− 61
セレン化水素	H_2Se	81	− 66	− 41

水分子の水素原子と酸素原子の結合は共有結合であるが，この結合に関与する電子は電気陰性度の大きい酸素原子側に引き寄せられており，これによって分子内の酸素側が部分的に負（δ^-），水素側が部分的に正（δ^+）に分極した極性分子となる。さらに2つのO-H結合は図3-1のように約105°の角度をなしている。電気陰性度（F＞O＞N）の高いフッ素や窒素の水素化物である極性分子のフッ化水素，アンモニアも酸素の水素化物である水ほどではないが分子量が小さいのに融点や沸点が高い。これは水がフッ化水素よりも分子量が小さいのに1分子当たり多くの水素結合を形成することができるからである。

極性をもった水分子の酸素原子（δ^-）が隣接した2個の水分子の水素原子（δ^+）をひきつけ，静電気的な引力（クーロン力）で引き合う水素結合を生じ，水1分子当たり最大4つの水素結合を形成することができ，3次元的な構造を形成しやすい（図3-2）。このような水素結合が多数の水分子間で起こり，大きな会合体（クラスター）が形成される。水素結合の結合力は共有結合に比べて1/10程度ではるかに弱いが，この水素結合による水分子の強い相互作用が前述の水の特性を示す大きな要因となっている。

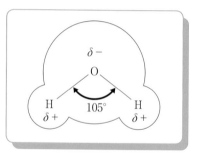

図3-1　水分子の構造

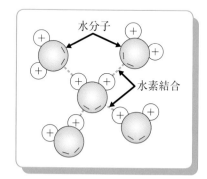

図3-2　水分子間の水素結合
資料：野口　駿『食品と水の科学』幸書房，
　　　1992年，p.7

（2）自由水と結合水

食品中の水は，その存在状態により，自由に運動できる自由水（free water）と，食品構成成分とおもに水素結合（水和）し，単分子層吸着水を構成したり，食品中の微細構造内に閉じ込められたりして，自由に運動できなくなった結合水（bound water）の2つに大きく分けることができる。実際には，単分子層吸着水（結合水）の外側には結合水に比べ束縛の度合いが少ないが，自由に動けない2〜3分子の層からなる多分子層吸着水（準結合水）が存在し，さらに外側にある自由水へと連続的に水の存在状態は変化している（図3-3）。

自由水は，水分子間で水素結合をしているが，食品中で自由に運動できる水分子であり，食品中で溶媒として他の成分を溶解することができる。自由水は環境（温度，湿度，気圧等）に応じて液体または気体として食品の内外を移動することができるので，蒸発による自然乾燥やさまざまな乾燥技術により比較的簡単に除くことができ，冷凍すれば氷結する水である。氷結した水分子は低温になればなるほど運動性は低下

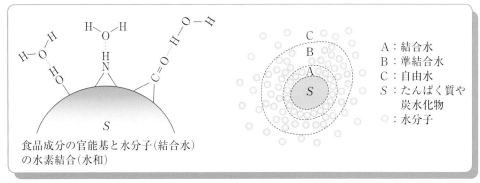

図3-3　結合水と自由水

資料：有田政信編著『マスター食品学Ⅰ』建帛社，2010年，p.45

し自由水としての性質を失う。また，自由水は微生物が増殖に利用したり，酵素反応や褐変等各種化学反応の場となることができる水である。

　結合水はアミノ酸やたんぱく質，炭水化物等の各種食品成分の官能基（-NH₂，-COOH，-CO-NH-，＞NH，＞C＝O，-OH）との水素結合により吸着（水素結合性水和），塩類等のイオンとイオン性水和をしている。結合水は自由水と相反する性質をもっている。すなわち，結合水は溶媒として物質を溶かすことができず，気化しにくく（100℃で蒸発しない，凍結乾燥で昇華・除去できない），凍結しにくい（0℃以下でも凍結しない）。また，微生物が増殖に利用できず，酵素反応や褐変等，各種化学反応の場とならない。

▌（3）水分活性

1）水分活性

　食品中の水分測定（常圧105℃恒量乾燥法等）による加熱前後の重量差が全水分量である。食品の保存性の良否は，全水分量よりも自由水の量，すなわち，食品中に存在する水の存在状態と密接に関係している。これは自由水が微生物の増殖，酵素反応や褐変等，各種化学反応，水分移動等に関与しているからである。食品中の結合水の割合を厳密に測定することはきわめて困難であるため，自由水の割合の測定が容易にできる水分活性が食品の保存性の指標として有用である。

　水分活性（Aw，water activity）とは，同じ温度条件下（25℃におけるデータが多い）における純水（すべて自由水）の蒸気圧 Po と食品の蒸気圧 P との比と定義される。食品と純水を一定容積の密閉容器に入れた際の気相中の平衡に達した食品の蒸気圧（P）と純水の蒸気圧（Po）から求める。食品中の結合水は気相中に飛び出すことができないが，自由水は自由に飛び出すことができる。自由水が多ければ気相中に飛び出す水分子の数が多くなり，蒸気圧（食品から飛び出した水分子による圧力）が大きくなる。純水の蒸気圧 P は P＝Po となるので，Aw は最大の1となる。水分活性は $0 \leqq Aw \leqq 1$ の範囲で表される。

$$Aw = P / Po$$

　理想溶液においては溶媒分子（水）による蒸気圧は溶媒（水）のモル分率に比例することが知られている（ラウールの法則）。これが成り立つと仮定すると水分活性 Aw は食品中に含まれる水のモル分率を表すことになる。しかし、たとえ食品の可溶性成分の量や水分含量がわかったとしても、理想溶液とは異なり複雑な要因のある食品では計算によって水分活性を求めることはできない。

　また、水分活性は密閉容器に試料を入れ、平衡状態に達した時の気相の湿度（平衡相対湿度：ERH, equilibrium relative humidity）を測定することにより求めることができる。すなわち、食品を入れた密閉容器内の気相中の平衡相対湿度が90％ならば、Aw は 0.90 になる。現在、よく利用されている水分活性測定器は湿度を測定することにより Aw を測定している。

$$Aw = ERH（\%） / 100$$

　食品の水分含量が同じでも結合水の割合が多く、自由水の割合が少ないと、水分活性は低くなる。他方、水分含量が異なっていても自由水の割合が同じ、すなわち同じ水分活性値を示す食品が存在する。

　食品を乾燥すれば自由水の割合が減少し水分活性は低下する。また食品に食塩（塩蔵、ハムやベーコンの塩漬）や砂糖（糖蔵）等を加えると自由水の一部は動きが束縛され結合水となるため自由水は減少し、水分活性は低下する。食塩（塩化ナトリウム）を多く含むしょうゆは水分含量が高くても、保存性が高いことのおもな理由である。25℃における飽和水溶液の質量％濃度と Aw は、おおよそ塩化ナトリウムが26％で0.76、スクロースが67％で0.85となる。

　食品に塩化ナトリウムまたはスクロースを同モル濃度になるように添加した場合、塩化ナトリウムを添加した食品のほうが、低い水分活性値を示す。塩化ナトリウムは、水溶液中でほぼ完全に解離して、Na^+イオンと Cl^-イオンとなり、イオンが数個の水分子を結合水として水和できるからである。

　塩蔵や糖蔵による保存性の向上は水分活性の低下によるとともに、高濃度の食塩や糖類による浸透圧の上昇による。食品の浸透圧の上昇により微生物は細胞膜の膜平衡が維持できなくなり、細胞内の水分を放出して増殖できなくなる。溶液の浸透圧は、溶解している成分のモル濃度に比例する。

$$\pi = CRT（\pi は浸透圧, C は重量モル濃度, R は気体定数, T は絶対温度）$$

＊重量モル濃度：溶媒1kg 中に溶けている溶質のモル数で表す濃度

　そのため食品中の水分が示す浸透圧と水分活性の値の増減は、相反する関係となる。例えば、塩化ナトリウムの濃度が高くなるほど、その浸透圧は高くなるが水分活性は低くなる。同じ重量％濃度なら、スクロース（ショ糖、分子量 = 342.3）、グルコー

ス（ブドウ糖，分子量 = 180.2），塩化ナトリウム（式量 = 58.4）の順に分子量（式量）が小さくなるので，逆にモル濃度はその順に大きくなって浸透圧を高める効果が大きくなる。また，溶液の浸透圧は，温度が低下すると低くなる。

2）食品の変質

　食品の品質変化を考える際には，前述のように全水分量ではなく，自由水の量の指標となる水分活性が重要となる。食品の保存中における品質劣化には微生物の増殖や酵素によるもの，非酵素的褐変反応（アミノカルボニル反応），脂質過酸化反応（脂質の酸化）によるもの等がある。それらと水分活性との関係を図3-4に示した。

　微生物の生育に利用されるのは自由水であるため，食品中の微生物の増殖を抑制して腐敗や変質を防ぐには，水分活性を下げることが有効な手段となる。水分活性の低下により増殖速度が低下するとともに増殖できる種の数も減少する。各種微生物の生育に必要な最低の水分活性は，種やその他の環境条件により異なるが，一般に，細菌は0.90，酵母は0.88，かびは0.80程度といわれている。しかし，耐塩性の細菌や酵母，耐浸透圧性酵母，耐乾性かび等，前記よりもさらに低い水分活性で生育可能な種も少なからず存在するので注意が必要である。0.65以下の水分活性では，ほとんどの微生物の生育が抑えられる。さらに，0.60より小さい水分活性では，すべての微生物が生育できない。

　酵素活性は一般に水分活性が大きいほど高く，0.6以下ではきわめて低くなる。0.4からさらに低くなると，自由水の減少により基質と酵素の会合の機会が少なくなり反応は進行せず，加水分解酵素等の食品中の各種酵素活性はほとんど停止する。

　脂質の過酸化物生成反応，すなわち脂質の酸化は水分活性の低下とともに起こりにくくなり，Aw 0.3付近で最も抑制されるものの，それよりAwが下がると逆に酸化

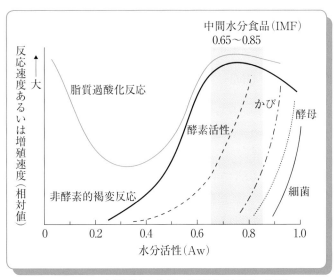

図3-4　水分活性と食品の品質変化要因の関係

しやすくなる。これは Aw 0.3 付近（水分含量 5 ～ 7 %）では水分子はすべて食品成分に吸着されて，単分子層をつくっており，さらに乾燥が進み，結合水まで失われるようになると，食品成分が空気中の酸素と直接接触することが容易になるためである。また単分子吸着水量以下になるとたんぱく質の変性等も進む。

　非酵素的褐変反応（アミノカルボニル反応）は，中間水分食品（IMF）の水分活性領域（Aw 0.65 ～ 0.85）にある 0.7 付近で最も起こりやすく，Aw が低いほど起こりにくくなり，0.2 以下では起こらない。水分活性が 0.8 よりも高い領域において，水分活性が高いほど反応が抑制されるのは自由水が多くなり反応成分の会合が少なくなるからと考えられる。

▌(4) 等温吸湿脱湿曲線

　ある食品を一定温度に保ち，食品を置いた環境の湿度を変化させて，吸湿させたり，脱湿させたりして食品の水分活性と水分含量との関係を表すと，吸湿過程と脱湿過程で得られる曲線は異なる経路をたどり，図3-5のような等温吸湿脱湿曲線が得られる。2つの曲線に囲まれた部分の大きさや形状は食品の種類により大きく異なる。このような吸湿過程と脱湿過程で異なる現象を履歴現象（ヒステリシス）という。一般に脱湿したときの方が水分含量は高くなる。またある食品が吸湿や脱湿し

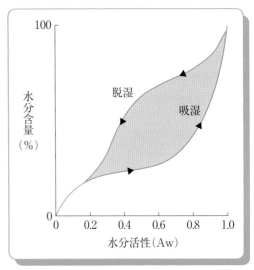

図3-5　一般的な等温吸湿脱湿曲線

たときの水分量の移動がどのように水分活性値を変化させたりするかの参考になる。

▌(5) 中間水分食品（IMF, intermediate moisture food）

　食品群を水分活性 Aw からみると，おおむね，生鮮食品・多水分食品（野菜類，肉類，魚介類，かまぼこ等）の Aw は 0.85 よりも高く，乾燥食品（穀類，煮干し，焼菓子等）の Aw は 0.65 よりも低い。

　一般的に Aw が 0.65 ～ 0.85 である食品を，中間水分食品（IMF）という。水分含量は 20 ～ 40 %のものが多い。比較的水分活性が低いため，微生物の生育が抑制されており，保存性のよい食品である。また，乾燥食品のようなパサパサ感がなく，食感がソフトで口当たりもよく，復水（水戻し）しなくてもそのまま食べられる。

　しかし，この範囲の水分活性では，非酵素的褐変反応（アミノカルボニル反応）は最も促進される。また，脂質の酸化反応，酵素反応による分解等は起こりやすく，微

生物の増殖抑制も完全ではないため適切な変質防止策を講じる必要がある。

　乾燥果実（レーズン，干し柿等），魚の干物，ジャム，マーマレード，ゼリー，ようかん，ドライソーセージ，佃煮等の食品は中間水分食品とみなされる。これらは乾燥あるいは砂糖や食塩添加等により水分活性を小さくした伝統的な食品である。一方，現代において必要性から開発された中間水分食品として，宇宙食，ペットフード等があげられる。水分活性を低下させるために，砂糖より甘味度の低いソルビトール等の糖アルコール（多価アルコール）もよく利用されている。

　IMFの製造法には，① 湿式浸透法（ソルビトール，食塩，水等を配合した溶液に素材を浸漬し，成分の平衡化を図り，最終製品のAwを所定の値に調整する），② 乾式浸透法（素材を凍結乾燥して多孔質にしたのち，所定のAwが得られるように調整した溶液に浸漬する），③ 混合法（最終製品のAwが所定の値になるように，諸材料を混合，調理する）がある。

（6）冷凍と加熱

1）冷　凍

　冷蔵よりも長期間，食品を変化なく保存するために冷凍保存がなされる。水が氷となることによる体積の増加（約9％）は，食品の冷凍保蔵による品質劣化という問題をひき起こす。食品を凍結するとき，-1～-5℃（最大氷結晶生成帯）の温度帯をゆっくり通過すると細胞や組織内部で水は氷の大きな結晶となるため細胞膜や組織を破壊し，解凍時にドリップを生じる原因となる。ドリップの生成は，うま味成分，栄養成分の損失やテクスチャー（食感）の劣化に結びつく。家庭用電気冷蔵庫の冷凍室（-18℃）での緩慢凍結では最大氷結晶生成帯を素早く通過することは困難である。他方，液体窒素や液体炭酸ガスを利用した急速冷凍装置等による急速凍結では，素早く通過するため結晶は多数の微細結晶になり，細胞膜や組織の破壊を起こさない。解凍する際も最大氷結晶生成帯を素早く通過した方がドリップは少なくなる。食品中の水は食塩や糖等の物質が共存しているため，食品の氷結温度（水分が凍り始める温度）は純水の氷結温度の0℃よりも低くなることが多い。

　パーシャルフリージング保存（-3℃）では食品中の自由水が部分的に凍結するだけで，大きな細胞や組織の破壊が起こるほど完全には凍結しないので，肉類や魚介類の保存に適している。

　冷凍食品では，水分活性の低下が起こり，食品の保存性がよくなる。これは食品中の自由水が凍結により運動性が低下し減少する（氷の飽和水蒸気圧は温度低下とともに減少するが-50℃でも完全に0にはならない[1]）ことと，加えて水のみの凍結で氷結晶が形成されていくため，凍結せずに残った溶液部分の濃縮が起こり，結果として水分活性が低下する。

　飯やパン等のでん粉食品の凍結がでん粉の老化防止に有効なのは自由水が凍結することによる。

2) 加　熱

　食品の加熱調理・加工において熱源からの熱は食品の外側から内側へ伝達されるが，食品構成成分の中では水が熱媒体として大きな役割を果たしている。ところが，電子レンジによる加熱では発振された電磁波（マイクロ波）が，食品成分の中でおもに水分子（自由水のみならず結合水も含む）を強く振動させ，その振動エネルギーが熱エネルギー（摩擦熱）に変わり，その熱が周辺に伝わるため食品全体が急速に加熱される。電子レンジで加熱した場合，水の方が油より温度上昇が速い。また，食品の水分含量は加熱時間や食品内部と周辺部の温度差に影響を与える。水分量の多い食品ほど，加熱時間がかかる。水分が少ないと食品内部の昇温が速く，水分が多いと周辺部の温度が速く上がる。また，塩分を含む食品では，誘電損失（エネルギーの一部が熱になって散逸する現象）が高く，半減深度（マイクロ波の電力が表面の50％になる深さ）も短くなるため，周辺部昇温傾向が強くなる。

　電磁波は金属では反射されるが，陶器やプラスチックを透過するため，それらを用いて密封包装された食品，また卵等をそのまま加熱すると，内部の水が急激に気化し，爆発を起こすことがある。

2 炭水化物（糖質）

1 （1）炭水化物（carbohydrate）とは

　炭水化物は，分子式 $C_m(H_2O)_n$ で表される化合物のことをさすが，式には当てはまらないアミノ糖や硫黄糖等も炭水化物の仲間である。また，酢酸〔$C_2(H_2O)_2$〕や乳酸〔$C_3(H_2O)_3$〕等の分子式にはあてはまるが炭水化物でないものもあるため，糖質の用語を用いることがある。

　炭水化物は生体内で主にエネルギー源として利用される重要な成分である。日本食品標準成分表2015年版（七訂）における炭水化物は，一部を除いて100g −〔水分＋たんぱく質＋脂質＋灰分＋（酢酸・アルコール等）〕で算出されていたが，日本食品標準成分表2020年版（八訂）では，大幅に変更された。

　エネルギーとしての利用性に応じて炭水化物を細分化し，それぞれの成分に組成ごとのエネルギー換算係数を乗じてエネルギー計算に利用することとなったため，従来の成分項目である「炭水化物」（Carbohydrate, calculated by difference）に加え，次の各成分が収載されている。

　① 利用可能炭水化物（単糖当量）[*1]（Carbohydrate, available; expressed in monosaccharide equivalents）

　② 利用可能炭水化物（質量合計）[*2]（Carbohydrate, available）：個別の成分を直接分析して合計した場合

　③ 差引き法による利用可能炭水化物（Carbohydrate, available, calculated by difference）：

可食部 100g 中の差引き法による利用可能炭水化物（g）

　＝ 100 g －｛可食部 100 g 中の〔水分＋アミノ酸組成によるたんぱく質（この収載値がない場合は，たんぱく質）＋脂肪酸のトリアシルグリセロール当量として表した脂質（この収載値がない場合は，脂質）＋食物繊維総量＋有機酸＋灰分＋アルコール＋硝酸イオン＋ポリフェノール（タンニンを含む）＋カフェイン＋テオブロミン＋加熱により発生する二酸化炭素等）｝g

④　食物繊維総量（Dietary fiber, total）

⑤　糖アルコール（Polyols）

実際の炭水化物のエネルギー算出のためのエネルギー換算係数は以下の通りである。

①　利用可能炭水化物：食品によりＡまたはＢを用いる。

　Ａ：利用可能炭水化物（単糖当量）（個別の成分を直接分析して合計した場合）：16 kJ/g（3.75 kcal/g）

　Ｂ：FAO/INFOODS の差引き法による利用可能炭水化物：17 kJ/g（4 kcal/g）〔利用可能炭水化物（単糖当量，質量計）の収載値がない食品及び水分を除く一般成分等の合計値が乾物量に対して一定の範囲にない食品において，利用可能炭水化物に由来するエネルギーを計算するために用いる〕（詳細は「日本食品成分表 2020 年版（八訂）」資料，エネルギーの計算方法参照）。

②　食物繊維総量：8 kJ/g（2 kcal/g）〔従来，日本食品成分表 2015 年版（七訂）には，食物繊維は水溶性・不溶性とその総量が示されていたが，2020 年版（八訂）では食物繊維総量のみが成分項目「炭水化物」に記されており，食物繊維由来のエネルギー計算は食物繊維 g × 8 kJ/g（2 kcal/g）で統一された〕

③　糖アルコール[*3]：ソルビトール 10.8 kJ/g（2.6 kcal/g），マンニトール 6.7 kJ/g（1.6 kcal/g），マルチトール 8.8 kJ/g（2.1 kcal/g），還元水あめ 12.6 kJ/g（3.0 kcal/

[*1] 利用可能炭水化物（単糖当量）：利用可能炭水化物（でん粉，単糖類，二糖類，80 ％エタノールに可溶性のマルトデキストリン及びマルトトリオース等のオリゴ糖類）を直接分析または推計した値を単糖に換算した量の合計。エネルギーの計算に用いる。ただし，魚介類，肉類及び卵類の原材料的食品のうち，炭水化物としてアンスロン − 硫酸法による全糖の値が収載されているものは，その値を推定値とする。でん粉及び 80 ％エタノールに可溶性のマルトデキストリンには 1.10 を，マルトトリオース等のオリゴ糖類には 1.07 を，二糖類には 1.05 をそれぞれの成分値に乗じて換算し，それらと単糖類の量を合計したもの（これにより，異なるエネルギーをもつでん粉と単糖類，二糖類等を利用可能炭水化物としてまとめて，エネルギー計算ができるようになる）。

[*2] 利用可能炭水化物（質量計）：利用可能炭水化物（でん粉，単糖類，二糖類，80 ％エタノールに可溶性のマルトデキストリン及びマルトトリオース等のオリゴ糖類）を直接分析または推定した質量の合計。ただし，魚介類，肉類及び卵類の原材料的食品のうち，炭水化物としてアンスロン − 硫酸法による全糖の値が収載されているものは，その値に 0.9 を乗じた値を推定値とする。この値は，利用可能炭水化物摂取量の算出に用いる。

[*3] 糖アルコール，有機酸のうち，収載値が 1 g 以上の食品がある化合物で，エネルギー換算係数を定めてある化合物については，当該化合物に適用するエネルギー換算係数を用いてエネルギー計算を行う。

g），その他の糖アルコール 10 kJ/g（2.4 kcal/g）

④ 有機酸[*3]：酢酸 14.6 kJ/g（3.5 kcal/g），乳酸 15.1 kJ/g（3.6 kcal/g），クエン酸 10.3 kJ/g（2.4 kcal/g），リンゴ酸 10.0 kJ/g（2.4 kcal/g），その他の有機酸 13 kJ/g（3 kcal/g）

なお，炭水化物組成及び有機酸の詳細については「日本食品標準成分表 2020 年版（八訂）」及び，同別冊の「炭水化物成分表編」に記されている。

（2）炭水化物の分類，構造，性質

炭水化物は単糖類，単糖構造の一部が変化した糖誘導体，単糖類が数個縮合した少糖類，多数の単糖類が縮合重合した多糖類に分類される（表 3-2）。

1）単糖（monosaccharide）類

a 分 類

単糖類はそのままの形で自然界に存在しているものと，でん粉のように多糖類の構成成分となっているものがある。単糖類は炭水化物の構造の基本単位であり，単糖類を分解すると炭水化物の性質は失われる。

単糖類は 1 個のカルボニル基（$>C=O$）と数個のヒドロキシ基を有する。カルボニル基がアルデヒド基（$-C\underset{H}{\overset{O}{\lessgtr}}$）のものをアルドースといい，ケトン基（$>C=O$）のものをケトースという。代表的なアルドースはグルコース，ガラクトース，マンノースで，ケトースにはフルクトースがある。また，単糖類は糖を構成する炭素の数によっても分類される。単糖の一般式は $C_nH_{2n}O_n$ で表わされ n は炭素数と等しい。n が 3，つまり炭素数 3 つのものは三炭糖（トリオース），4 つのものは四炭糖（テトロース），5 つのものは五炭糖（ペントース），6 つのものは六炭糖（ヘキソース）という。自然界に多く存在するのは主として五炭糖と六炭糖である。

b 構 造

単糖類には D 型と L 型がある。D と L は単糖を鎖状構造で書いた場合，単糖のアルデヒド基またはケトン基から最も離れた位置にある不斉炭素原子[*]に結合するヒドロキシ基の位置で決まる。アルドースであるグルコースの場合はアルデヒド基（ケトースの場合はケトン基）を上にしたとき，最も離れた位置にある 5 位の炭素に結合したヒドロキシ基が右側にあるものが D 型，左側にあるものが L 型である。自然界に存在する単糖類のほとんどは D 型である。図 3-6 に，最も炭素数の少ない糖であるグリセルアルデヒドのフィッシャー投影図を示した。2 位の不斉炭素原子のヒドロキシ基が右側にあるものが D- グリセルアルデヒド，左側にあるものが L- グリセルアルデヒドである。また，不斉炭素原子をもつ分子には鏡像異性体が存在し，D- グリセルアルデヒドと L- グリセルアルデヒドでは，光学的性質が異なることから，両者を光学異性体の関係にあるという。

---

[*]不斉炭素原子：単結合の炭素原子に結合する原子または原子団が 4 つとも異なる炭素。

表3-2　炭水化物の分類

分　類	特　徴	種類と例	
単糖類	基本的な糖でこれ以上加水分解できない糖の最小単位	三炭糖（C3）	グリセルアルデヒド（生体内代謝産物）
		四炭糖（C4）	エリトロース（生体内代謝産物）
		五炭糖（C5）	アラビノース，キシロース，リボース
		六炭糖（C6）	グルコース，フルクトース，ガラクトース，マンノース
		七炭糖（C7）	セドヘプツロース
少糖類（オリゴ糖類）	単糖や誘導糖が数個縮合したもの	二糖類	スクロース，マルトース，ラクトース，セロビオース
		三糖類	ラフィノース
		四糖類	スタキオース
多糖類	単糖や誘導糖が多数縮合したもの	単純多糖	でん粉，グリコーゲン，セルロース，イヌリン
		複合多糖	グルコマンナン，ペクチン，カラギーナン，アルギン酸
誘導糖類（単糖の誘導体類）	単糖の一部が酸化，還元または元素置換したもの	糖アルコール	キシリトール，ソルビトール，マルチトール
		ウロン酸	グルクロン酸，ガラクツロン酸
		アルドン酸	グルコン酸
		アミノ糖	グルコサミン，ガラクトサミン
		デオキシ糖	デオキシリボース，ラムノース
		硫黄糖	チオグルコース
配糖体	単糖やオリゴ糖が糖類以外の成分と結合したもの	アントシアニン，ルチン，リボ核酸，ATP	

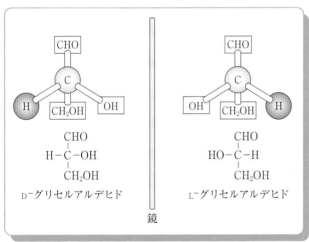

図3-6　D-型及びL-型グリセルアルデヒドの構造

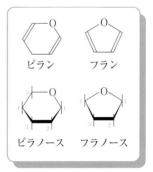

図3-7　環状構造

　五炭糖以上の単糖は自然界では通常，環状構造（ピラノース型，フラノース型）をしている（図3-7）。グルコースの場合（図3-8）はアルデヒド基と5位のヒドロキシ基が，ヘミアセタール結合をしておりピラノース型になっているが，環状構造になると1位の炭素が新しく不斉炭素原子になるため，新たに異性体が生じる。1位の炭素原子につくヒドロキシ基がグルコースの環を挟んでCH₂OHと逆方向にあるものをα

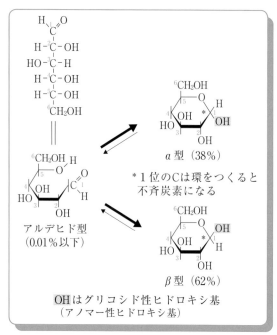

*1位のCは環をつくると
不斉炭素になる

α型（38％）

アルデヒド型
（0.01％以下）

β型（62％）

OHはグリコシド性ヒドロキシ基
（アノマー性ヒドロキシ基）

図3-8　D-グルコースの環状構造（ピラノース型）

型，同じ方向にあるものをβ型という。α型とβ型では旋光性*が異なる。1位の不斉炭素原子による異性体をアノマーといい，α型をα-アノマー，β型をβ-アノマーという。グルコースの結晶はα型環状構造をしているが，水溶液にすると一部がβ型に変わる。α型とβ型は38：62で平衡になり，溶解直後には右旋112.2°であった比旋光度が右旋52.7°に変旋光する。なお，水溶液中でもわずかではあるが，直鎖型（アルデヒド型）をしているのもある。

表3-3におもな単糖の構造式及び食品中の所在を示した。

c　性　質

単糖はすべて還元性を示すので還元糖である。還元性はフェーリング溶液やアンモニア性硝酸銀溶液（銀鏡反応）の還元作用で確認することができる。アルドースの還元性は，水溶液中に微量に存在する直鎖型のアルデヒド基によるが，ケトースの場合は，直鎖型をしたときのヒドロキシカルボニルが還元性を示す（還元性を示す個所は図3-9に示した）。還元糖はアミノ化合物とアミノカルボニル反応を生じ，食品に色や香りを付与する。

単糖は不斉炭素原子をもつので旋光性がある。

環状構造をした六炭糖の場合，アルドースはC_1位，ケトースはC_2位の不斉炭素原子についているグリコシド性ヒドロキシ基が反応性に富んでいるので，他の糖やフェノール，アルコール，核酸塩基等とグリコシド結合して，配糖体をつくりやすい。

2）単糖の誘導体

単糖が酸化，還元，アミノ化等されたものを誘導糖という。図3-10にD-グルコースを例に主な誘導糖との関係を示した。なお，糖アルコールやアルドン酸はカルボニル基をもたないため環状構造はとらない。おもな誘導糖類を表3-4に示した。

a　糖アルコール（sugar alcohol）

単糖のアルデヒド基またはケトン基を還元してアルコール性ヒドロキシ基に変えると多価の糖アルコールが生じる。

次にD-キシロース，D-グルコース，D-マンノース，マルトース（二糖類）を還元してつくる糖アルコールの例を示した。

---

*旋光性：不斉炭素原子をもっている光学異性体はその物質に偏光を当てると偏光面を右にあるいは左に回転させる。このような偏光面を回転させる性質を旋光性という。右に回転させるものを右旋性，左に回転させるものを左旋性という。

表3-3　おもな単糖類

名　称	構造式	備　考
五炭糖 D-キシロース D-xylose		遊離型としてたけのこに存在する 多糖類のキシランとして，わら，籾殻，木材に含まれる
D-リボース D-ribose		分布量は少ないが，核酸（RNA），種々の酵素等生物的に重要な物質の成分 2位のCのOH基がHになるとデオキシリボース（核酸：DNAの成分）となる
六炭糖 D-グルコース D-glucose （ブドウ糖）		果物，特にブドウ中に多く，血中に0.1％存在する。 おもな少糖類や，セルロース，でん粉，グリコーゲンの成分で，最も重要な単糖類 セルロース，でん粉を分解してつくられ，甘味剤として利用される
D-フルクトース D-fructose （果糖）		水溶液（20℃）中では約80％がピラノース型，結合するときはフラノース型となる（図3-9） 果物，はちみつ等に含まれる グルコースと結合してスクロース（ショ糖）をつくるケトースの代表的な糖である
D-ガラクトース D-galactose		グルコースと結合して，乳糖中に存在する また海藻中の多糖であるガラクタンの成分
D-マンノース D-mannose		遊離糖としては存在せず，植物細胞壁等にヘミセルロース成分として存在する
L-ラムノース L-rhamnose		デオキシヘキソース（メチルペントース），フラボノイド配糖体ケルセチンに存在 C-2, C-4のOHが逆になったものがL-フコースfucose（6-デオキシ-L-ガラクトース）で海藻多糖類の成分

注：表に示した各単糖の1位のCに結合するHと‐OH基をH, OHと記したのは

α型 $\underset{OH}{\overset{H}{>}|}$ と β型 $\underset{H}{\overset{OH}{>}|}$ の両方が存在することを示している。

フルクトースにも同様に α, β型が存在する。

D-キシロース→D-キシリトール：キャンディーやガムに用いられる低う蝕性*，低カロリーの甘味料。

D-グルコース→D-ソルビトール：低う蝕性甘味料。干し柿やりんご（蜜），ナナカマドの果実，紅藻類に含まれる。

D-マンノース→D-マンニトール：乾燥こんぶや干し柿の表面の白い粉の成分。

マルトース（二糖類）→マルチトール（還元麦芽糖）：低う蝕性，低カロリー甘味料。

---

*低う蝕性：虫歯の原因となるミュータンス菌はスクロースを基質としており，歯垢となる水不溶性のグルカンを生成するが，糖アルコールは基質とならない。

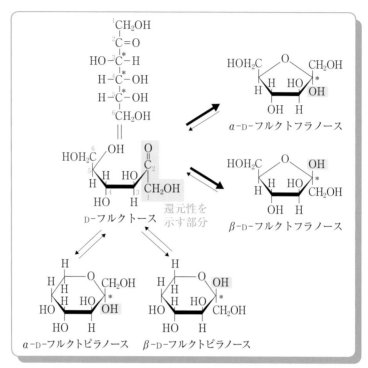

図3-9　水溶液中におけるD-フルクトースの構造変化

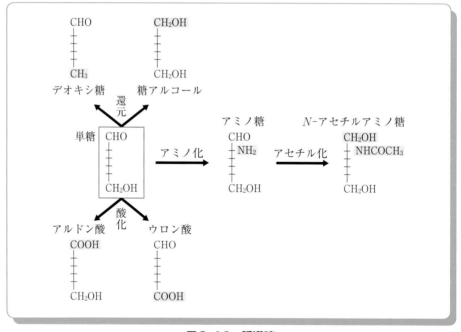

図3-10　誘導糖

---

*果物の甘さと温度：β型フルクトースはα型フルクトースより約3倍の甘味を示す。フルクトースは水に溶解するとα型とβ型が平衡状態になるが（図3-9），低温下に置くとα型が減少し，β型が増える。果物を冷やすと甘く感じるのはこのためである。

表3-4　おもな誘導糖類

分類	名　称	構造式
糖アルコール	グリセロール (glyserol) (グリセリン)	$\mathrm{CH_2OH}$ $\mathrm{H{-}\overset{\|}{C}{-}OH}$ $\mathrm{CH_2OH}$
	エリトリトール (erythritol)	$\mathrm{CH_2OH}$ $\mathrm{H{-}\overset{\|}{C}{-}OH}$ $\mathrm{H{-}\overset{\|}{C}{-}OH}$ $\mathrm{CH_2OH}$
	D-キシリトール (D-xylitol) キシロースを還元	$\mathrm{CH_2OH}$ $\mathrm{H{-}\overset{\|}{C}{-}OH}$ $\mathrm{HO{-}\overset{\|}{C}{-}H}$ $\mathrm{H{-}\overset{\|}{C}{-}OH}$ $\mathrm{CH_2OH}$
	D-ソルビトール (D-sorbitol) グルコースを還元	$\mathrm{CH_2OH}$ $\mathrm{H{-}\overset{\|}{C}{-}OH}$ $\mathrm{HO{-}\overset{\|}{C}{-}H}$ $\mathrm{H{-}\overset{\|}{C}{-}OH}$ $\mathrm{H{-}\overset{\|}{C}{-}OH}$ $\mathrm{CH_2OH}$
	D-マンニトール (D-mannitol) マンノースを還元	$\mathrm{CH_2OH}$ $\mathrm{HO{-}\overset{\|}{C}{-}H}$ $\mathrm{HO{-}\overset{\|}{C}{-}H}$ $\mathrm{H{-}\overset{\|}{C}{-}OH}$ $\mathrm{H{-}\overset{\|}{C}{-}OH}$ $\mathrm{CH_2OH}$
ウロン酸	D-グルクロン酸 (D-glucuronic acid) D-マンヌロン酸 (D-mannuronic acid)	D-グルクロン酸　　D-マンヌロン酸
	D-ガラクツロン酸 (D-galacturonic acid)	D-ガラクツロン酸
アルドン酸	D-グルコン酸 (D-gluconic acid)	COOH $\mathrm{H{-}\overset{\|}{C}{-}OH}$ $\mathrm{HO{-}\overset{\|}{C}{-}H}$ $\;\xrightarrow{-H_2O}\;$ $\mathrm{H{-}\overset{\|}{C}{-}OH}$ $\mathrm{H{-}\overset{\|}{C}{-}OH}$ $\mathrm{CH_2OH}$
アミノ糖	D-グルコサミン (D-glucosamine)	D-グルコサミン　　N-アセチル-D-グルコサミン
	D-ガラクトサミン (D-galactosamine)	D-ガラクトサミン　　N-アセチル-D-ガラクトサミン

b　ウロン酸（uronic acid）

アルデヒド基を酸化しないようにして $-CH_2OH$ のみを強い酸化剤で酸化させるとウロン酸が生じる。

グルコースの C_6 位を酸化すると D-グルクロン酸，D-ガラクトースからは D-ガラクツロン酸，D-マンノースからは D-マンヌロン酸ができる。ガラクツロン酸及びそのメチルエステルの重合体がペクチン，マンヌロン酸とグルロン酸の重合体がアルギン酸である。

c　アルドン酸（aldonic acid）

アルデヒド基を弱い酸化剤で酸化するとアルドン酸（ケトン基は弱い酸化剤では酸化されない）が生じる。

D-グルコースのアルデヒド基が酸化されてカルボキシ基になったものを D-グルコン酸といい，酸味料に用いられることが多い。D-グルコン酸を脱水することで D-グルコノ-δ-ラクトンができるが，水に溶解して加熱すると再び D-グルコン酸となり，pH を下げる性質があるので充填豆腐に用いられることが多い。

d　アミノ糖（amino sugar）

単糖のヒドロキシ基の一部をアミノ基に置換するとアミノ糖が生じ，アミノ糖をさらにアセチル化すると N-アセチルアミノ糖になる。

D-グルコースの C2 位のヒドロキシ基がアミノ基に置換したものを D-グルコサミンという。えびやかにの殻に含まれるアミノ多糖のキチンの成分で，グルコサミンのアミノ基をアセチル化したものが N-アセチル-D-グルコサミンである。D-ガラクトースの C2 のヒドロキシ基をアミノ基に置換したものが D-ガラクトサミンで，ガラクトサミンのアミノ基をアセチル化したものが N-アセチル-D-ガラクトサミンである。コンドロイチン硫酸の成分として知られる。

e　デオキシ糖（deoxy sugar）

単糖の一部のヒロドキシ基が水素に置き換わるとデオキシ糖になる。

五炭糖の D-リボースの場合 C2 位のヒドロキシ基が水素に置き換わると 2-デオキシ-D-リボースになる。これはデオキシリボ核酸（DNA）の構成成分である。L-マンノースの C6 位の -OH から O がとれたものを L-ラムノース（表3-3，p.49 を参照）という。L-ラムノースは配糖体の形でフラボン類やアントシアン類と結合しているデオキシ糖の一種である。

3）少糖（オリゴ糖，oligosaccharide）類

環状構造をした単糖のグリコシド性ヒドロキシ基（アノマー性ヒドロキシ基）が，他の糖のヒドロキシ基等と脱水縮合してグリコシド結合（アセタール結合）することで少糖や多糖が形成される。このときのグリコシド性ヒドロキシ基が α 型の場合を α-グリコシド結合，β 型の場合を β-グリコシド結合という。D-グルコースが2分子結合したマルトースとセロビオースは，前者が α-グリコシド結合，後者が β-グリコシド結合している。少糖類は数個の単糖がグリコシド結合したもので，オリゴ糖類と

もいわれる。スクロース，マルトース，ラクトース等の二糖類の他，三糖類のラフィノース，四糖類のスタキオース等がある。甘味はスクロースが最も強い。最近では低カロリー，低う蝕性等の機能をもつ種々のオリゴ糖がつくられている。

【二糖類】

a　スクロース（ショ糖，sucrose）

D-グルコース1分子と D-フルクトース1分子がグリコシド結合した非還元糖である（図3-11）。安定した甘味度を示す優れた甘味料であり，砂糖の主成分である。サトウキビ汁や甜菜，果実，はちみつ等に多く含まれる。スクロースを加水分解すると

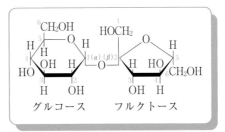

図3-11　スクロースの構造

D-グルコースと D-フルクトースが等量生成される。このとき旋光度が右旋性から左旋性に変化することから，加水分解生成物を転化糖*（inverted sugar）という。

b　マルトース（麦芽糖，maltose）

D-グルコースが2分子，α-1,4 グリコシド結合したもので（図3-12），麦芽等の発芽種子，麦芽水あめに多く含まれる。弱い甘味をもつ還元糖で，でん粉をβ-アミラーゼで加水分解すると得られる。マルトースを還元すると低カロリー甘味料で低う蝕性のマルチトールになる（図3-13）。なお，

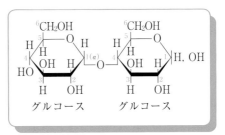

図3-12　マルトースの構造

アミロペクチンの分岐部等に由来する D-グルコース2分子がα-1,6 結合したものはイソマルトースである。清酒やはちみつ，水あめ等に存在する。D-グルコースがβ-1,4 グリコシド結合したものはセロビオースで，セルロースを分解することで得ら

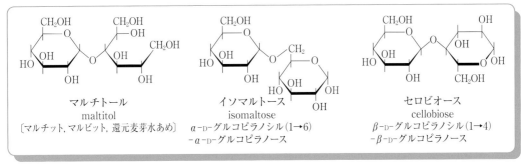

図3-13　マルチトール，イソマルトース，セロビオース

---

*転化糖：右旋 66°のスクロースをインベルターゼ（転化酵素）等で加水分解すると D-グルコース（右旋 52.7°）と D-フルクトース（左旋 92.4°）が等量混合した左旋 20°の糖が得られる。得られた糖は右旋から左旋に転化したという意味で転化糖といわれる。なお，異性化糖とは，グルコースにイソメラーゼ（異性化酵素）を作用させて生成するフルクトースとグルコースの混合液糖。

れる。

c ラクトース (乳糖, lactose)*

ラクトースは D-ガラクトースと D-グルコースがβ-1,4 グリコシド結合した淡い甘味をもつ還元糖で (図3-14)，哺乳動物の乳汁に含まれる。人乳には約7％，牛乳には約5％含まれる。

d その他の糖：パラチノース (palatinose), トレハロース (trehalose) (図3-15)

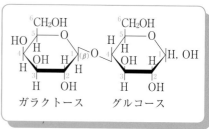

図3-14 ラクトースの構造

パラチノースはスクロースにα-グルコシルトランスフェラーゼという糖転移酵素を作用させてつくられる異性化ショ糖である。良質の甘味を有し，消化・吸収される。低う蝕性で，虫歯になりやすい成長期の子供の菓子類等に利用される。砂糖に比べて水に溶けにくく，加熱時に着色しやすい。

トレハロースは，D-グルコースが2分子，α-1,1 結合したものである。えびや昆虫類に含まれる。パラチノース製造時に共に生成される。性状や生理的効果はパラチノースと類似しているが，パラチノースのように結晶化はしにくい。

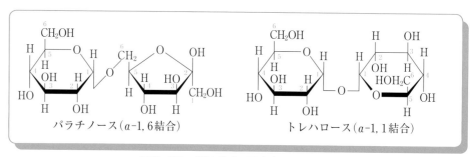

図3-15 パラチノースとトレハロース

【その他のオリゴ糖】

三糖類のラフィノースは甜菜やだいず等に含まれ，四糖類のスタキオースはだいず，チョロギの根等に存在する (図3-16)。両者とも非還元糖である。その他フルクトオリゴ糖 (ネオシュガーともいう) はスクロースに D-フルクトースを1～3分子結合させたもので，ラクトースにガラクトースを1分子以上結合させたガラクトオリゴ糖 (乳糖オリゴ糖) 等もある。いずれもほとんどが難消化性である。

グルコシルスクロース (商品名：カップリングシュガー) は，でん粉とスクロースの混合液に酵素を作用させてつくる液状甘味料である。甘味度はスクロースより低い

---

*乳糖不耐症：牛乳を飲むとおなかが不調になる，いわゆる乳糖不耐症の人はラクターゼ (ラクトース分解酵素) の活性が消失もしくは低下しているためである。ヨーグルトを食べても不調になる人が少ないのは，ラクトースの一部が分解されているからである。

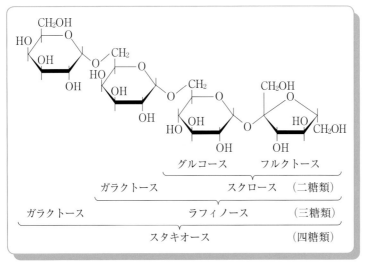

図3-16　ラフィノースとスタキオースの構造

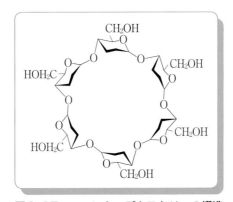

図3-17　α-シクロデキストリンの構造

が，甘味は砂糖に似ており，還元性がないため，たんぱく質と加熱しても褐変しにくい。低う蝕性の甘味料であるが，体内で正常に代謝される。

　また，でん粉に微生物酵素を作用させると，D-グルコースが6〜12個縮合した環状オリゴ糖のシクロデキストリン*が生成される。D-グルコースが6，7，8個のものをそれぞれα-，β-，γ-シクロデキストリンという（図3-17）。

　4）多糖（polysaccharide, glycan）類

　多糖類は単糖類が数十個以上グリコシド結合した高分子化合物である。一般に単糖のような甘味も還元性も示さない。多糖の名称は単糖の末尾 -ose に換えて -an をつける。例えば，D-グルコース単一からなる多糖をグルカン，D-ガラクトースのみか

---

*シクロデキストリン：環状構造内は疎水性で外側は親水性である。環内の空洞に脂溶性の物質を閉じ込めて，水に可溶化することができる。香料や香辛料を保持する役割及び乳化等に用いられる。難消化性である。一例としてチューブ入りわさびの辛味安定化があげられる。

らなる多糖をガラクタン，グルコースとマンノースからなる多糖をグルコマンナンという。また多糖を構成する糖が1種の場合を単純多糖（ホモグリカン），2種類以上の単糖で構成されるものを複合多糖（ヘテログリカン）という。ヒトが消化してエネルギーにできる多糖にはでん粉，グリコーゲンがあり，その他の多くは難消化性多糖で食物繊維に分類される。

【単純多糖類】

a　でん粉（starch）

植物が光合成によってつくり出すでん粉は，D-グルコースがグリコシド結合したα-D-グルカンである。こめ，麦，とうもろこし，いも類等に貯蔵される自然界に最も多く存在する多糖で，ヒトにとって重要なエネルギー源である。なお，セルロースも植物からつくられるグルカンであるが，結合様式が異なるため，ヒトの消化酵素では分解されない。

でん粉はアミロースとアミロペクチンからなる（図3-18）。アミロースはD-グルコースが直鎖状にα-1,4結合した重合度400〜1,000のグルカンで，グルコース6分子で一巻きのらせん構造をとる。アミロペクチンは枝分かれが多く重合度10^4〜10^5で，α-1,4結合に加え分岐点はα-1,6結合している。一般に日本人が食べているうるち米にはアミロースとアミロペクチンが約2：8の割合で含まれている。もち米やもちとうもろこしのでん粉はほとんどがアミロペクチンで，高アミロースとうもろこしでん粉にはアミロースが約70％含まれている。

でん粉を150〜190℃の乾熱や，希酸，酵素等で加水分解すると低分子化する。低分子化の過程で生じる種々の分解生成物を総称してデキストリンといい，分子量によって表3-5のように名称が異なる。また，でん粉に酵素（シクロマルトデキストリングルカノトランスフェラーゼ）を作用させるとグルコースがα-1,4グリコシド結合した環状のオリゴ糖であるシクロデキストリン（p.55）が得られる。

難消化性デキストリンは，でん粉を粉末のまま加熱した焙焼でん粉中に含まれるもので，アミラーゼで分解されにくい水溶性食物繊維である。グルコースの重合体で，平均分子量約2,000，重合度20以下が主体の分岐構造の多いデキストリンである。

アミロースの水溶液にヨウ素水溶液を滴下すると濃い青紫色を呈する。この呈色はらせん構造をとるアミロース分子にヨウ素が取り込まれて包接化合物をつくることによる。アミロペクチンはらせん構造が短いため，赤紫色を呈する。この反応はヨウ素でん粉反応といわれ，呈色は表3-5に示すように，でん粉または加水分解され低分子化したデキストリンの種類によって異なる。

b　グリコーゲン（glycogen）

グリコーゲン（図3-19）は主として動物の肝臓や筋肉に存在する貯蔵多糖で，動物でん粉ともいわれる。アミロペクチンに似た構造をしているが，アミロース鎖上のα-1,6グリコシド結合の分岐はアミロペクチンより短鎖で数が多い。かき（貝）やうに，動物の肝臓や筋肉に多く含まれる。

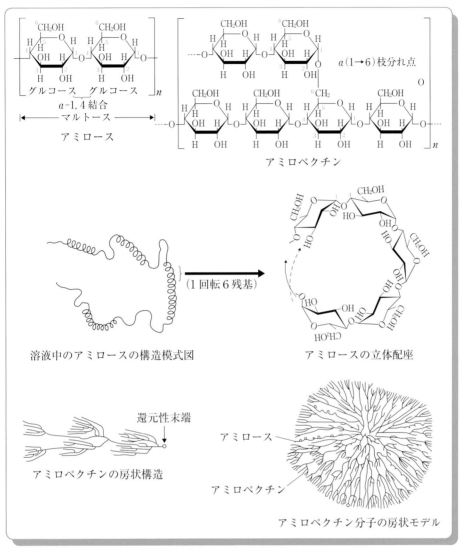

図3-18 アミロースとアミロペクチン

表3-5 アミロース・デキストリンの分子量とヨウ素でん粉反応

	平均分子量（平均重合度）	ヨウ素でん粉反応	
アミロース[1]	6.5万〜16万（400〜1,000）	青藍色	
アミロデキストリン	10,000以上（60以上）	青藍色	
エリスロデキストリン	6,000〜7,000（35〜45）	赤褐色	デキストリン[2]
アクロデキストリン	3,000〜4,000（18〜24）	無色（淡黄色）	
マルトデキストリン	3,000以下（18以下）	無色	
マルトース	342（2）		
グルコース	180		

注 ：1）150〜190℃の乾熱，または希酸，酵素等の加水分解により低分子化する。
　　：2）でん粉が加水分解されて，マルトデキストリンになるまでの種々の分解生産物の
　　　　総称，分子量により表のようによばれる。
資料：大森正司『食品・栄養を中心とした生活のなかの有機化合物』建帛社，1983年，p.77

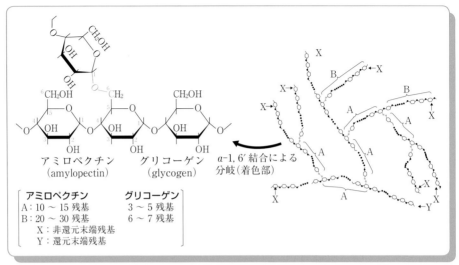

図3-19　アミロペクチン・グリコーゲンの構造模式図

c　セルロース（cellulose）

　高等植物の細胞壁の主成分をなす多糖
で，木質系の植物ではヘミセルロース*や
リグニンとともに存在することが多い。
グルコースがβ-1,4 グリコシド結合した，
直鎖状の巨大なグルカンである（図3-20）。
多数のセルロース分子は互いに水素結合
しており，繊維状のミセルを形成してい
る。結合は強く，水分子も入り込めない
ため，セルロースは熱水にも不溶である。

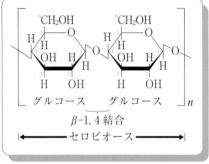

図3-20　セルロースの構造

セルロースはヒトの消化酵素では分解できないことから食物繊維に分類される。セル
ロース分解酵素（セルラーゼ）を分泌する微生物を消化管にもつ牛等の反芻動物は，
セルロースを分解できる。増粘剤や安定剤として用いられる食品添加物のカルボキシ
メチルセルロース（CMC）やヒドロキシメチルセルロース（HMC）はセルロースの
誘導体である。

d　イヌリン（inulin）

　きくいもの塊茎やごぼうの根等に含まれるフルクタンの一種（図3-21）。D- フルク
トースのおよそ 30 ～ 35 分子がβ-2,1 グリコシド結合した貯蔵多糖で，末端にグル
コースが 1 分子結合している。一般には単純多糖に分類されるが，厳密には複合多糖

---

*ヘミセルロース（hemicellulose）：植物細胞壁を構成する多糖の一部で食物繊維に分類される。セルロース
や酸性下で抽出されるペクチン等を除いたものの総称で，単純多糖と複合多糖からなる。マンナン，ガラク
タン，キシラン，アラバン，グルコマンナン，アラビノガラクタン等を含む。

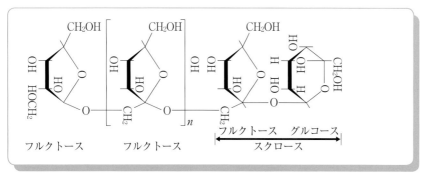

フルクトース　　　フルクトース　　　フルクトース　　グルコース

スクロース

図3-21　イヌリンの構造

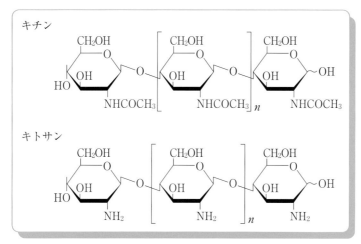

キチン

キトサン

図3-22　キチン，キトサンの化学構造

でもある。

e　キチン（chitin）

キチン（図3-22）は昆虫やえび，かに等の外殻を構成する成分で，きのこの細胞壁にも含まれる。グルコサミンのアミノ基にアセチル基が結合した，*N*-アセチルグルコサミンが2,000個ほど重合した長い直鎖分子である。昆虫では，たんぱく質と結合して存在し，甲殻類では大量の炭酸カルシウム（75%）とともに存在する。強酸で加熱するとグルコサミン塩と酢酸に分解する。

f　キトサン（chitosan）

キチンを高温でアルカリ処理すると，脱アセチル化したキトサン（図3-22）が得られる。構造的にはセルロースと類似した直鎖状のカチオン（-NH$_3^+$）をもつ高分子多糖類である。水不溶性であるが，キチンと異なり希酸に溶解するため利用しやすい。でん粉糖化液，ビール，ワイン等の濁りの除去や，食物繊維として用いられる。

【複合多糖類】

a　ペクチン（pectin）

ペクチンは野菜，果実類に含まれる酸性多糖で，植物の細胞間充填物質として細胞

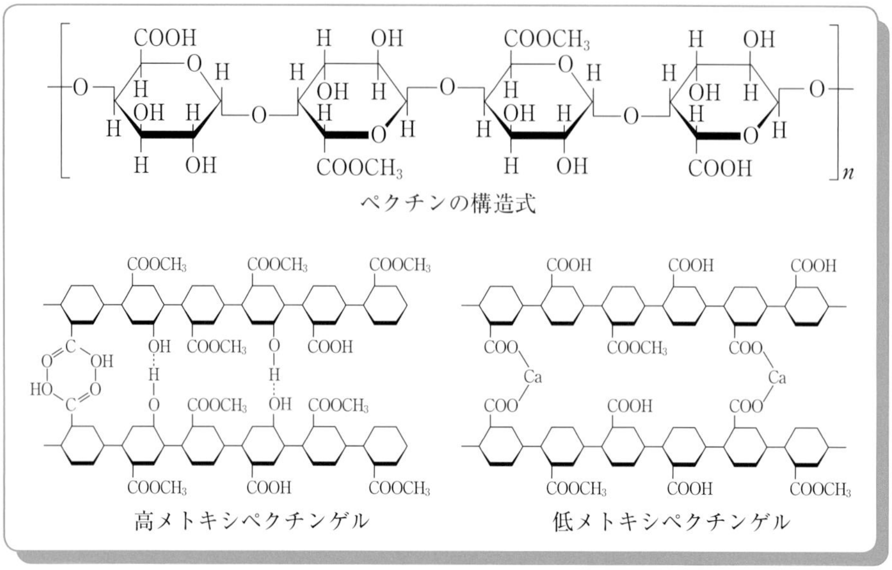

図3-23　ペクチンの構造式とゲル化機構

同士を結着させる役割をする。ペクチンは D- ガラクツロン酸（ガラクトースのウロン酸）とガラクツロン酸メチルエステルが α-1,4 グリコシド結合した重合体であるが，植物中では他の物質を伴って複雑な状態で存在している（図3-23）。果物等に含まれるペクチンは，自身のペクチナーゼで徐々に分解される。未熟で固い果実が成熟して適度な固さになるのはこのためである。メチルエステル部分がすべてカルボキシ基になったものはペクチン酸である。

　ガラクツロン酸の 50 ％以上がメチルエステル化されたペクチンを高メトキシペクチン，50 ％未満のものを低メトキシペクチンという。高メトキシペクチンは糖濃度 55 ％以上，pH 2.5 ～ 3.5 でゲル化する。この性質はジャムやマーマレード等に利用されている。低メトキシペクチンは糖度や pH に関係なく Ca^{2+} のような 2 価の陽イオンの存在によってゲル化する。低糖度ジャムはこの性質を利用してつくられる。

b　寒　天（agar）

　紅藻類のてんぐさ，おごのり等の細胞壁成分で熱水抽出される粘質多糖を冷却すると「ところてん」ができる。これを凍結乾燥したものが寒天である。寒天は D- ガラクトースと 3,6- アンヒドロ -L- ガラクトースを構成単位とした中性多糖のアガロース（図3-24）と酸性多糖のアガロペクチンからなる。一般に寒天にはアガロースが約 70 ％，アガロペクチンが約 30 ％含まれる。

c　カラギーナン（carrageenan）

　すぎのり等の紅藻類の細胞壁に存在する多糖である。基本構造は寒天に似ているが，アンヒドロガラクトースが寒天では L 型であるのに対しカラギーナンでは D 型になっている。寒天より低温で溶解し，冷却すると透明度の高いゲルになる。菓子類の他，特にミルクカゼインと複合体を形成してゲル化し，乳飲料の安定剤等に用いら

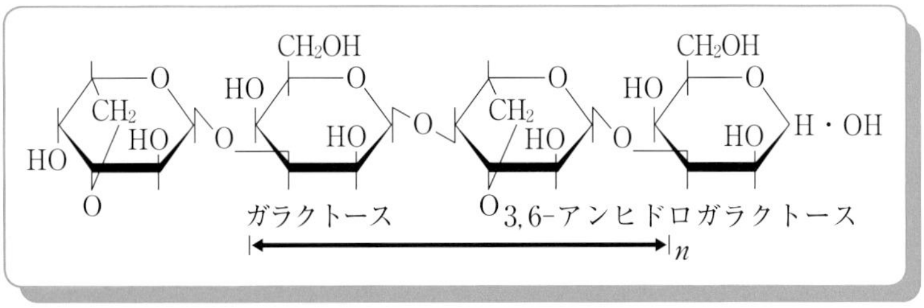

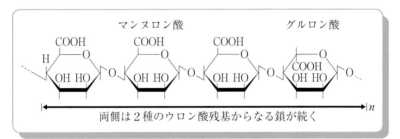

図3-24　アガロースの構造

図3-25　アルギン酸の構造

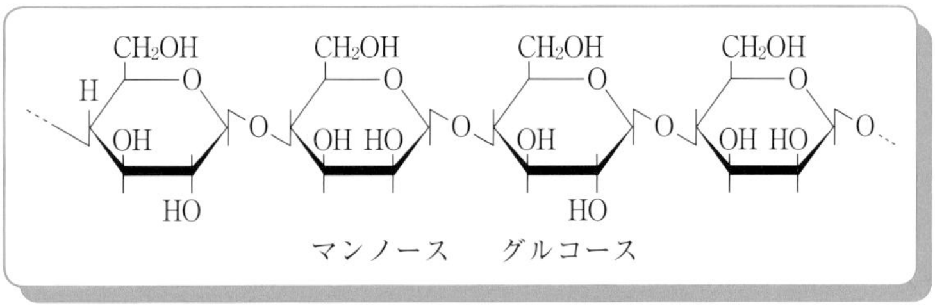

図3-26　グルコマンナンの基本構造

れる。

d　アルギン酸 (alginic acid)

こんぶ，わかめ，あらめ等の褐藻類の細胞壁にカルシウム塩，マグネシウム塩とし
て存在する多糖。β-D-マンヌロン酸とα-L-グルロン酸の2種のブロックが1,4グリ
コシド結合したヘテロポリマーである（図3-25）。アルギン酸は水に不溶であるがア
ルギン酸をナトリウム塩にすると水に溶解し粘性を帯びるので，食品添加物として増
粘剤，安定剤，糊料として用いられる。カルシウム塩は水不溶性であり，人工イクラ
の表皮等に用いられる。

e　グルコマンナン (glucomannan)

こんにゃくいもを粉砕後，熱水抽出して得られる。D-グルコースとD-マンノース
がおよそ1：1.6のモル比でβ-1,4グリコシド結合したものを基本とし（図3-26），
β-1,3またはβ-1,6結合の分岐を有するものである。グルコマンナンに水を加えて粘
性のある状態にしたものにCa^{2+}を加えると，グルコマンナンが架橋結合してゲル化
し，加熱するとこんにゃくになる。

その他の複合多糖類は，アカシア属植物からつくられるアラビアガム，グアー種子からつくられるグアーガム，微生物由来のキサンタンガム等がある。食品添加物として用いられることが多い。

【ムコ多糖（mucopolysaccharide）類】

muco は粘性を意味し，ムコ多糖は粘性をもつグルコサミノグルカンをさす。つまり，アミノ糖であるグルコサミンまたはガラクトサミンとウロン酸もしくはガラクトースからなる二糖の繰り返し構造をとる多糖のことである。ヒアルロン酸，コンドロイチン硫酸，哺乳動物の肝臓，肺，心臓，血管壁等の組織に存在するヘパリン等がある。

a　ヒアルロン酸（hyaluronic acid）

N- アセチル -D- グルコサミンと D- グルクロン酸 1：1 からなるグルコサミノグリカンの一種である。硫酸基を含まない非常に粘稠性のあるムコ多糖である。眼球のガラス体，臍帯，皮膚，関節液等に多く含まれる。

b　コンドロイチン硫酸（chondroitin sulfuric acid）

たんぱく質のコラーゲンとともに結合組織の主要成分で，軟骨に 20 ～ 40 ％ 含まれる他，皮膚や臍の緒等に含まれる。D- ガラクトサミン，D- グルクロン酸，硫酸，酢酸が結合した複雑な多糖類である。きわめて粘稠性が強く糊料として食品加工にも用いられる。

（3）食物繊維（dietary fiber）

食物繊維は「ヒトの消化酵素で消化されない食品中の難消化性成分の総体」とされ，日本食品標準成分表 2020 年版（八訂）でもこの定義が用いられている。

食物繊維は主たるエネルギー源や体の構成成分にはならないが，栄養素の吸収を遅らせたり，有害物質を排出させる等，さまざまな生理作用を有することが認められている。特に虚血性心疾患，動脈硬化症，糖尿病，大腸がん等の生活習慣病を予防する機能性成分として重要視されている。でん粉のうち加熱等の処理によってはヒトの消化酵素では消化できないデキストリン，つまりレジスタントスターチが生成されることが確認されている。このレジスタントスターチや食物繊維の一部は腸内細菌により分解され，大腸内の pH を下げ，善玉菌の増殖を助けたり，エネルギーにもなる。食物繊維を摂取した場合のエネルギー利用率は個人差が大きく，日本食品標準成分表の七訂では暫定的な計算式により求めていたが，八訂ではこれについての見直しが行われた。

食物繊維に関する変更点は，「日本食品標準成分表 2020 年版（八訂）炭水化物成分表編」に掲載されている。以下①と②に一部を記載した。食物繊維総量は次の 2 つの分析法により求めた値が記されている（表3-6）。

①　従来のプロスキー変法による高分子量の「水溶性食物繊維（Soluble dietary fiber：SDF）」，「不溶性食物繊維（Insoluble dietary fiber：IDF）」とそれらを合計し

表3-6　日本食品標準成分表 2020 年版（八訂）炭水化物成分表編　別表１の項目

食物繊維							
プロスキー変法			AOAC.2011.25 法				
水溶性食物繊維	不溶性食物繊維	食物繊維総量	低分子量水溶性食物繊維	高分子量水溶性食物繊維	不溶性食物繊維	難消化性でん粉	食物繊維総量

た「食物繊維総量（Total dietary fiber：TDF）」，またはプロスキー法による食物繊維総量。

②　AOAC 2011.25 法による「低分子量水溶性食物繊維（Water：alcohol soluble dietary fiber）」，「高分子量水溶性食物繊維（Water：alcohol insoluble dietary fiber）」及び「不溶性食物繊維」を合計した食物繊維総量 である。

このうち「低分子量水溶性食物繊維」はプロスキー法では測定されていなかった部分で，酵素処理後のろ液を高速液体クロマトグラフィー（HPLC）で分析したものである（ヒトの酵素では消化できない重合度３〜９の低分子炭水化物。イヌリン分解物，大豆オリゴ糖，難消化性でん粉等が捕捉されている）。

なお，以上のことから前記の①と②の食物繊維分析値はそのままで相互には比較できない点に留意する必要がある。

一方，日本食品標準成分表 2020 年版（八訂）本表では，エネルギー計算に関する成分として，食物繊維総量のみが成分項目群「炭水化物」に記されている。また，食物繊維総量由来のエネルギーは，この成分値（g）にエネルギー換算係数 8 kJ/g（2 kcal/g）を乗じて算出する。表３-７におもな食物繊維をまとめた。

③ たんぱく質

たんぱく質を意味する英語 "protein" の語源は「第一位のもの」というギリシャ語の "proteios" に由来する。たんぱく質はわれわれの身体や食品を構成する重要成分の１つであり，炭水化物や脂質と並び，エネルギー源となる三大栄養素の１つでもある。たんぱく質を構成する主要元素は炭素（C），水素（H），酸素（O），硫黄（S）及び窒素（N）であり，炭水化物や脂質とは異なり，平均 16 ％の窒素を含むことがたんぱく質の特徴である。食事として摂取したたんぱく質は，体内で消化・吸収された後，身体の構成成分や酵素，ホルモン等のさまざまな重要な生体成分となって利用される。

たんぱく質は 50 個以上のアミノ酸がそれぞれ水を失ってペプチド結合によってつながったポリペプチドであり，その大きさは分子量 5,800 のインスリンから分子量 2,993,000 のコネクチンに及ぶ。ヒトの体内や食品に含まれるたんぱく質はそれぞれ複雑な立体構造をとることにより，酵素作用やホルモン作用等，多彩な機能を発揮する（表３-８）。

表3-7　おもな食物繊維と所在

区分（溶解性）	起源	含まれる部位	名称	化学構造上の名称	多く含む食品・用途等
不溶性食物繊維（IDF）	植物	植物細胞壁の構成成分	セルロース	β-1,4-グルカン	穀類・野菜・豆類・小麦ふすま等
			ヘミセルロース[1]（非セルロース多糖類）	アラビノキシラン・アラビナン・ガラクトマンナン・キシログルカン等	ふすま・野菜等
		植物貯蔵物質	ペクチン（プロトペクチン）	ガラクツロン酸	未熟果実
			リグニン[2]	フェニルプロパン重合体	ココア・ふすま・豆類
		植物細胞壁の充填物質	β-グルカン	β-1,3-グルカン等	きのこ・酵母等
	動物	外殻構成成分	キチン・キトサン[3]	ポリグルコサミン	きのこ
			アルギン酸	アルギン酸	こんぶ・わかめ・あらめ等褐藻類
			キチン・キトサン[3]	ポリグルコサミン	えび・かに・おきあみ等の殻
			ペクチン（ペクチニン酸・ペクチン酸）	ガラクツロン酸	成熟した果実・野菜・塊茎等
水溶性食物繊維（SDF）	植物	植物粘質物	イヌリン	フルクタン	ごぼう・きくいも・ゆり根
			グァーガム	ガラクトマンナン	マメ科植物グァーの種子
			グルコマンナン（コンニャクマンナン）	グルコマンナン	こんにゃく
			アラビアガム	ガラクトース・アラビノース・ラムノース・グルクロン酸	チューインガムや飴菓子の増粘剤
	海藻	海藻	アガロース・アガロペクチン	アガロース・アガロペクチン	寒天
			フコイダン・ラミナリン	フコイダン・ラミナリン	褐藻類
	化学修飾多糖	食品添加物として用いられる	セルロース誘導体	カルボキシメチルセルロース（CMC）・メチルセルロース	増粘剤・合成糊料等
			アルギン酸ナトリウム	アルギン酸ナトリウム	増粘剤等
	微生物産生多糖		キサンタンガム	グルクロノマンノグルカン	増粘剤・乳化保持剤等
			カードラン	β-1,3-グルカン	増粘剤・安定剤・ゲル化剤等
			プルラン	α-グルカン	増粘剤・安定剤・糊料等
低分子SDF	合成多糖		ポリデキストロース[4]		飲料・スナック菓子

注：1）一部は水溶性
　　2）フェニルプロパン重合体。芳香族炭化水素重合体であり、多糖ではない
　　3）キチンの加工品
　　4）グルコースがランダムに結合（β-1,6結合のほか、1,2グリコシド結合、1,3グリコシド結合）

資料：有田政信編『食べ物と健康　マスター食品学Ⅰ』建帛社、2010年、p.63
　　　日本食物繊維学会監修『食物繊維　基礎と応用』第一出版、2008年、p.35
　　　谷村顕雄、棚元憲一監修『第8版　食品添加物公定書解説書』廣川書店、2007年

表3-8　機能によるたんぱく質の分類

たんぱく質の種類	機能（働き）	例
酵素たんぱく質	生体内反応の触媒	加水分解酵素，酸化還元酵素，転移酵素等
輸送たんぱく質	物質の輸送	ヘモグロビン，血清アルブミン，トランスフェリン等
貯蔵たんぱく質	栄養素の貯蔵	フェリチン，グリシニン，グルテニン等
調節たんぱく質	情報伝達	ペプチド性ホルモン，ホルモン受容体，インターロイキン等
収縮たんぱく質	細胞の運動，筋収縮	ミオシン，アクチン，チューブリン等
構造たんぱく質	形態維持，強度維持	コラーゲン，ケラチン，フィブロネクチン等
防御たんぱく質	生体防御反応	免疫グロブリン，フィブリノーゲン，トロンビン等

　食品にはそれぞれに特有のたんぱく質が含まれている。食品の種類によってたんぱく質を構成するアミノ酸の構成割合は異なり，これが食品たんぱく質の栄養価を左右する。また，調理や加工に伴うたんぱく質の変化は，食品に風味や物性を与え，おいしさにも影響を及ぼしている。このように，たんぱく質の構造や性質は栄養学や食品科学を理解するための基本的な項目である。また，食品中や生物体内にはたんぱく質の他に，遊離のアミノ酸やアミノ酸が2個から10個程度つながったオリゴペプチドも存在する。ここでは，最小単位のアミノ酸からペプチド，たんぱく質までの構造や性質について解説する。

（1）アミノ酸（amino acid）

1）構　造

　アミノ酸は1つ以上のカルボキシ基（-COOH）と1つ以上のアミノ基（-NH₂）をもつ分子である。アミノ酸では分子内のカルボキシ基に隣接する炭素原子から順に α（アルファ），β（ベータ），γ（ガンマ），δ（デルタ），ε（イプシロン）とギリシャ文字のアルファベットが割り当てられている（図3-27）。α炭素，β炭素，γ炭素にアミノ基が結合したアミノ酸をそれぞれ α- アミノ酸，β- アミノ酸，γ- アミノ酸とよぶ。α-アミノ酸の構造式を図3-28に示す。たんぱく質は20種類のアミノ酸から構成され

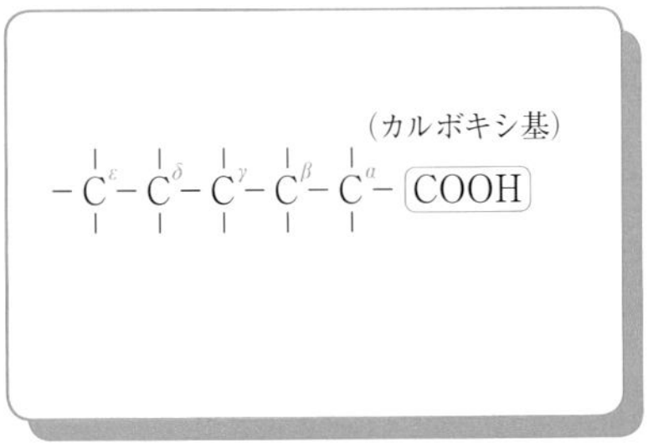

図3-27　カルボキシ基に結合する炭素原子の名称

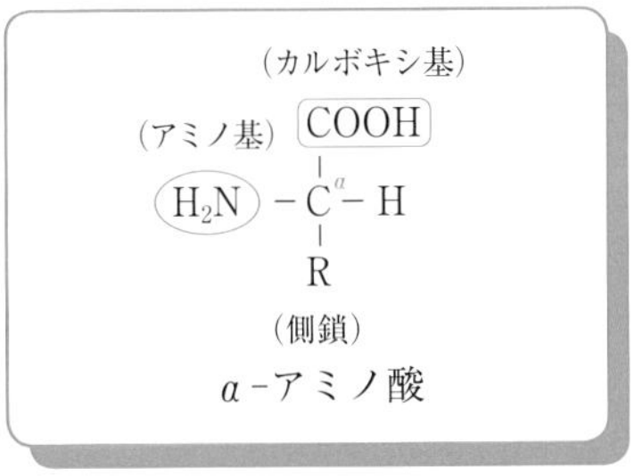

図3-28　α-アミノ酸の基本構造

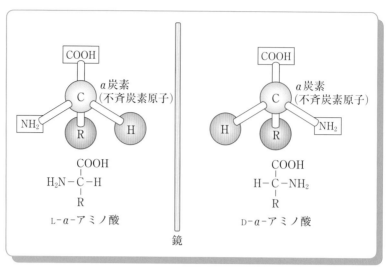

図3-29 α-アミノ酸の鏡像異性体

ているが，プロリン以外のアミノ酸はすべてα-アミノ酸の構造である。プロリンは
アミノ基ではなくイミノ基（>NH）をもつためにα-アミノ酸の構造式には従わない
イミノ酸であるが，通常はアミノ酸として取り扱う。α-アミノ酸のα炭素にはカルボ
キシ基とアミノ基の他に，水素原子（-H）と側鎖（-R）が結合している。α-アミノ
酸ではカルボキシ基，アミノ基，水素原子の3つの原子または官能基は共通であるこ
とから，Rで記した側鎖部分の化学的性質によってアミノ酸の種類と性質が決まる。

　側鎖が水素原子であるグリシンを除き，α-アミノ酸のα炭素は不斉炭素原子であ
り，カルボキシ基，アミノ基，水素原子と側鎖の4種類の異なる原子または官能基が
結合している。不斉炭素原子をもつα-アミノ酸には，図3-29のようなL体とD体
の鏡像異性体（エナンチオマー）が存在する。L-アミノ酸とD-アミノ酸はちょうど
鏡に映った関係であり，どのようにしても重ね合わすことのできない右手と左手のよ
うな関係にある。自然界にはD体のアミノ酸も存在するが，大半はL体のアミノ酸
である。また，たんぱく質を構成するα-アミノ酸もごく少数の例外を除きほとんど
がL-アミノ酸であり，生体中の糖の大部分がD体であることと対照的である。

2）分　類

　たんぱく質を構成するアミノ酸はプロリンを含めて20種類であり，これらアミノ
酸の基本的な性質を表3-9に示す。アミノ酸の名称には3文字と1文字の略号が決
められ，アラニンの場合3文字表記ではAla，1文字表記ではAと表す。

　アミノ酸は中性アミノ酸，酸性アミノ酸及び塩基性アミノ酸の3つに大別できる。
中性アミノ酸の分子内にはアミノ基とカルボキシ基が1つずつ存在するが，さらに側
鎖の化学的性質によって脂肪族アミノ酸，芳香族アミノ酸，含硫アミノ酸，複素環式
アミノ酸に分類される。酸性アミノ酸の分子内には1つのアミノ基と2つのカルボキ
シ基が存在し，水に溶けて酸性を示す。一方，塩基性アミノ酸の分子内には1つのカ

表3-9-1　たんぱく質を構成する20種類のL-アミノ酸①

分類	アミノ酸名称 （3文字/1文字表記）	側鎖Rの構造	味	等電点	特　徴
		COOH H₂N–C–H R　アミノ酸の共通部分			
脂肪族アミノ酸	グリシン (Gly/G)	H	甘味	5.97	不斉炭素原子がないので，D体とL体の区別がない コラーゲンに多い
	アラニン (Ala/A)	CH₃	甘味	6.02	肉類，魚介類，あまのり，大豆製品等，多くの食品に広く分布する
	*バリン (Val/V)	CH CH₃ CH₃	苦味・甘味	5.97	貝類に不足しがちな分岐アミノ酸である
	*ロイシン (Leu/L)	CH₂ CH CH₃ CH₃	苦味	5.98	いも類，野菜類に不足しがちな分岐アミノ酸である
	*イソロイシン (Ile/I)	CH CH₂ CH₃ CH₃	苦味	6.02	動物性たんぱく質，乳類に多い分岐アミノ酸である
	セリン (Ser/S)	CH₂–OH	甘味	5.68	アルコール性水酸基を有する
	*トレオニン (Thr/T)	H–C–OH CH₃	甘味	5.60	アルコール性水酸基を有する 動物性たんぱく質，卵，豆類に多い
芳香族アミノ酸	*フェニルアラニン (Phe/F)	CH₂ ⬡	苦味	5.48	ベンゼン環（フェニル基）をもち，甘味料アスパルテームを構成する
	チロシン (Tyr/Y)	CH₂ ⬡ OH	無味	5.67	フェノール性水酸基をもち，遊離型はたけのこに多い

注：＊ 必須アミノ酸9種

ルボキシ基と2つ以上のアミノ基（イミノ基）が存在し，水に溶けて塩基性を示す。

　ヒト体内で必要量を合成できないために，食物として摂取する必要のあるアミノ酸を必須アミノ酸という。必須アミノ酸はバリン，ロイシン，イソロイシン，トレオニン（スレオニン），リシン（リジン），ヒスチジン，フェニルアラニン，メチオニン及びトリプトファンの9種類である。また，アルギニンは体内で合成されるために，成人では非必須アミノ酸であるが，成長の早い乳幼児期では，体内での合成速度が遅く不足しやすいために準必須アミノ酸としている。

　自然界にはたんぱく質の構成成分とはなっていないが，代謝の中間生成物や生理活性物質等として存在する300種以上のアミノ酸やアミノ酸類縁化合物が知られている。血中コレステロール低下作用のあるタウリンや血圧降下作用のあるγ-アミノ酪

表3-9-2　たんぱく質を構成する20種類のL-アミノ酸 ②

分類	アミノ酸名称（3文字/1文字表記）	側鎖Rの構造	味	等電点	特　徴
含硫アミノ酸	システイン（Cys/C）	CH₂—SH	無味	5.02	チオール基をもち，ジスルフィド結合によってシスチンとなる 卵白に多い
含硫アミノ酸	*メチオニン（Met/M）	CH₂—CH₂—S—CH₃	苦味	5.06	動物性たんぱく質，卵に分布するが，豆類に不足しがちなアミノ酸である
複素環式アミノ酸	*トリプトファン（Trp/W）	CH₂（インドール環）	苦味	5.88	インドール環をもち，体内で一部がナイアシンに変換される 動物性たんぱく質に多い
複素環式アミノ酸	プロリン（Pro/P）	HN—COOH（環構造）	甘味・苦味	6.30	イミノ酸のため，アミノ酸の共通部分はない コラーゲンに多い
酸性アミノ酸，酸アミド	アスパラギン酸（Asp/D）	CH₂—COOH	酸味	2.98	β-カルボキシ基をもち，植物性食品，肉類，乳類に多い
酸性アミノ酸，酸アミド	アスパラギン（Asn/N）	CH₂—CONH₂	無味	5.41	アスパラガスから分離，遊離型は豆類や生長期の野菜に多い
酸性アミノ酸，酸アミド	グルタミン酸（Glu/E）	CH₂—CH₂—COOH	うま味・酸味	3.22	γ-カルボキシ基をもち，植物性食品，肉類，乳類に多い
酸性アミノ酸，酸アミド	グルタミン（Gln/Q）	CH₂—CH₂—CONH₂	苦味・酸味	5.70	遊離型は豆類や生長期の野菜に多い
塩基性アミノ酸	*リシン（Lys/K）	CH₂—CH₂—CH₂—CH₂—NH₂	苦味	9.74	ε-アミノ基をもち，穀類，種実類で不足しがちなアミノ酸
塩基性アミノ酸	アルギニン（Arg/R）	CH₂—CH₂—CH₂—NH—C(—NH)—NH₂	苦味	10.76	グアニジノ基をもち，魚類の精巣に多い
塩基性アミノ酸	*ヒスチジン（His/H）	CH₂（イミダゾール環）	苦味	7.59	イミダゾール基をもち，複素環式アミノ酸でもある 赤身魚（さば，かつお等）に多い

注：* 必須アミノ酸9種

　　　酸（GABA）等，生体機能に対して重要な役割を担っている（表3-10）。
　　　　アミノ酸にはそれぞれ味があるが，同一のアミノ酸でもL体とD体では味が異な

表3-10　たんぱく質を構成しないアミノ酸とその関連物質

	名　称	化学構造	所在・機能
アミノ酸	オルニチン	$H_2N-(CH_2)_3-CH-COOH$ $\quad\quad\quad\quad\quad\quad\ NH_2$	尿素回路の中間体 抗菌性ペプチドや細菌細胞壁等に存在
	シトルリン	$\overset{O}{\overset{\|}{H_2N-C}}-NH-(CH_2)_3-CH-COOH$ $\quad\quad\quad\quad\quad\quad\quad\quad\quad\ NH_2$	尿素回路の中間体 すいか，ゴーヤ，きゅうり等ウリ科の植物に存在
	$\beta-$アラニン	$H_2N-CH_2-CH_2-COOH$	天然に存在する唯一の$\beta-$アミノ酸 パントテン酸，カルノシン，アンセリン等の構成アミノ酸 筋肉中に多く存在
	$\gamma-$アミノ酪酸	$H_2N-CH_2-CH_2-CH_2-COOH$	哺乳類の小脳，海馬等に存在 抑制性神経伝達物質，血圧降下作用 野菜，果実，緑茶，発芽玄米に多く存在
	テアニン	$C_2H_5-NH-CO-(CH_2)_2-CH-COOH$ $\quad\quad\quad\quad\quad\quad\quad\quad\quad\ NH_2$	グルタミン酸の誘導体（$\gamma-$グルタミルエチルアミド） 緑茶のうま味成分
	アリイン	$CH_2=CH-CH_2-SO-CH_2-CH-COOH$ $\quad\quad\quad\quad\quad\quad\quad\quad\quad\quad\ NH_2$	システインの誘導体 にんにく臭の前駆物質
	チロキシン	$HO-\underset{I}{\overset{I}{\bigcirc}}-O-\underset{I}{\overset{I}{\bigcirc}}-CH_2-CH-COOH$ $\quad\quad\quad\quad\quad\quad\quad\quad\quad\quad\quad\ NH_2$	甲状腺ホルモン
アミノ酸関連物質	タウリン	$H_2N-CH_2-CH_2-SO_3H$	いか・たこのエキス成分 システインの酸化生成物 コール酸と結合してタウロコール酸として胆汁中に存在 血中コレステロール低下作用 血圧の正常化作用
	クレアチン	$\underset{HN}{\overset{H_2N}{>}}C-N-CH_2-COOH$ $\quad\quad\quad\quad\ CH_3$	主に筋肉で生成され尿中に排泄 腎機能障害の指標 食肉の味に関係
	カルニチン	$\quad\quad\quad\quad\quad\quad\quad OH$ $(CH_3)_3N^+-CH_2-CH-CH_2-COOH$	羊肉に多く存在 リシンとメチオニンから合成 脂質代謝の補因子

る。一般に，L体のアミノ酸は甘味，うま味，苦味等さまざまであるが，D-アラニンやD-トリプトファン等のD体のアミノ酸には甘味を呈するものが多い。L-グルタミン酸はこんぶのうま味成分であり，L-グルタミン酸ナトリウムの結晶は化学調味料として広く利用されている。L-グルタミン酸のうま味の強さはpHに依存し，pH7付近でうま味が最も強く，酸性でも塩基性でもうま味は低減する。L-グルタミン酸は中性ではモノナトリウム塩，すなわち化学調味料であるL-グルタミン酸ナトリウムの化学形態をとり，最もうま味が強まる。L-グルタミン酸ナトリウムに比べて，L-グルタミン酸（酸性）とL-グルタミン酸ジナトリウム塩（塩基性）のうま味は低下する。玉露等の高級茶のうま味成分はL-γ-グルタミルエチルアミドのテアニン

である。グリシンはえびやかに等の甲殻類の甘味成分である。

　3）等電点

　アミノ酸分子内のカルボキシ基は，水溶液中では水素イオン（H^+）供与体となるので酸性の性質を示す。一方，アミノ基は水素イオン受容体となるので塩基性の性質を示す。アミノ酸のように，酸性及び塩基性の両方の性質を示すことのできる物質を両性電解質という。すなわち，アミノ酸分子内には陽イオン（$-NH_3^+$）となる官能基のアミノ基と，陰イオン（$-COO^-$）となる官能基のカルボキシ基が存在する。このため，アミノ酸の水溶液では，水溶液の pH によってアミノ酸のイオン形態が異なる。酸性溶液中では，陰イオン（$-COO^-$）が水素イオンによって中和されアミノ酸分子全体は陽イオン（$-NH_3^+$）になる。塩基性では，陽イオン（$-NH_3^+$）が水酸化物イオン（OH^-）によって中和されアミノ酸分子全体は陰イオン（$-COO^-$）になる。このように，酸性及び塩基性溶液中のアミノ酸はそれぞれ塩基及び酸として機能する。また，中性溶液中では，アミノ酸分子内の両方の官能基が陽イオンと陰イオンに解離した双性イオンの形態で存在する（図3-30）。側鎖にカルボキシ基やアミノ基の解離基が存在する場合にはアミノ酸の荷電状態は複雑となり，たとえばリシンでは4つのイオン形態が存在する（図3-31）。

　アミノ酸の解離状態は溶液の pH によって変化し，陽イオンと陰イオンの電荷が等しく，正味の電荷がゼロとなる pH をアミノ酸の等電点（pI）という。各々のアミノ酸は固有の等電点をもち，等電点では電気的に中性であり，反発力も生じないために，アミノ酸の溶解度は最小となる。等電点の pH は中性アミノ酸で 5 ～ 6，酸性アミノ酸で 3 前後，塩基性アミノ酸で 8 ～ 10 である。

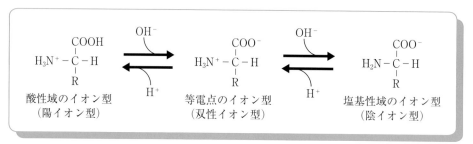

図3-30　アミノ酸の解離

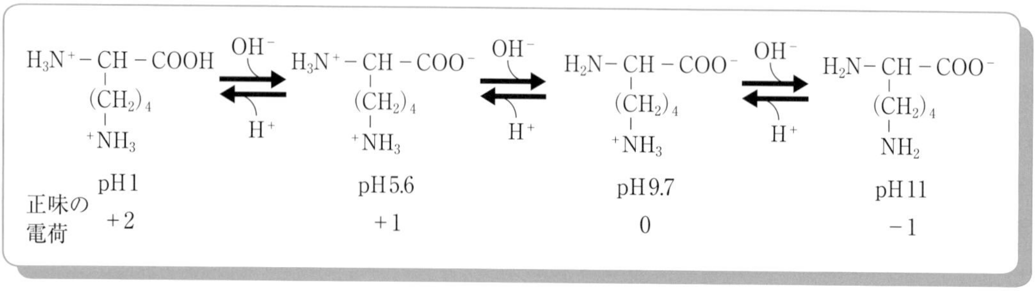

図3-31　リシン（塩基性アミノ酸）の解離

(2) ペプチド（peptide）

　アミノ酸が2つ以上結合した化合物をペプチドという。アミノ酸同士が結合する場合，1つのアミノ酸のカルボキシ基と別のアミノ酸のアミノ基から脱水縮合によって水分子が脱離して，ペプチド結合がつくられる（図3-32）。アミノ酸2つからなるペプチドをジペプチド，3つのものをトリペプチド，4つのものをテトラペプチドという。通常アミノ酸数が10個程度までのペプチドをオリゴペプチド，それ以上の多数のアミノ酸が結合したものをポリペプチド，その数がおおむね50個以上のものをたんぱく質とよんでいる。ペプチド及びたんぱく質の両端は必ず片側がアミノ基，反対側がカルボキシ基になる。それぞれをアミノ末端（N末端），カルボキシ末端（C末端）とよび，アミノ末端が左側，カルボキシ末端が右側になるように書く決まりになっている。

　生体や食品にはさまざまなペプチドが存在する。カルシトニンやインスリンは生体内でカルシウム調節や血糖調節に関わるペプチド性ホルモンである。ジペプチドであるアンセリン（β-アラニル-1-メチル-L-ヒスチジン）やカルノシン（β-アラニル-L-ヒスチジン）は畜肉や魚肉に存在し，プロトン（水素イオン）の緩衝作用をもつことから運動によって生成するプロトンを捕捉し，抗疲労効果や疲労回復効果を示す。牛乳たんぱく質であるカゼインの加水分解によって生じるカゼインホスホペプチド（CPP）はカルシウムの腸管吸収を促進する。いわし，かつお節，カゼイン等の食品たんぱく質の加水分解によって生じるペプチドには，アンギオテンシンI変換酵素を阻害して，アンギオテンシンIIによる末梢血管の収縮，心拍出量の増加に伴う血圧上昇を抑制する作用がある。

　アスパルテームは人工甘味料の1つであり，L-アスパラギン酸とL-フェニルアラニンメチルエステルとが結合したジペプチドである。すっきりとした甘味をもち，ショ糖の200倍の甘味度を示す。低カロリー甘味料として使われる他，糖尿病患者や肥満の場合の砂糖代替甘味料としても利用されている。たんぱく質と同様に，アスパルテームは体内で消化・吸収・代謝されフェニルアラニンが生じるため，フェニルケトン尿症患者は摂取を避けなければならない。このため，アスパルテームを使用した食品や添加物にはフェニルケトン尿症患者向けに「L-フェニルアラニン化合物であ

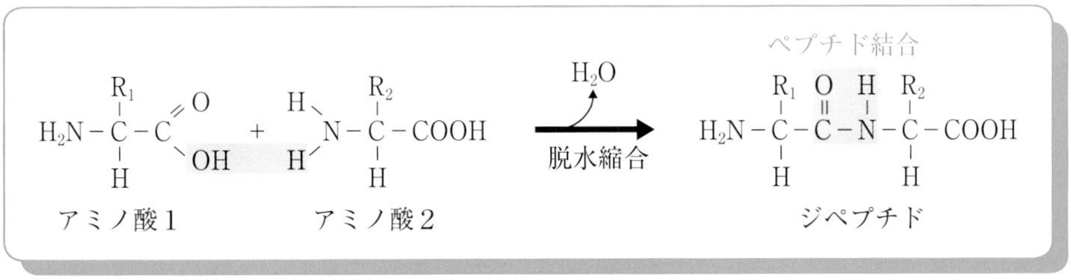

図3-32　ペプチド結合

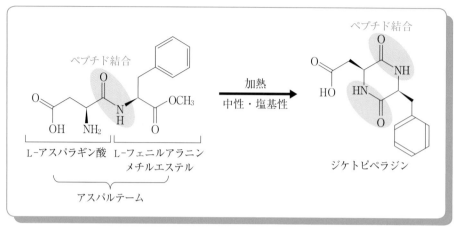

図3-33　アスパルテームとジケトピペラジン（環状ジペプチド）の構造

る旨，またはこれを含む旨」を表示する義務がある。中性から塩基性溶液中でアスパルテームを加熱すると容易に環化し，環状ジペプチドであるジケトピペラジンに変換され甘味を消失する（図3-33）。したがって，アスパルテームは煮物調理には適さない。

（3）たんぱく質（protein）

1）構　造

たんぱく質は50個以上のアミノ酸がペプチド結合したポリペプチド鎖であり，アミノ酸組成の違いによってさまざまな種類と性質をもち，特異な高次構造を形成し，多様な機能をもつ。

a　一次構造

たんぱく質は20種類のα-アミノ酸がペプチド結合によって直鎖状につながったポリペプチド鎖である。たんぱく質を構成しているアミノ酸の配列順序をたんぱく質の一次構造とよび，結合しているそれぞれのアミノ酸をアミノ酸残基という（図3-34）。さらに一次構造にはペプチド結合がつながった共通構造部分である主鎖（-CO-NH-CH-・・・-CO-NH-CH-）があり，またペプチド結合に関与していないアミノ酸残基の官能基が主鎖に対して側鎖として配置されている。一次構造の両端には，アミノ基が残ったアミノ末端（N末端）とカルボキシ基が残ったカルボキシ末端（C末端）がある。

b　二次構造

ポリペプチド鎖は一次元的な糸のように伸びているのではなく，折りたたまれて三次元的な立体構造をとっている。ポリペプチド主鎖の部分的な立体構造を二次構造という。二次構造には，らせん状のαヘリックス構造やひだつきシート様のβ構造のような規則的構造（図3-35）の他に，一定の構造をとらないランダムコイル構造がある。二次構造は水素結合によって安定化される。

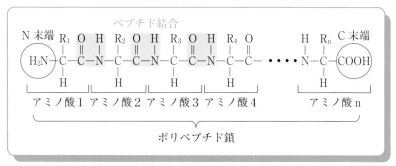

図3-34　たんぱく質の一次構造

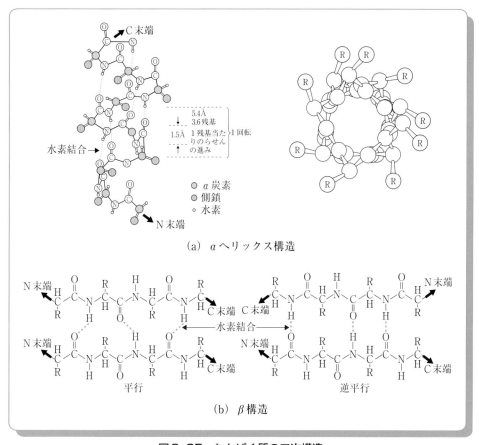

（a）αヘリックス構造

（b）β構造

図3-35　たんぱく質の二次構造

資料：小野寺一清，他編著『生物化学』朝倉書店，2005 年，p.40

　αヘリックス構造は，ポリペプチド鎖が右巻きのらせん状にねじれて形成する強固な円筒形の構造である。ポリペプチド主鎖のカルボニル酸素（＞C＝O 基の O）は C 末端方向に 4 つ先のアミノ酸残基のイミド水素（＞NH 基の H）と水素結合している。αヘリックス構造はアミノ酸残基 3.6 個で 1 回転のらせんを形成する。αヘリックス構造では，側鎖はらせん面から放射状に外側に向かい，側鎖同士の立体障害も少なくなっている。

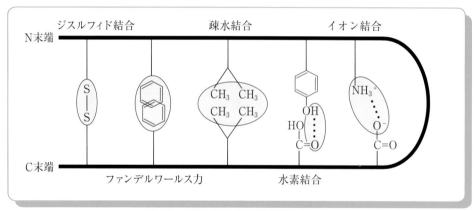

図3-36　たんぱく質の三次構造

　αヘリックス構造と同様に，β構造もポリペプチド主鎖のカルボニル酸素とイミド水素との間の水素結合によって形成される。αヘリックス構造の水素結合は一次構造の近傍アミノ酸残基同士で形成されるのに対して，β構造では一次構造上離れたアミノ酸残基間で水素結合が生じる。隣接するポリペプチド鎖同士が同方向の平行β構造と，逆方向の逆平行β構造がある。逆平行β構造では，ポリペプチド主鎖間に形成される水素結合が完全に平行に並んでいるので，平行β構造よりも安定である。

c　三次構造

　ポリペプチド鎖全体（主鎖と側鎖）の立体構造を三次構造という。二次構造がポリペプチド主鎖内で形成される水素結合によって安定化されているのに対して，三次構造では側鎖間にさまざまな結合が形成される（図3-36）。それらのうちおもな共有結合として，システイン残基のチオール基（-SH）同士の酸化によって形成されるジスルフィド結合（-S-S-）がある。非共有結合には，イオン結合，水素結合，ファンデルワールス力，疎水結合等がある。たんぱく質の三次構造は一次構造のレベルで決定されており，アミノ酸配列がたんぱく質全体の形を決定していると考えられている。たんぱく質の立体構造の内部には疎水性アミノ酸（Ala，Val，Leu，Ile，Pro，Met，Phe，Trp），外側には酸性・塩基性アミノ酸，ヒドロキシ基（-OH）やチオール基（-SH）をもつ極性アミノ酸が多い。

d　四次構造

　多くのたんぱく質は複数のポリペプチド鎖が集合してできている。その場合，成分としてのポリペプチド鎖をサブユニットとよぶ。複数のサブユニットを含むたんぱく質全体の立体構造を四次構造という（図3-37）。四次構造を形成するサブユニット同士の会合

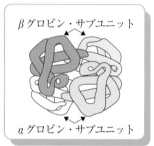

図3-37　たんぱく質（ヘモグロビン）の四次構造

注：ヘモグロビンは4個のサブユニット（αグロビンとβグロビン各2個）から構成される。各サブユニットは疎水結合，水素結合，イオン結合等によって会合する。

表3-11　たんぱく質の構造の特徴

種類		分子の形態	結合の種類
一次構造		ポリペプチド鎖	ペプチド結合
高次構造	二次構造	ポリペプチド鎖の安定な空間配置（αヘリックス構造，β構造，ランダムコイル構造）	水素結合
	三次構造	二次構造をとったポリペプチド鎖の立体配置	水素結合
	四次構造	三次構造をとったポリペプチド鎖（サブユニット）の会合	疎水結合 イオン結合 ジスルフィド結合等

にも，三次構造の場合と同様，ジスルフィド結合，イオン結合，水素結合，ファンデルワールス力，疎水結合等が寄与する（表3-11）。たんぱく質の二次，三次及び四次構造を高次構造とよぶ。

　2）種類・分類

　たんぱく質は形状，構成成分，溶解性，機能等によってさまざまに分類される。たんぱく質は形状によって，球状たんぱく質と繊維状たんぱく質に分類される。球状たんぱく質には，アルブミン，グロブリン，大半の酵素類等，生理機能をもつたんぱく質が多い。繊維状たんぱく質には，皮膚や骨を形成するコラーゲン，筋肉たんぱく質のミオシン，毛髪や爪のケラチン等があり，水に溶解しないという特徴をもつ。

　また，構成成分に基づき，単純たんぱく質と複合たんぱく質に分類される。単純たんぱく質はポリペプチド鎖だけで構成され，複合たんぱく質はポリペプチド鎖に糖やリン等の非たんぱく質成分が結合したものである。単純たんぱく質は，水，希塩類溶液，希酸溶液，希アルカリ溶液，エタノールに対する溶解性や熱による凝固性の有無によって細分される（表3-12）。水，希塩類溶液，希酸・希アルカリ溶液に可溶なたんぱく質をアルブミン，水に不溶で希塩類溶液，希酸・希アルカリ溶液に可溶なたんぱく質をグロブリンと総称する。水や希塩類溶液に不溶，希酸・希アルカリ溶液に可溶なグルテリン，60〜80％エタノールに可溶なプロラミン等もある。複合たんぱく質は結合する非たんぱく質成分によって細分される（表3-13）。

　3）性　質

　透析膜ともよばれるセロハン膜には眼に見えない小さな穴が多数開いており，分子の大きさによってセロハン膜の穴を透過するかしないかが決まる。セロハン膜の透過の境目は分子量1万程度であり，アミノ酸はセロハン膜を容易に透過するのに対して，分子量の大きなたんぱく質は透過できない。そこで，セロハン膜の透析チューブにアミノ酸とたんぱく質溶液を詰め，チューブの両端を密閉して大量の溶媒（透析液）に浸けておく。分子量の小さなアミノ酸は透析チューブの穴から外側の透析液に移動するのに対して，分子量の大きなたんぱく質は透析チューブ内に残る。このような現象を透析という。単純たんぱく質のアルブミンは水に溶解する性質があり，水溶性たんぱく質ともよばれるが，水溶性たんぱく質等の高分子は分子量が大きいために透析膜を透過できない。

表3-12　単純たんぱく質の溶解性に基づく分類

種　類	溶解性（＋可溶，−不溶）					特　徴	おもなたんぱく質と所在
	水	希塩類	希酸	希アルカリ	60～80％エタノール		
アルブミン	＋	＋	＋	＋	−	熱で凝固する 動植物に広く存在する	オボアルブミン（卵白） ラクトアルブミン（乳） 血清アルブミン（血清） ロイコシン（小麦）
グロブリン	−	＋	＋	＋	−	熱で凝固する 動植物に広く存在する	オボグロブリン（卵白） ラクトグロブリン（乳） 血清グロブリン（血清） ミオシン（筋肉） グリシニン（大豆）
グルテリン	−	−	＋	＋	−	植物種子に存在する	オリゼニン（米） グルテニン（小麦） ホルデニン（大麦）
プロラミン	−	−	＋	＋	＋	植物種子に存在する	グリアジン（小麦） ホルデイン（大麦） ゼイン（ツェイン） （とうもろこし）
ヒストン	＋	＋	＋	−	−	塩基性たんぱく質 核内でDNAとヌクレオヒストン複合体を形成する	H1, H2A, H2B, H3, H4ヒストン（5種類の分子から構成）
プロタミン	＋	＋	＋	＋	−	塩基性たんぱく質 動物精子の核DNAと複合体を形成する	サルミン（さけの白子） クルペイン（にしんの白子）
硬たんぱく質	−	−	−	−	−	通常の溶液に溶けない動物の保護組織に存在する	コラーゲン（皮膚，軟骨） ケラチン（毛髪，爪） エラスチン（腱，じん帯）

　たんぱく質は，一般に酸性溶液やアルカリ性溶液によく溶ける。たんぱく質の側鎖にはペプチド結合に関与していないアミノ基，カルボキシ基，ヒドロキシ基等の官能基が多数存在し，たんぱく質は正（＋）と負（−）の電荷をもつ両性電解質である（図3-38）。アミノ酸の等電点の場合と同様に，適当なpHの水溶液では正電荷と負電荷が等しくなり，たんぱく質の正味の電荷がゼロとなる。このpHを等電点（pI）といい，各たんぱく質に固有の値である（表3-14）。たんぱく質の等電点は，アミノ酸組成から計算で予測したり，電気泳動法によって求めることができる。電気泳動法では，アガロース（寒天の主成分）等のゲルの中にたんぱく質を注入し，ゲルの両端に電圧をかけ，たんぱく質をその電気的性質によって移動させる。正電荷をもつたんぱく質は陰極に，負電荷をもつたんぱく質は陽極に移動するが，等電点ではたんぱく質の正味の電荷がゼロのために移動せずに止まった状態となる。すなわち，たんぱく質の等電点は電気泳動の移動度がゼロとなるpHとして示される。また，等電点ではたんぱく質はイオン的反発が弱くなって凝集しやすくなり，溶解度が低下する。たんぱ

表3-13 複合たんぱく質の分類

種 類	複合成分	特 徴	おもなたんぱく質と所在
糖たんぱく質	糖質	たんぱく質のセリン・トレオニンのヒドロキシ基及びアスパラギンの酸アミドに共有結合	オボムコイド（卵白） オボムチン（卵白） ムチン（唾液） エリスロポエチン（血液） セルロプラスミン（血液）
リポたんぱく質	中性脂質 リン脂質 コレステロール	50～80％の脂質を含む 血液中の脂質輸送に関与する 卵黄にも存在する	超低密度リポたんぱく質（血液） 低密度リポたんぱく質（血液） 高密度リポたんぱく質（血液） リポビテリン（卵黄） リポビテレニン（卵黄）
色素たんぱく質	クロロフィル 鉄プロトポルフィリン（ヘム鉄） リボフラビン	呼吸，光合成に関与する機能をもつたんぱく質が多い ヘムたんぱく質 フラビンたんぱく質	ヘモグロビン（血液） ミオグロビン（筋肉） フィコシアニン（藻類） シトクロム c（ミトコンドリア内膜） カタラーゼ（肝臓） フラビン酵素（電子伝達系）
金属たんぱく質	重金属が直接結合	酵素，ホルモン等の機能たんぱく質が多い 色素たんぱく質の一部として分離されることもある	フェリチン（鉄，肝臓・脾臓） トランスフェリン（鉄，血漿） ヘモシアニン（銅，無脊椎動物体液） アルコールデヒドロゲナーゼ（亜鉛，肝臓）
リンたんぱく質	リン酸	リン酸をセリン，トレオニンのヒドロキシ基と結合したアミノ酸エステルの形で含む	カゼイン（牛乳） ホスビチン（卵黄） ビテリン（卵黄）
核たんぱく質	DNA RNA	DNA あるいは RNA を成分中に含む	ヌクレオヒストン（胸腺） リボソーム（細胞質）

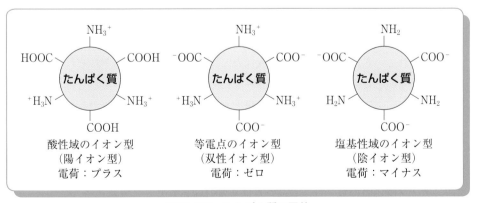

図3-38 たんぱく質の電荷

資料：菅野道廣，上野川修一，山田和彦編集『健康・栄養科学シリーズ 食べ物と健康Ⅰ-食品の科学と技術』
　　　南江堂，2009 年，p.100

表3-14　食品中のおもなたんぱく質の等電点

たんぱく質	等電点（pl）	たんぱく質	等電点（pl）
オボムコイド	3.9 ～ 4.5	アクチン	4.7
グリシニン	4.3	β - ラクトアルブミン	5.2
グルテニン	4.4 ～ 4.5	ミオシン	5.4
オボアルブミン	4.6	アビジン	10.0
カゼイン	4.6	リゾチーム	10.8
α- ラクトアルブミン	4.6	プロタミン	12.0 ～ 12.4

く質を等電点で沈殿させることを等電点沈殿といい，たんぱく質の分離方法の1つである。豆腐の製造に利用されるグルコノ-δ-ラクトンは水に溶けてグルコン酸に変化し，豆乳たんぱく質が等電点沈殿する。また，牛乳に酸を加えて pH をカゼインの等電点（pH 4.6）に合わせると，カゼインが等電点沈殿する。この原理はヨーグルト製造に利用されている。

　たんぱく質溶液に食塩や硫安等の塩類を加えると，希薄濃度の塩類ではたんぱく質の溶解度が上昇するが，塩類濃度を増やすと溶解度が低下してたんぱく質が沈殿する。たんぱく質の溶解度が上昇することを塩溶，低下することを塩析という。塩溶はたんぱく質が濃度の低い塩と複合体を形成することによって生じる。塩析では加えた塩が水和して，たんぱく質と結合する自由水が減るために溶解度が低下する。

4）栄　養

　たんぱく質の栄養価はたんぱく質を構成している必須アミノ酸の量とバランスによって決まる。必須アミノ酸が1種類でも不足していると，他のアミノ酸を十分に摂取していてもたんぱく質を再合成することは困難となる。食品たんぱく質の栄養価を示す化学的評価法としてアミノ酸価（アミノ酸スコア）がある。

　アミノ酸価は FAO（国際連合食糧農業機関）/WHO（世界保健機関）が 1973（昭和 48）年に提案したアミノ酸評点パターン，または 2007（平成 19）年に FAO/WHO/UNU（国連大学）によって改良されたアミノ酸評点パターンを基準として，食品たんぱく質中の必須アミノ酸量を比較して算出する。1975（昭和 50）年にヒスチジンが必須アミノ酸であることが明らかとなり，FAO/WHO/UNU 評点パターンにはヒスチジンが加えられている。アミノ酸価は，食品たんぱく質中に含まれるそれぞれの必須アミノ酸が，基準となるアミノ酸評点パターンにくらべてどれだけ不足しているかを表す指標であり，アミノ酸価が 100 に近いほど良質のたんぱく質と評価できる。各種食品のアミノ酸価は生物学的評価法の値とかなりよく一致しており，たんぱく質の栄養価をほぼ正しく評価できる。

　食品たんぱく質のアミノ酸価は，基準とするアミノ酸評点パターンによって異なる。アミノ酸価の計算では，食品たんぱく質の各必須アミノ酸量（mg/g たんぱく質）を表 3-15 のアミノ酸評点パターンの各数値（mg/g たんぱく質）で除して%を求める。

表3-15　アミノ酸評点パターンと食品中の必須アミノ酸

アミノ酸	たんぱく質当たりの必須アミノ酸（mg/g たんぱく質）			
	1973年 （一般用）[3]	2007年 （1〜2歳）[4]	とうもろこし	精白米
ヒスチジン	–	18	33	30
イソロイシン	40	31	42	46
ロイシン	70	63	169	97
リシン	55	52	19	42
メチオニン シスチン　}[1]	35	26	54	57
フェニルアラニン チロシン　}[2]	60	46	104	112
トレオニン	40	27	35	42
トリプトファン	10	7.4	5.8	17
バリン	50	42	53	65

注：1）含硫アミノ酸：メチオニンはシステインやシスチンの前駆アミノ酸
　　2）芳香族アミノ酸：チロシンはフェニルアラニンの水酸化によって合成される
　　3）FAO/WHO による
　　4）FAO/WHO/UNU による

$$アミノ酸価（\%）= \frac{[食品たんぱく質中の各必須アミノ酸量（mg/g たんぱく質）]}{[アミノ酸評点パターンの同アミノ酸量（mg/g たんぱく質）]} \times 100$$

　ある食品中の必須アミノ酸量が，アミノ酸評点パターンの基準量よりすべて上回っていればアミノ酸価は100となる。100未満のアミノ酸価を示す必須アミノ酸を制限アミノ酸といい，その中で最も低い値を示すアミノ酸を第一制限アミノ酸，二番目に低いアミノ酸を第二制限アミノ酸とよぶ。第一制限アミノ酸の値がその食品のアミノ酸価となる。

　「とうもろこし」と「精白米」の各必須アミノ酸量を表3-15に併せて示す。2007年FAO/WHO/UNUのアミノ酸評点パターンを用いて計算すると，「とうもろこし」ではリシン（$\frac{19}{52} \times 100 = 37$）とトリプトファン（$\frac{5.8}{7.4} \times 100 = 78$）以外のアミノ酸価は100以上，「精白米」ではリシン（$\frac{42}{52} \times 100 = 81$）以外のアミノ酸価は100以上である。「とうもろこし」では第一制限アミノ酸はリシン，第二制限アミノ酸はトリプトファン，「精白米」の第一制限アミノ酸はリシンである。したがって，「とうもろこし」と「精白米」のアミノ酸価はそれぞれ37（リシン）と81（リシン）となる。

　一般に，穀類を含めて植物性食品のアミノ酸価は低く，卵，乳，畜肉，魚肉等の動物性食品では高い（表3-16）。こめやこむぎの第一制限アミノ酸はリシンである。フェニルアラニン，バリン，ロイシン，イソロイシン，ヒスチジンは植物たんぱく質にも多く含まれ，不足することはない。食品を摂食する際には，同時に複数の食品を組み合わせることにより，単一では不足する必須アミノ酸を補うことができ，これを補足効果という。

表3-16　おもな食品のアミノ酸価と第一制限アミノ酸

食品	アミノ酸価[1]	第一制限アミノ酸
植物性食品		
とうもろこし（コーングリッツ）	37	リシン
こむぎ（薄力粉）	48	リシン
精白米	81	リシン
そば粉（全層粉）	100	
だいず（全粒）	100	
動物性食品		
豚ゼラチン	0	トリプトファン
牛乳及び乳製品（生乳）	100	
鶏卵（卵黄・卵白）	100	
畜肉類（牛・豚）	100	
魚類（しろさけ・くろまぐろ）	100	

注：1）2007 年（FAO/WHO/UNU）の評点パターンに基づく計算

4 脂　質

（1）脂質（lipid）の定義と分類

　脂質は，エネルギー源としての役割，生体膜の主要な構成成分，生理活性物質として重要である。脂質は，一般に水に溶けにくく，クロロホルム，エーテル，ベンゼン，ヘキサン等の有機溶媒に可溶な鎖状の炭化水素鎖をもつ化合物である。脂質は，単純脂質，複合脂質，誘導脂質，その他の脂溶性成分に分類される（表3-17）。単純脂質は脂肪酸とアルコールがエステル結合したものをいい（図3-39），複合脂質は脂肪酸，アルコールのほかにリン酸や糖等が結合したものをいう。誘導脂質は，脂肪酸，ステロールや脂肪族アルコール等のおもに単純脂質から誘導されているものをいう。

（2）脂質を構成する脂肪酸（fatty acid）

　脂肪酸は炭化水素鎖の末端にカルボキシ基（-COOH）をもつ化合物で一般式はRCOOHで表される。食品中にはおもに単純脂質，複合脂質の構成成分として存在しており，脂肪酸のもつ特性は炭素数及び二重結合の数・位置による。食品に含まれている脂肪酸の炭素数は偶数の $12 \sim 22$ が多く，枝分かれや環状構造をもつものはほとんどない。脂肪酸の炭素鎖の長さによって，$6 \sim 12$ を中鎖脂肪酸，それより炭素数の少ない脂肪酸を短鎖脂肪酸，それより炭素数が多い脂肪酸を長鎖脂肪酸と一般的に分類する。不飽和脂肪酸は，二重結合の数に従って1個のモノエン酸（一価不飽和脂肪酸），2個のジエン酸（二価不飽和脂肪酸），3個のトリエン酸（三価不飽和脂肪酸）等と分類される。そして二重結合の数が2個以上のものを総称して多価不飽和脂肪酸（PUFA；polyunsaturated fatty acid），3個以上のものは高度不飽和脂肪酸（HUFA；highunsaturated fatty acid）とよぶ。おもな脂肪酸の構造，炭素数，融点，食品中の所

表3-17 脂質の分類

分類	名称	構成成分	主な所在
単純脂質	油脂（アシルグリセロール）	脂肪酸，グリセロール	食用油脂
	ろう（ワックス）	脂肪酸，脂肪族アルコール	みつろう
	ステロールエステル	脂肪酸，ステロール	コレステロールエステル（血漿）
複合脂質 リン脂質	グリセロリン脂質	脂肪酸，グリセロール，リン酸，塩基	ホスファチジルコリン（だいず，卵黄），レシチン
	スフィンゴリン脂質	脂肪酸，スフィンゴシン，リン酸，塩基	スフィンゴミエリン
糖脂質	グリセロ糖脂質	脂肪酸，グリセロール，糖	
	スフィンゴ糖脂質	脂肪酸，スフィンゴシン，糖	ガラクトセレブロシド（脳）
誘導脂質	脂肪酸		
	ステロール		コレステロール，エルゴステロール
	脂肪族アルコール		
その他の 脂溶性成分	脂溶性色素		カロテノイド，クロロフィル
	脂溶性ビタミン		ビタミンA，D，E，K
	炭化水素		スクアレン

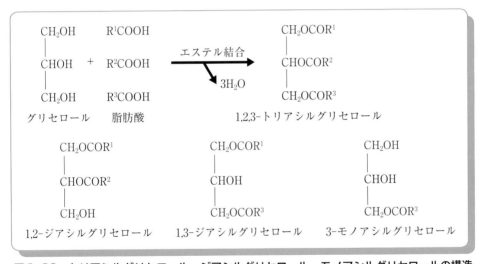

図3-39 トリアシルグリセロール，ジアシルグリセロール，モノアシルグリセロールの構造

在を表3-18に示した。

　一般に脂肪酸は，炭素数が多くなるほど融点が高くなる。一方，炭素数が同じ場合は二重結合の数が多いほど融点が低くなり，構成脂肪酸の種類は油脂の性質に大きく関わっている。また，水に対する溶解性は炭化水素鎖が長くなるほど溶けにくくなる。表3-19に，おもな油脂類の脂肪酸組成を示した。

1）飽和脂肪酸（saturated fatty acid）

　炭化水素鎖に二重結合をもたない脂肪酸をいう。炭素数4～12の飽和脂肪酸は乳

表3-18 おもな脂肪酸，炭素数，融点

名　称	構造（二重結合はすべてシス型）	炭素数：二重結合数	融点（℃）	主な食品所在
飽和脂肪酸				
酪酸（ブタン酸）	$CH_3(CH_2)_2COOH$	4:0	−7.9	バター
ヘキサン酸	$CH_3(CH_2)_4COOH$	6:0	−3.4	バター
オクタン酸	$CH_3(CH_2)_6COOH$	8:0	16.7	バター，パーム核油，やし油
デカン酸	$CH_3(CH_2)_8COOH$	10:0	31.6	バター，パーム核油，やし油
ラウリン酸	$CH_3(CH_2)_{10}COOH$	12:0	44.2	バター，パーム核油，やし油
ミリスチン酸	$CH_3(CH_2)_{12}COOH$	14:0	53.9	バター，やし油
パルミチン酸	$CH_3(CH_2)_{14}COOH$	16:0	63.1	動植物油脂，パーム油
ステアリン酸	$CH_3(CH_2)_{16}COOH$	18:0	69.6	動物油脂，とくに牛脂
アラキジン酸	$CH_3(CH_2)_{18}COOH$	20:0	76.5	動植物油脂，落花生油，魚油
ベヘン酸	$CH_3(CH_2)_{20}COOH$	22:0	81.5	なたね油
一価不飽和脂肪酸				
ミリストレイン酸	$CH_3(CH_2)_3CH=CH(CH_2)_7COOH$	14:1 (n-5)	−4	さめ油，さめ肝油
パルミトレイン酸	$CH_3(CH_2)_5CH=CH(CH_2)_7COOH$	16:1 (n-7)	−0.5〜0.5	たら肝油，いわし油，にしん油
オレイン酸	$CH_3(CH_2)_7CH=CH(CH_2)_7COOH$	18:1 (n-9)	12〜16	動植物油脂，オリーブ油，サフラワー油
多価不飽和脂肪酸				
リノール酸	$CH_3(CH_2)_3(CH_2CH=CH)_2(CH_2)_7COOH$	18:2 (n-6)	−5	動植物油脂，ラード
α-リノレン酸	$CH_3(CH_2CH=CH)_3(CH_2)_7COOH$	18:3 (n-3)	−10	えごま，なたね油，大豆油
γ-リノレン酸	$CH_3(CH_2)_4(CH=CHCH_2)_3(CH_2)_3COOH$	18:3 (n-6)	−27	植物油脂（月見草油）
アラキドン酸	$CH_3(CH_2)_3(CH_2CH=CH)_4(CH_2)_3COOH$	20:4 (n-6)	−49.5	動物脂肪，卵
イコサペンタエン酸（IPA）	$CH_3(CH_2CH=CH)_5(CH_2)_3COOH$	20:5 (n-3)	−54	いわし，さば等の青魚の魚油
ドコサヘキサエン酸（DHA）	$CH_3(CH_2CH=CH)_6(CH_2)_2COOH$	22:6 (n-3)	−44	いわし，あじ等の魚油，魚肝油

表3-19　おもな食用油脂の特徴（魚介類を含む）

油脂類	脂肪酸(%)[1] 飽和	不飽和 一価	不飽和 多価	飽和脂肪酸(g/100g)[2] 4:0 酪酸	6:0 ヘキサン酸	8:0 オクタン酸	10:0 デカン酸	12:0 ラウリン酸	14:0 ミリスチン酸	16:0 パルミチン酸	18:0 ステアリン酸	16:1 パルミトレイン酸	不飽和脂肪酸(g/100g)[2] 18:1n-9 オレイン酸[3]	18:2n-6 リノール酸	18:3n-3 α-リノレン酸	20:4n-6 アラキドン酸	20:5n-3 イコサペンタエン酸	22:6n-3 ドコサヘキサエン酸	融点(℃)
あまに油	8.5	16.7	74.8	0	0	0	0	0	Tr	4.8	3.3	0.1	16.5	15.2	59.5	0	0	0	
えごま油	8.0	17.8	74.2	0	0	0	0	0	0	5.9	2.0	0.1	17.6	12.9	61.3	0	0	0	
オリーブ油	14.1	78.3	7.7	-	-	0	0	0	0	10.4	3.1	0.7	77.3	7.0	0.6	0	0	0	0〜0
ごま油	16.0	40.1	43.9	-	-	0	0	0	0	9.4	5.8	0.1	39.8	43.6	0.3	0	0	0	-20〜0
サフラワー油、ハイオレイック	7.8	77.7	14.5	-	-	0	0	0	0.1	4.7	2.0	0.1	77.1	14.2	0.2	0	0	0	-20〜-2
サフラワー油、ハイリノール	10.0	14.0	76.0	-	-	0	0	0	0.1	6.8	2.4	0.1	13.5	75.7	0.2	0	0	0	-20〜-3
大豆油	16.0	23.8	60.1	-	-	0	0	0	0.1	10.6	4.3	0.1	23.5	53.5	6.6	0	0	0	-20〜0
とうもろこし油	14.1	30.2	55.7	-	-	0	0	0	0.1	11.3	2.0	0.1	29.8	54.9	0.8	0	0	0	-20〜0
なたね油	7.6	64.4	28.0	-	-	0	0	0.1	0.1	4.3	2.0	0.2	62.7	19.9	8.1	0	0	0	-20〜0
パーム油	50.7	39.5	9.9	-	-	0	0	0.5	1.1	44.0	4.4	0.2	39.2	9.7	0.2	0	0	0	27〜50
パーム核油	82.0	15.4	2.6	-	0.2	4.1	3.6	48.0	15.4	8.2	2.4	0	15.3	2.6	0	0	0	0	25〜30
綿実油	22.8	18.9	58.3	-	-	0	0	0	0.6	19.2	2.4	0.5	18.2	57.9	0.4	0	0	0	-5〜5
やし油	91.2	7.2	1.7	-	0.6	8.3	6.1	46.8	17.3	9.3	2.9	0	7.1	1.7	0	0	0	0	
落花生油	21.6	47.0	31.4	-	-	0	0	0	Tr	11.7	3.3	0.1	45.5	31.2	0.2	0	0	0	
牛脂	45.8	50.2	4.0	0	-	0	0	0.1	2.5	26.1	15.7	3.0	45.5	3.7	0.2	0	0	0	45〜50
ラード	42.4	47.0	10.6	0	0	0	0.1	0.2	1.7	25.1	14.4	2.5	43.2	9.6	0.5	0.1	0	0	28〜48
有塩バター	71.5	25.5	3.0	3.8	2.4	1.4	3.0	3.6	11.7	31.8	10.8	1.6	22.2	2.4	0.4	0.2	0	0	
マーガリン、家庭用	30.6	52.2	17.2	0	0.1	0.5	0.5	4.8	2.3	15.1	6.4	0.1	51.6	15.7	1.6	0	0	0	20〜30
まいわし（生）	36.7	26.8	36.5	-	-	0	0	0.1	6.7	22.4	5.0	5.9	15.1	1.3	0.9	1.5	11.2	12.6	-5〜0
まさば（生）	37.3	41.0	21.7	-	-	0	0	0.1	4.0	24.0	6.7	5.3	27.0	1.1	0.6	1.5	5.7	7.9	-5〜0
まだら（生）	24.4	20.8	54.8	-	-	0	0	0	1.1	18.5	4.4	1.9	15.4	0.7	0.3	2.9	17.3	31.0	-5〜0

注：1）脂肪酸（%）は100g脂肪酸当たりの各脂肪酸総量（%）
　　2）各脂肪酸は脂肪酸総量100g当たりの脂肪酸量（g）
　　3）18:1 n-7 シス-バクセン酸をわずかに含むものもある。

資料：文部科学省科学技術・学術審議会資源調査分科会「日本食品標準成分表（八訂）増補 2023年 脂肪酸成分表編」2023年

脂に多い。炭素数 10 ～ 16 の飽和脂肪酸は，やし油，パーム核油等の植物油脂に多い。一般の食品には，パルミチン酸（$C_{16:0}$）やステアリン酸（$C_{18:0}$）が多く含まれており，動物脂にはパルミチン酸が多い。

2）不飽和脂肪酸（unsaturated fatty acid）

IUPAC 系統名（IUPAC：International Union of Pure and Applied Chemistry）では，カルボキシ基の炭素を 1 とし，末端のメチル基が最大番号になるように順次番号をつける。例えば，リノール酸（$C_{18:2}$）の場合，カルボキシ基の炭素から数えて二重結合が 9 番目と 10 番目，12 番目と 13 番目の炭素間にあるので，IUPAC 系統名では Δ（デルタ）9,12 と表記して二重結合の位置を示すことが定められている。一方，メチル基末端の炭素から数えて最初の二重結合の位置により示すものがあり，食品学や栄養学ではこの表現を用いることが多い。メチル基から数える表記法ではリノール酸（$C_{18:2}$）の場合 n-6（エヌマイナス 6）となる。n-9 系にはオレイン酸（$C_{18:1}$），n-6 系にはリノール酸（$C_{18:2}$），アラキドン酸（$C_{20:4}$），n-3 系には α- リノレン酸（$C_{18:3}$），イコサペンタエン酸：IPA（$C_{20:5}$），ドコサヘキサエン酸：DHA（$C_{22:6}$）等がある。

天然の不飽和脂肪酸は二重結合が基本的にはシス型となっているため，炭素鎖が折れ曲がっており，二重結合が多いほど曲がり方も大きくなる（図 3-40）。水素添加等の加工により，シス型の二重結合がトランス型に一部変換されることがある。トランス型の二重結合を有する脂肪酸をトランス脂肪酸といい，直鎖状で構造的に安定性がよく融点も高くなる。例えば，天然油脂に水素を添加してマーガリン，ショートニン

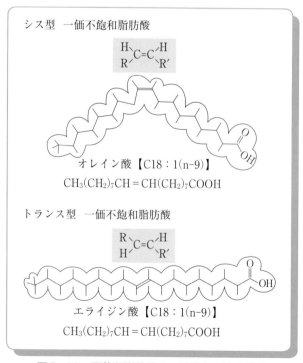

図 3-40　不飽和脂肪酸の二重結合の結合様式

グを製造する過程で生成する。自然界に存在するトランス脂肪酸は, 反芻動物の胃に
存在する微生物により生成されるため, 乳・乳製品及び食肉にも分布する。トランス
脂肪酸は冠動脈疾患のリスクとされるが (p.90 参照), それは前者の工業由来のもの
に限られると報告されている[2]。

(3) 単純脂質

単純脂質とは, アルコールと脂肪酸のエステル結合で構成された脂質をいう。

1) トリアシルグリセロール (triacylglycerol)（トリグリセリド, 中性脂肪)

食品中の天然の油脂は大部分がトリアシルグリセロールである。トリアシルグリセ
ロールは, グリセロールに3分子の脂肪酸がエステル結合したもので, 動植物に広く
分布している。牛脂やラード（豚脂）のような動物油脂は, 飽和脂肪酸や一価不飽和
脂肪酸が多いため融点が高く固体状の脂として存在する。一方, 魚油のように多価不
飽和脂肪酸が多い油脂では融点が低く常温で液状である。このように, 天然油脂の物
理化学的性質は脂肪酸組成に影響を受ける。1分子の脂肪酸をもつモノアシルグリセ
ロールとジアシルグリセロールの混合物は, 食品の乳化剤（食品添加物）等として利
用されている。

2) ろう (wax), ステロールエステル (sterol ester)

ろうは, 脂肪酸と脂肪族アルコールがエステル結合したものをいう。融点が高く室
温では固体, また酵素分解を受けにくい性質である。動植物の生体表面で保護物質と
しての役割を果たしており, 鯨ろう, 蜜ろう等の主成分であり, 食品に光沢を与える
効果や防水効果がある。ステロールエステルは, 脂肪酸とステロールがエステル結合
したものをいう。

(4) 複合脂質

複合脂質は分子内にアルコールと脂肪酸以外に, リン酸や糖, 窒素塩基, 硫黄等を
含む。分子内にリン酸をもつリン脂質と糖鎖を含む糖脂質に大別される。

1) リン脂質 (phospholipid)

リン脂質とは, アルコール, 脂肪酸以外にリン酸を含む脂質であり, アルコール部
分によりグリセロリン脂質とスフィンゴリン脂質に分類される（図3-41）。食品中で
はグリセロ型が多く, スフィンゴ型は動物の臓器や細胞に含まれている。リン脂質の
脂肪酸部分は疎水性, リン酸と塩基の部分は親水性を示す。グリセロールに2分子の
脂肪酸とリン酸に塩基が結合したものをグリセロリン脂質という。コリンがリン酸に
エステル結合したホスファチジルコリン（レシチン）, エタノールアミンが結合した
ホスファチジルエタノールアミン（ケファリン）, セリンが結合したホスファチジルセ
リンがある。レシチンはだいずや卵黄に多く含まれ, マヨネーズ, アイスクリーム,
カスタードプリン等の製造に, 流動食の乳化等に安定化剤として利用されている。

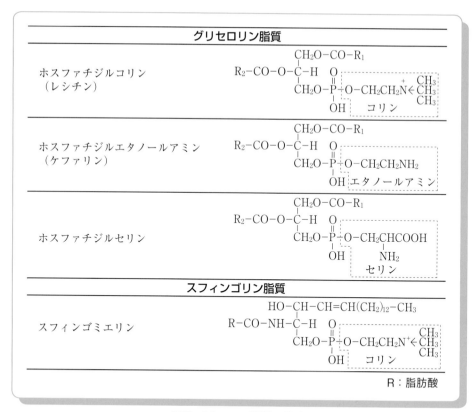

図3-41　リン脂質の構造

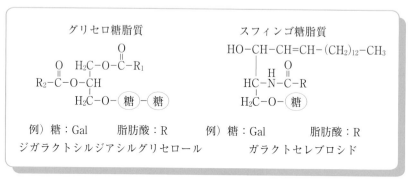

図3-42　糖脂質の構造

a　乳化性

同分子内に親水基と疎水基をもち界面活性作用がある。このような物質は，油を水（水を油）に分散させ，乳濁液にする作用つまり乳化作用があり，乳化剤とよばれる。水相が微細な粒子となって油相中に分散するものを油中水滴型（W/O型）といい，バターやマーガリン等がある。一方，水相中に油相の微細粒子が分散している型を水中油滴型（O/W型）といい，牛乳やマヨネーズ等がある。

2) 糖脂質（glycolipid）

糖脂質とはアルコール，脂肪酸以外に糖を含む脂質であり，構成するアルコールによりグリセロ糖脂質とスフィンゴ糖脂質に分類される（図3-42）。グリセロ糖脂質は，おもに植物組織や微生物に分布し，スフィンゴ糖脂質はおもに生体膜の構成成分として動物に存在する。

（5）誘導脂質及びその他の脂溶性成分

誘導脂質はおもに単純脂質の加水分解によって生ずる脂肪酸，ステロール，脂肪族アルコール等がある。その他の脂溶性成分として炭化水素，脂溶性ビタミン，脂溶性色素等がある。

1) ステロール（sterol）

ステロイド骨格を基本構造として，その3位にヒドロキシ基が結合したものをステロールと総称する。コレステロールは17位に炭化水素鎖が結合している（図3-43）。動物性のおもなステロールはコレステロールであり，表3-20に多く含む食品を示した。魚卵，ししゃも，いか，卵黄，レバー，バター等に多く含まれている。コレステロールは生体膜の構成成分であり，胆汁酸，ステロイドホルモン，ビタミンD等の前駆体として重要であるが，過剰摂取には注意が必要である。植物性のステロールにはしいたけ等のきのこ類に含まれているエルゴステロール（プロビタミンD_2）や米ぬか油に分布するβ-シトステロール等がある。植物ステロールには，小腸におけるコレステロールの吸収を阻害し，血中コレステロール濃度を低下させることが知られている。

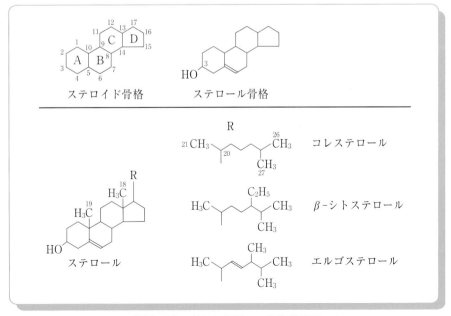

図3-43　おもなステロール化学構造

表3-20　コレステロールの多い食品　　（可食部100 g 当たり）

食品名		含量（mg）
魚介類	するめ（加工品）	980
	しろさけ（すじこ）	510
	干しえび（加工品）	510
	キャビア（塩蔵品）	500
	しろさけ（イクラ）	480
	うなぎ（きも，生）	430
	あわび（干し）	390
	にしん（かずのこ，生）	370
	まだら（しらこ，生）	360
	すけとうだら（たらこ，生）	350
	からふとししゃも（生干し，生）	290
	うに（生うに）	290
	するめいか（生）	250
	ふかひれ	250
	しらす干し（微乾燥品）	250
	うなぎ（養殖，生）	230
肉　類	がちょう（フォアグラ，ゆで）	650
	にわとり（肝臓，生）	370
	ぶた（肝臓，生）	250
卵　類	鶏卵（卵黄，生）	1,200
	うずら卵（全卵，生）	470
	鶏卵（全卵，生）	370

資料：文部科学省科学技術・学術審議会資源調査分科会『日本食品標準成分表（八訂）増補 2023 年』2023 年

（6）油脂の化学的及び物理的性質

1）化学的性質（油脂の化学的試験法）

　油脂の特徴を示す試験項目にけん化価，ヨウ素価等がある。油脂を構成する脂肪酸の分子量や不飽和度等の測定により，油脂の特徴を明らかにできるので，これらを油脂の特数という。

　また，油脂の変質の程度を示す試験の値には，酸価，過酸化物価，カルボニル価，チオバルビツール酸価等がある。

a　けん化価（saponification value：SV）

　グリセリドをアルカリ加水分解することをけん化という。油脂 1 g をけん化するのに必要な水酸化カリウム（KOH）の mg 数をけん化価という。けん化価は油脂の単位重量当たりのエステル結合数に比例し，構成脂肪酸の分子量を反映するため，油脂を構成する脂肪酸の分子量の大小を示す目安となる（表3-21）。例えば，やし油のように分子量の小さい脂肪酸を含むものは 240 ～ 250 と高く，分子量の大きい脂肪酸を含むなたね油等では 170 ～ 180 と低い。

b　ヨウ素価（iodine value：IV）

　油脂 100 g に付加されるヨウ素の g 数で表した値である。不飽和脂肪酸を含む油脂

表3-21　おもな油脂のけん化価とヨウ素価

油　脂		けん化価	ヨウ素価
植物油脂			
乾性油	あまに油	187〜197	168〜190
半乾性油	大豆油	188〜196	114〜138
	とうもろこし油	187〜198	88〜147
	なたね油	167〜180	94〜107
	米ぬか油	179〜196	99〜103
	綿実油	189〜197	88〜121
不乾性油	オリーブ油	185〜197	75〜 90
植物脂	パーム油	196〜210	43〜 60
	やし油	245〜271	7〜 16
動物油脂	バター脂	218〜235	25〜 47
	牛脂	190〜202	25〜 60
	ラード（豚脂）	193〜202	46〜 70
魚　油	いわし油	188〜205	163〜195
	さば油	186〜197	136〜178
	たら油	175〜191	143〜205

にヨウ素を作用させると，二重結合に付加するため構成脂肪酸の不飽和度を知ることができる。ヨウ素価が高いほど二重結合が多く酸化されやすいことを示す。表3-21に示すように植物性油はヨウ素価によって130以上を乾性油，100〜130を半乾性油，100以下を不乾性油に分類している。魚油では140以上と高く，動物脂では70以下を示す。

c　酸　価（acid value：AV）

油脂1gに含まれる遊離脂肪酸を中和するのに必要な水酸化カリウム（KOH）のmg数で表す。精製された良質の油脂の酸価は低いが，貯蔵，加工等により遊離脂肪酸が生成されると高くなるため，油脂の精製度や劣化の目安となる。日本農林規格では，精製大豆油は0.2以下，大豆サラダ油は0.15以下と決められている。即席めん類（油処理により乾燥したものの油脂）では1.5以下と規定している。

d　過酸化物価（peroxide value：PV または POV）

過酸化物とヨウ化カリウム（KI）を反応させて生じたヨウ素（I_2）とチオ硫酸ナトリウムで滴定したときの，油脂1kgに対するヨウ素のミリ当量数（meq/kg）を過酸化物価という。油脂の自動酸化の初期に生成する過酸化物（ヒドロペルオキシド）の量を測定し，初期酸化の程度を知ることができる。過酸化物は，酸化後期には分解され，熱酸化では蓄積しないことから自動酸化初期の指標である。日本農林規格では，食用精製加工油脂3.0以下，即席めんに対して30以下と規定している。食用油脂の劣化の程度を評価するために酸価と過酸化物価を併用することが多い。

e　カルボニル価（carbonyl value：CV）

油脂1kg中に含まれるカルボニル化合物のミリ当量数（meq/kg）で表す。油脂の酸化が進むと，初期生成物である過酸化物が分解して，アルデヒドやケトン等のカル

ボニル化合物が生成する。二次生成物は油脂の酸化臭の原因になり，油脂の酸化によりカルボニル価は高くなる。

2）物理的性質

a　比　重

油脂類の比重は油脂を構成している脂肪酸の種類により異なる。分子量の増加に伴い減少するが，不飽和脂肪酸が増えると値は高くなる。食用油脂では15℃で0.91 〜 0.95 の範囲である。

b　融　点

固体油を加熱するとき，固相が完全に液相に転換する温度である。油脂の構成脂肪酸の炭素数が増えるほど，不飽和度が低いほど高くなる。油脂中の不飽和脂肪酸の二重結合に水素を付加した水素添加油または硬化油では融点が高くなる。構成する脂肪酸組成が同じであってもグリセロールに結合している脂肪酸の位置が異なると融点は異なる。また，二重結合がトランス型，シス型かの差異によっても融点は異なる。

c　発煙点と引火点

温度を上げたとき，油脂表面から発煙が連続的に起こり始める温度を発煙点といい，通常200℃以上である。遊離脂肪酸，不けん化物，モノアシルグリセロール，乳化剤等が油脂に含まれる場合や，加熱によって酸化が進行すると発煙点は低下する。また，引火する温度を引火点といい，発煙点よりやや高い。なお，発煙点についてフライに使用する油脂については，昭和54年厚生省通知「弁当及びそうざいの衛生規範」において，170℃未満となったものは新しい油脂と交換することが決められていた。2018（平成30）年改正の食品衛生法によりHACCPによる衛生管理が全食品等事業者に義務付けられ，2021（令和3）年より適用されたため本規範は廃止されたが，日本惣菜協会の衛生管理手引きで同様に規定している。

d　粘　度

液体が流動したときに起こる抵抗の程度を示す値である。脂肪酸の炭素鎖が長いほど高く，不飽和度が増すに従い小さくなる。また，温度が高くなるほど小さく，酸化重合したものでは粘度が増加する。

（7）油脂の加工技術

1）水素添加とトランス脂肪酸

油脂中の不飽和脂肪酸の二重結合に水素を付加することを水素添加という。これにより生じた油脂を，融点が高くなり油が硬化することから硬化油（水素添加油脂）という。水素添加により不飽和度を低下させると飽和脂肪酸の割合が増し，融点が上昇して油脂の硬さが増す。このことにより，油脂の安定性と物性の改質がなされる。

一方，この加工過程の副反応として二重結合がトランス型になったトランス脂肪酸が生成されることがある。天然に分布する不飽和脂肪酸のほとんどはシス型であるが，マーガリンやショートニングに用いる硬化油に含まれるトランス脂肪酸の安全性

は，長期間あるいは多量の摂取については注意が必要である。トランス脂肪酸の摂取は血中LDLコレステロール増加とHDLコレステロール低下の作用があり，冠動脈疾患危険因子になると考えられている。米国では2006（平成18）年から加工食品のトランス脂肪酸表示を義務付けている。WHO/FAO専門委員会はトランス脂肪酸摂取量を1日当たり総エネルギー摂取量の1％未満にするように勧告している。わが国では，摂取エネルギー比率の1％未満と考えられていることから，このトランス脂肪酸摂取量では，影響は少ないと考えられるが，できるだけ低く留めることが望ましい。

2）エステル交換

　油脂を触媒（ナトリウムメトキシド）の存在下で加温すると構成脂肪酸間の交換反応が起きる。これをエステル交換という。構成脂肪酸の結合位置の交換により融点や流動性等の油脂の物性を改質することができる。ラードは大粒のザラザラした結晶をつくりやすいため，保存中に食感が低下する。それをエステル交換すると，食感が改善される。エステル交換をするときにグリセロールを加えておくとモノアシルグリセロールやジアシルグリセロールが生成する。特定保健用食品である中鎖脂肪酸を含む食用油は，このエステル交換を利用してトリアシルグリセロール1分子に長鎖脂肪酸と中鎖脂肪酸が共存するように加工されている。

3）トリアシルグリセロール組成と融点

　油脂の物性は脂肪酸組成のほか，トリアシルグリセロール組成によっても影響を受ける。カカオ脂と牛脂の脂肪酸組成は似ているが，カカオ脂は33℃，牛脂は40〜50℃と融点が異なっている。カカオ脂は飽和−不飽和−飽和型の分子種が80％を占めており単一の分子種に近い。それに対して，牛脂は複雑なトリアシルグリセロール組成により構成されている。

4）油脂の多形現象

　油脂には融点の異なるいくつかの結晶構造をとり得る多形現象がみられる。多様な結晶構造をとることは，チョコレート，ショートニングのような固形脂に重要な影響を与えている。油脂の代表的な結晶形態はα，β'及びβがあり，後者ほど結晶の安定性がよく，融点が高い。図3-44にトリアシルグリセロールの多形現象を示す。鎖長構造と副格子構造の指標により多形の同定がなされ，六方晶型がα，斜方晶垂直型がβ'，三斜晶平行型がβである。例えば，アイスクリームの気泡のまわりの粒子状の油脂ではα，マーガリンやショートニングではβ'，チョコレートではβである。油脂中の脂肪酸の性質が類似している場合は2鎖長構造，性質の異なる脂肪酸からなる場合には3鎖長構造が現れる。

　カカオ脂では3種類の結晶型がそれぞれ21〜24℃，27〜29℃，34〜36℃の融点をもつ。これにチョコレートとしての物性を付与するために融解と再結晶化を繰り返して安定で高融点の結晶構造（β型）にそろえる。これをテンパリングという。夏などによくみられる融解したチョコレートの表面の光沢がなくなり，舌触りが悪くなる現象をファットブルーミングという。

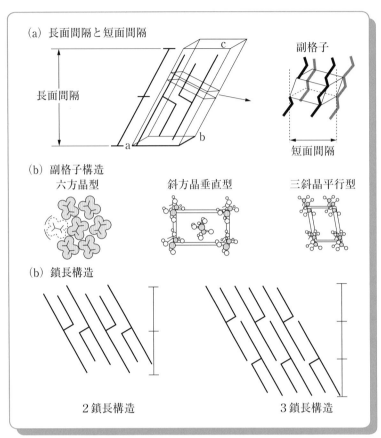

図3-44　トリアシルグリセロールの結晶多形現象

資料：日本油化学会編『油化学便覧第4版』2001年，丸善出版，p.307

（8）脂質の栄養と機能

1）エネルギー源

　たんぱく質や炭水化物は1g当たり4kcalのエネルギーをもつが，脂質は1g当たり9kcalであり，効率のよいエネルギー源である。さらに脂質は，脂溶性ビタミン（A，D，E，K）やカロテノイド等の脂溶性成分の吸収にも重要な役割をもつ。

　脂質の所要量は総エネルギー量に対する比率で表され，「日本人の食事摂取基準（2020年版）」では，1歳以上目標量は20～30％のエネルギー比率とされている。脂質は生体において細胞膜として重要な構成成分である。一方，過剰摂取は肥満症，動脈硬化性心疾患，高血圧，糖尿病，乳がん，大腸がん等の生活習慣病との関連性が高い。

2）必須脂肪酸と生理活性物質

　ヒトの体内でn-6系のリノール酸〔$C_{18:2}$〕及びn-3系のα-リノレン酸〔$C_{18:3}$〕を合成することができないため，これらは食事から摂取しなくてはならない必須脂肪酸である。γ-リノレン酸〔$C_{18:3(n-6)}$〕，アラキドン酸〔$C_{20:4(n-6)}$〕はリノール酸から，イコサペンタエン酸〔$C_{20:5(n-3)}$〕，ドコサヘキサエン酸〔$C_{22:6(n-3)}$〕はα-リノレン酸か

らそれぞれ合成することができる（図3-45）。必須脂肪酸は正常な発育，皮膚や生理機能の維持に欠かせない成分である。一般的な日本人の通常の食生活で必須脂肪酸が不足することはない。

これらの脂肪酸のなかで，炭素数20の脂肪酸からイコサノイドといわれるプロスタグランジン（PG），トロンボキサン（TX），ロイコトリエン（LT）等，生理活性物質が生成される（図3-45）。n-6系のアラキドン酸から生成されるイコサノイドは，血小板凝集と，気管支収縮，子宮収縮，腸管運動等に関わる。一方，n-3系のイコサペンタエン酸から生成されるイコサノイドは，拮抗作用を有するものが多い。したがって，n-3系不飽和脂肪酸とn-6系不飽和脂肪酸の摂取比率のバランスが重要である。

3) 脂質の機能性（食品の機能性については，p.171 ～参照）

a n-3系多価不飽和脂肪酸

魚油には，イコサペンタエン酸（IPA）やドコサヘキサエン酸（DHA）等のn-3系不飽和脂肪酸が含まれており，IPAは血小板凝集抑制，血清脂質改善作用，脳梗塞等の血栓症予防効果が認められており，DHAは脳機能，視覚機能，老人性認知症との関連，大腸がん等のリスクを減らしアレルギー症状を防ぐともいわれている。

b 中鎖脂肪酸

中鎖脂肪酸は，牛乳・乳製品の脂肪に8%，やし油60%，パーム核油55%程度含まれている炭素数6～12程度の脂肪酸である。中鎖脂肪酸は，長鎖脂肪酸トリアシルグリセロール主体の一般油脂の体内吸収とは異なり，エネルギー源として利用されやすく，体脂肪として蓄積されにくいという特徴を有する。医療用（病者用のカロリー食）やスポーツの際のエネルギー源として利用されている。

c ジアシルグリセロール

ジアシルグリセロールは，グリセロールに脂肪酸が2個結合した構造であり，トリアシルグリセロールと比較して，摂取した際中性脂肪に再合成されにくく，体脂肪になりにくい性質をもつことが知られている。

d 植物ステロール

植物性食品や植物油等に含まれている植物ステロールには，β-シトステロール，カンペステロール，スティグマステロール等がある。コレステロールの吸収率50%と比較して，シトステロールでは2%程度でかなり低い。植物ステロールには，小腸からのコレステロール吸収を抑制する作用がある。コレステロールと植物ステロールが共存するとコレステロールのミセル化を競合的に阻害し，ミセル化されるコレステロールを減らすことによりコレステロールの吸収を妨げる。

e 共役リノール酸

共役リノール酸はリノール酸の異性体のうち，炭素－炭素の二重結合が2個共役した形（-C=C-C=C-）をもつものの総称である。反芻動物の胃内で微生物の作用を受けて生じることから牛肉に少量含まれている。共役リノール酸は脂質代謝異常改善や糖尿病改善が期待されている。

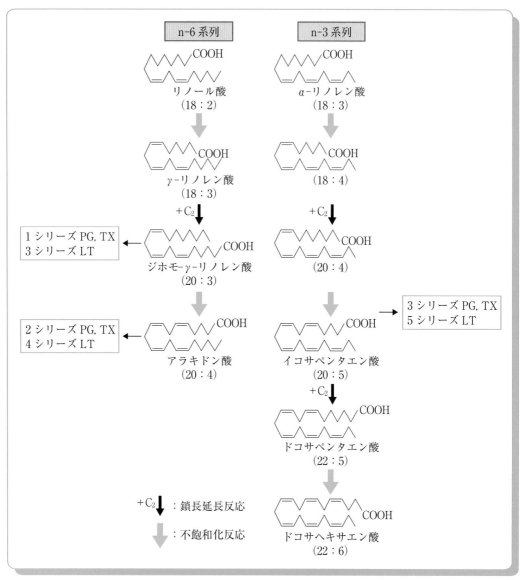

図3-45　n-3及びn-6系多価不飽和脂肪酸の構造と代謝

5 無 機 質

（1）日本食品標準成分表2020年版（八訂）に収載されている無機質と収載されてない無機質

　人体を構成している元素のうち，酸素，炭素，水素，窒素の4元素は，たんぱく質，脂質，炭水化物等の有機物や水を形成し，人体全体の約96％を占めている。残りの4％に含まれる元素は無機質（ミネラル，mineral）とよばれており，人では16

種類が必須性を認められている。必須ミネラルのうち，ナトリウム，カリウム，カルシウム，マグネシウム，リン，硫黄，塩素は，成人の1日の摂取量が概ね100 mg以上で多量（主要）ミネラルとよばれる。一方，100 mg未満のものは微量ミネラルとよばれ，鉄，亜鉛，銅，マンガン，ヨウ素，セレン，クロム，モリブデン，コバルトがある。

　日本食品標準成分表2020年版（八訂）では，日本人の食事摂取基準（2020年版）に基準値が策定されている成分項目とあわせて，塩素，硫黄，コバルトを除く13種類（ナトリウム，カリウム，カルシウム，マグネシウム，リン，鉄，亜鉛，銅，マンガン，ヨウ素，セレン，クロム及びモリブデン）を収載している。

▍（2）食品中のおもな無機質

1）ナトリウム（sodium, Na）

　生体内では，おもに細胞外液に陽イオン（Na$^+$）の形で存在し，浸透圧の維持や酸・塩基平衡，細胞外液量の調節に関与している。また，骨にも含まれ，骨格の維持に貢献している。

　食品中では，塩化ナトリウムの形で食塩として摂取することが多く，その他にも食品添加物に含まれるグルタミン酸ナトリウムやリン酸ナトリウム等のナトリウム化合物の形でも摂取している。食塩相当量（g）は次式で求められる。

$$\text{食塩相当量（g）} = \text{ナトリウム（g）} \times 2.54$$

（注）2.54：食塩（NaCl）の式量/Naの原子量＝(23＋35.5)/23≒2.54

　食塩の過剰症として，浮腫や高血圧が起こることが知られており，日本人の食事摂取基準（2020年版）では，食塩の目標量を15歳以上男性7.5 g未満/日，女性6.5 g未満/日としている。

2）カリウム（potassium, K）

　生体内では，主に細胞内液に陽イオン（K$^+$）の形で存在し，ナトリウムとともに浸透圧維持や酸・塩基平衡の調節に関与している。また，神経や筋肉の興奮伝導にも関与する。ナトリウムの尿中排泄を促すため，高血圧予防の点からも摂取が重要である。一般に，Na/Kの摂取比率は2以下が適正であるとされている。

　食品中には広く分布しており，特に藻類，豆類，いも類，野菜類，果実類等の植物性食品に多く含まれる。

　必要以上に摂取したカリウムは，通常排泄されるが，腎機能が低下すると排泄能力が低下するため，摂取制限が必要になる。

3）カルシウム（calcium, Ca）

　人の体重の1〜2％を占め，そのうち99％は主にリン酸カルシウムの形で骨や歯に存在する。残りの1％は血液や細胞中にたんぱく質と結合した形やイオンとして含まれており，血液凝固や神経の興奮，筋肉収縮に関与する。日本人には不足しがちな

無機質の1つであり，成長期に不足すると，骨や歯の発育に影響して成長が抑制され，成人において不足すると，骨や歯の軟弱化が起こり，骨粗鬆症の原因となる。過剰症としては，泌尿器系結石やミルクアルカリ症候群*がある。

食品では，牛乳・乳製品，小魚，野菜類，藻類等に多く含まれる。吸収率は食品によって異なり，牛乳・乳製品は50％，小魚は30％，野菜類や藻類は20％程度である。カルシウムの吸収は小腸上部で行われる能動輸送と小腸下部で行われる受動輸送に大別されるが，受動輸送の寄与が大きい。受動輸送では溶解しているカルシウムが多いほど吸収が高まる。ほうれんそうに含まれるシュウ酸，だいずや穀類に含まれるフィチン酸，畜肉・魚肉加工品の食品添加物であるリン酸塩は，カルシウムと結合して不溶化し，吸収を阻害する。一方，カルシウムの吸収を助ける成分として，活性型ビタミンD，ラクトース，塩基性アミノ酸，CPP（カゼインホスホペプチド）等がある。牛乳カゼインのトリプシン分解産物であるCPPは，小腸下部に達すると不溶性の塩の生成を阻止し，溶解性カルシウムの量を増加させ，カルシウムの吸収をよくするといわれている。また，リンとのバランスも重要で，カルシウムとリンの比が2：1〜1：2の範囲が望ましいとされている。牛乳は，カルシウムとリンのバランスがこの範囲にあり，吸収を促進する成分を含むため，吸収率が高い。ただし，食物中のカルシウムの吸収量はその吸収率よりも摂取絶対量に大きく影響を受ける。

4）マグネシウム（magnesium, Mg）

生体内では，約60％がリン酸マグネシウムとして骨や歯に存在する。残りは，筋肉やその他の組織，血液中に存在し，神経伝達やさまざまな酵素反応の活性化に関与する。特に，エネルギー産生や代謝調節等において重要な役割を果たしている。通常不足することはないが，欠乏すると虚血性心疾患等の心臓血管障害や神経疾患，精神疾患を招く。

食品中では，クロロフィルの構成成分として藻類や緑色野菜に含まれるほか，種実類，穀類，豆類等の植物性食品や魚介類にも多く含まれる。主に小腸上部から吸収され，摂取量が300〜350mg/日の場合には吸収率は30〜50％とされるが，摂取量が少ないほど吸収率は高くなる。マグネシウムを過剰に摂取するとカルシウムの排泄量が増えるので，カルシウムとマグネシウムの比は2：1程度が望ましいとされている。

5）リン（phosphorus, P）

カルシウムやマグネシウムとともに骨や歯の構成成分である。また，リン脂質やリンたんぱく質，ATP（アデノシン三リン酸），核酸の構成成分として，脳・神経の機能

---

*ミルクアルカリ症候群：ミルクアルカリ症候群は，消化性潰瘍の治療のためにアルカリ剤（マグネシウム製剤等）と牛乳を多量に長期間摂取したときに起こる症候群で，高カルシウム血症，アルカローシスをきたし，腎障害に進展する。現在は，治療の変化からほとんど認められないとされているが，マグネシウム製剤は便秘薬等にもよく使用されており，カルシウムサプリメントや牛乳の多量摂取により起こる可能性もあるといわれている。

維持やエネルギー代謝に重要な役割を果たしている。

　リンは，穀類，魚介類，肉類，乳類，豆類，卵類等のほとんどの食品に広く含まれる。また，畜肉・魚肉加工品や即席ラーメン等の加工品には食品添加物としてリン酸塩が含まれるので，過剰摂取になることが多い。過剰な摂取はカルシウムや亜鉛の吸収を妨げるため，加工食品の取り過ぎには注意が必要である。腎機能低下によりリン摂取の制限が必要となる場合がある。吸収率は成人で60～70％である。

6）鉄（iron, Fe）

　生体内では，60～70％が赤血球のヘモグロビン，3～5％が筋肉のミオグロビンの構成成分として存在し，酸素の運搬・保持に関与している。また，細胞のシトクロムやカタラーゼ等の各種酵素の構成成分（0.3％）としても重要である。30％はフェリチン等の貯蔵鉄として肝臓，脾臓，骨髄に貯蔵される。鉄の不足は，貧血や組織の活性低下を起こし，女子では月経による損失のため，不足して鉄欠乏性貧血を起こしやすい。

　食品では，肉類（特に肝臓），赤身魚，貝類，だいず，緑黄色野菜等に多く含まれる。肉類等の動物性食品に多く含まれるヘム鉄*（有機鉄）は，吸収率が20～40％と高いが，野菜等の植物性食品に多く含まれる非ヘム鉄（無機鉄）は，5％程度の吸収率しかない。しかし，日本では，鉄摂取に及ぼす植物性食品の寄与が大きく，食品から摂取される鉄の約90％は非ヘム鉄である。非ヘム鉄の吸収形態はFe^{2+}（2価鉄）で，十二指腸と小腸上部より吸収される。Fe^{3+}（3価鉄）は胃酸によって溶解され，食物中の還元物質や腸管上皮細胞膜上にある鉄還元酵素によって溶けやすいFe^{2+}の状態になり吸収される。植物性の非ヘム鉄はFe^{3+}がほとんどで吸収率が低いが，アスコルビン酸と一緒に摂取するとFe^{3+}が還元されてFe^{2+}になり吸収率が高まる。その他，たんぱく質も吸収を促進する。フィチン酸やタンニン，食物繊維は鉄の吸収を阻害する。吸収率は，摂取する人の状態でも変化し，生体内の鉄の要求量が大きいときには吸収率が高まり，逆に要求量が低いときには吸収率は低下する。正常な人の吸収率は10～15％程度である。

7）亜鉛（zinc, Zn）

　DNAポリメラーゼ，アルカリホスファターゼ，アルコール脱水素酵素等の多くの酵素の構成成分として生理機能に重要な役割を果たしている。特に核酸やたんぱく質の代謝に関与する。また，血糖調節ホルモンであるインスリンの構成成分である。欠乏により，皮膚や粘膜の障害や味覚障害が起こるとともに，免疫たんぱく質の合成能が低下する。小児では成長障害，皮膚炎が起こる。

　食品では，魚介類（特にかき），肉類，種実類，豆類等に多く含まれる。フィチン酸，食物繊維，食品添加物に使用されるリン酸塩等は亜鉛の吸収を妨げる。また，鉄

---

*ヘム鉄：ヘムとは，ポルフィリン環の中心に2価の鉄イオンがキレート結合した錯塩で，この鉄をヘム鉄という。

や銅と拮抗することも報告されている。亜鉛は主として十二指腸で吸収される。吸収率は約30％とされるが，摂取量が少ないほど吸収率は高くなる。

8）銅 (copper, Cu)

生体では，肝臓や脳，筋肉，血液等に存在している。セルロプラスミン，シトクロムCオキシダーゼ，チロシナーゼ，リシルオキシダーゼ，スーパーオキシドジスムターゼ等の構成成分として，鉄代謝やヘモグロビンの合成，神経伝達物質の生成，メラニン形成，結合組織形成，活性酸素除去等に関与する。セルロプラスミンは，Fe^{2+}をFe^{3+}に酸化触媒するフェロキシダーゼ活性を発揮して鉄をトランスフェリンと結合させ，鉄代謝に対して重要な役割を果たす。通常不足することはほとんどないが，欠乏すると貧血や骨形成不全，毛や皮膚の脱色が起こる。先天的な欠乏を起こすメンケス病，過剰症を起こすウィルソン病が知られている。

食品では，貝類，甲殻類，肝臓，種実類，豆類に含まれる。軟体動物や甲殻類の血色素ヘモシアニンの成分である。おもに十二指腸から吸収され，吸収率は20～60％とされるが，摂取量が少ないほど吸収率は高くなる。

9）マンガン (manganese, Mn)

ピルビン酸カルボキシラーゼ，アルギナーゼ，スーパーオキシドジスムターゼ等の構成成分として，また，さまざまな酵素の補助因子（コファクター）として重要であり，骨形成，たんぱく質合成等に関与している。

食品では，茶葉や豆類，種実類，藻類，穀類等の植物性食品に多く存在する。吸収率は3～5％で，高くはないが通常の食事で不足することはほとんどない。ただし，完全静脈栄養施行患者では，欠乏する可能性があるとされている。

10）ヨウ素 (iodine, I)

生体では約70％が甲状腺に存在し，甲状腺ホルモンのチロキシンやトリヨードチロニンの構成成分として，代謝や発育促進に関与する。欠乏や過剰摂取により甲状腺腫や甲状腺機能障害が起こる。

藻類や魚介類に多く含まれるため，日本人の食生活では不足することはほとんどない。吸収率は約100％である。甲状腺へのヨウ素蓄積を阻害して甲状腺腫を起こす可能性のあるゴイトロゲン（甲状腺腫誘発物質）の性質をもつものとして，キャベツやなたね等のアブラナ科植物のイソチオシアナートから生成されるゴイトリンやチオシアン酸イオン，豆類のイソフラボン，硬水中のカルシウムイオン等がある。

11）セレン (selenium, Se)

グルタチオンペルオキシダーゼの構成成分として，生体内の過酸化水素や過酸化脂質除去に関与する。また，カドミウムや水銀等と生体内で拮抗作用を示し，毒性を軽減させる。欠乏症として心筋症があり，土壌中のセレン濃度がきわめて低い中国北東部の克山病が知られている。

食品では，魚介類や肝臓，穀類，豆類に含まれる。食品中のセレンの多くはセレノメチオニン，セレノシスチン等の含セレンアミノ酸の形態で存在している。

12) クロム（chromium, Cr）

栄養素としては，3価クロムが糖代謝（インスリン補助因子），脂質代謝に関与している。長期間完全静脈栄養を施行した場合に欠乏症がみられ，耐糖機能低下，末梢神経障害等が起こる。

食品では，ビール酵母，肉類，穀類に含まれる。吸収率はきわめて低く3％未満である。6価クロムは毒性が高く栄養素として認められていない。

13) モリブデン（molybdenum, Mo）

生体では，肝臓や腎臓に存在する。キサンチンオキシダーゼ，アルデヒドオキシダーゼ等の酵素の構成成分として，尿酸代謝に関与する。

食品では，豆類，穀類，乳類，肝臓等に含まれる。

（3）灰 分

日本食品標準成分表2020年版（八訂）では，食品を一定条件下（550℃）で燃焼して得られる残分を灰分と定義し，食品中の無機質の総量を反映したものと考えている。灰分は，無機質が酸化物や炭酸塩等の形で残ったもので無機質の概量を示すが，炭素が灰の中に残る場合や，硫黄や塩素のように燃焼中に失われる元素もあるため，厳密には一致しない。日本食品標準成分表2020年版（八訂）では，差引き法による利用可能炭水化物量及び差引き法による炭水化物量の算出に用いられている。また，水分とともにエネルギー産生に関与しない一般成分として各成分値の分析の確からしさを検証する際の指標のひとつとなる。

（4）食品中の役割

1）色素成分としての役割・色調変化への影響

藻類や緑色野菜の色素であるクロロフィルにはマグネシウムが含まれており，動物の血色素であるヘモグロビン，肉の色であるミオグロビンには鉄が含まれている。え

コラム **酸性食品・アルカリ性食品**

食品を完全に燃焼させて残った灰を水に溶解し，その溶液のpHが酸性を示すか，アルカリ性を示すかで食品を酸性食品，アルカリ性食品に区別できる。肉類や魚類，卵類，穀類は塩素（Cl^-）やリン（PO_4^{3-}），硫黄（SO_4^{2-}）のような陰イオンを生成する無機質を多く含み，溶液が酸性を示すので，酸性食品である。牛乳や野菜類，果実類，藻類，いも類等はナトリウム（Na^+）やカリウム（K^+），マグネシウム（Mg^{2+}），カルシウム（Ca^{2+}）といった陽イオンを生成する無機質を多く含み，溶液はアルカリ性を示すので，アルカリ性食品である。レモンのような酸味のある食品でも，体内ではアルカリ性食品となる。しかし，人の体液はおよそpH 7.3に維持されており，食事でpHが変化することはない。

びやかに，たこ，いかの血色素ヘモシアニンには銅が含まれている。褐変酵素である
ポリフェノールオキシダーゼも銅を含む酵素である。これらは調理や加工時の食品の
色の変化に関与している。また，アントシアニン色素やフラボノイド色素はアルミニ
ウムや鉄等の金属イオンとキレート化合物をつくり，色調が変化する。色調は金属イ
オンの種類や配位する水酸基の位置により異なる。例えば，なすの漬物や黒豆の煮物
にみょうばんや鉄くぎを入れると色が鮮やかになり安定化する。

2）高分子成分のゲル化への影響

カルシウムやマグネシウム等の2価以上の金属カチオン（陽イオン）は，食品中の
たんぱく質や多糖類の一部をゲル化（凝固）させる性質をもつ。例えば，大豆たんぱ
く質に塩化マグネシウム（にがり）や硫酸カルシウムを加えると，ポリペプチド鎖中
のカルボキシ基同士が Mg^{2+} や Ca^{2+} 等の2価のイオンを介して架橋を形成してゲル
化する。この性質を利用して作られているのが豆腐である。同様に，アルギン酸や低
メトキシペクチンに塩化カルシウムを作用させ，人工イクラや低糖度ジャムが製造さ
れている（図3-46）。

3）酸化反応の触媒

鉄や銅等の遷移金属のイオンは，酸化反応の触媒となり，油脂の変敗を促進する。
赤身魚は白身魚に比べて分子内に鉄をもつヘム化合物（ミオグロビン，ヘモグロビン）
の量が多く，酸化しやすい。

4）キレートの形成

2個以上の配位原子をもつ配位子が，金属イオンを挟み込むような形で配位結合し

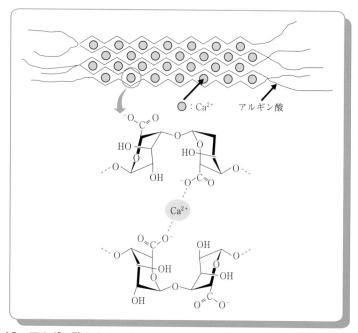

図3-46 アルギン酸とカルシウムイオンによる架橋構造（エッグボックスモデル）

た錯化合物をキレートという。ポリリン酸塩やフィチン酸はキレート作用が強く，カルシウム，鉄，亜鉛と結合して吸収を阻害する。

5) 呈味成分・香気成分の構成成分

アルカリ金属（Na^+, K^+, Li^+），アルカリ土類金属（Ca^{2+}, Mg^{2+}），アンモニウムイオン（NH_4^+）等の陽イオンとハロゲン（Cl^-, I^-, Br^-），硫酸イオン（SO_4^{2-}），硝酸イオン（NO_3^-）との塩や有機酸のナトリウム塩は塩味を呈する。Mg^{2+} や Ca^{2+} は苦味も呈する。

また，だいこんやからしの辛味成分であるイソチオシアナート類，ねぎやにんにくの辛味・匂い成分であるジスルフィド類，乾しいたけの香気成分レンチオニンは含硫化合物である。

6 ビタミン

(1) ビタミン（vitamin）とは

ビタミンは，糖質，脂質，たんぱく質等の栄養素が，体内で円滑に代謝するための調節因子の役割を有する微量有機栄養素である。ヒトでは，腸内細菌により合成し供給されるビタミンや体内で合成できるナイアシン等もあるが，必要量に満たないため食物として体外から摂取しなければならない必須栄養素である。「ビタミン」は，ラテン語の vita（生命）と amine（アミン化合物）に由来している。

ビタミンは溶解性に基づいて分類されており，脂溶性ビタミン4種（ビタミンA，D，E，K）と水溶性ビタミン9種（ビタミン B_1, B_2, ナイアシン，ビタミン B_6, B_{12}, 葉酸，パントテン酸，ビオチン，ビタミンC），あわせて13種類ある。水溶性ビタミンのほとんどは補酵素として作用している。ビタミンの種類により供給源となる食品が異なることから，バランスよく食品を摂取しないと欠乏症あるいは過剰症を引き起こすことがある。各ビタミンの摂取量の指標は，厚生労働省「日本人の食事摂取基準」に定められている。

ビタミンには，プロビタミンとよばれそれ自体にはビタミン効力を示さないが，摂取後に体内でビタミンに変化する化合物がある。例えば，ビタミンAのプロビタミンは，カロテノイド系色素の一部である。

(2) 脂溶性ビタミン

脂溶性ビタミンには，ビタミンA，D，E，Kの4種類があり，脂質には溶けやすいが水には溶けない性質がある。体内に蓄積されやすいため，摂取しすぎると過剰症を引き起こすこともあるので摂り過ぎに注意が必要である。

1) ビタミンA（レチノール，retinol）

a 種 類

ビタミンAは，レチノールと同様の生理作用をもつ化合物の総称であり，レチ

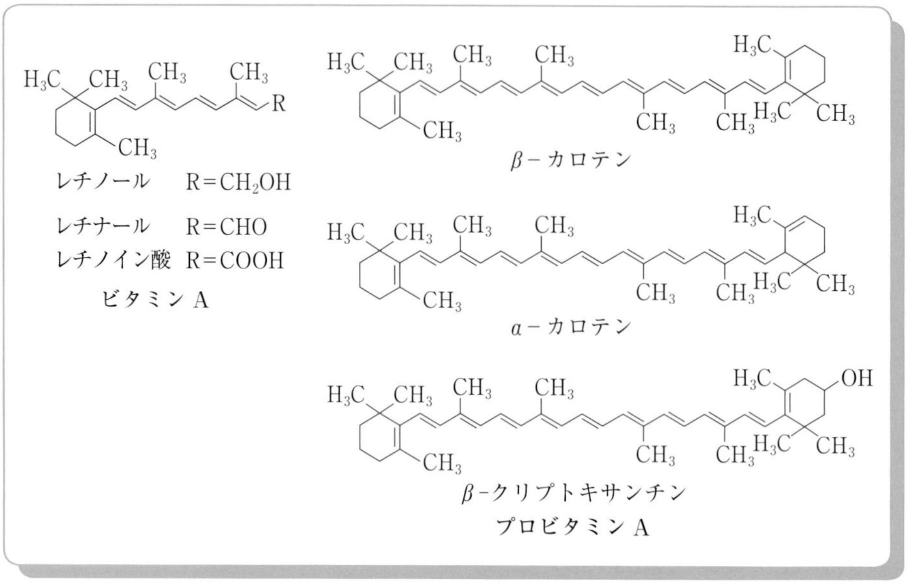

図3-47　ビタミンAとプロビタミンAの構造

ノール，レチナール，レチノイン酸がある。体内でレチノールに変換される前駆体を
プロビタミン A といい，主に β- カロテン，それ以外には α- カロテン，β- クリプト
キサンチン等がある。おもに植物性食品に含まれる赤や黄色の色素である（図3-47）。

【レチノール活性当量（retinol activity equivalents：RAE）】

レチノール活性当量（μgRAE）＝ レチノール（μg）＋ β- カロテン（μg）$\times \frac{1}{12}$
＋ α- カロテン（μg）$\times \frac{1}{24}$ ＋ β- クリプトキサンチン（μg）$\times \frac{1}{24}$
＋その他のプロビタミン A カロテノイド（μg）$\times \frac{1}{24}$

なお，サプリメントとして摂取する油溶化 β- カロテンは，2 μg の β- カロテンで
1 μg のレチノールに相当するため，食品由来の β- カロテンとは扱いが異なる。

　b　生理作用

ビタミン A は網膜細胞の保護作用，皮膚や粘膜の正常保持，成長・分化に関わっ
ている。

　c　欠乏・過剰

ビタミン A が不足すると視覚機能に影響を与え，角膜乾燥症，暗順応障害や夜盲
症となる。また，ビタミン A の過剰摂取では，頭痛，頭蓋内圧亢進，妊婦の健康障
害や胎児奇形を起こす可能性が知られている。なお，プロビタミン A からビタミン
A への変換は厳密に調節されているので過剰症は生じない。

d　食品所在

レチノールを含むおもな食品は，うなぎ，鶏レバー，乳製品（バター・チーズ），卵黄等の動物性食品である。プロビタミン A を含有する食品としては，かぼちゃ，にんじん，ほうれんそう等の緑黄色野菜やみかん等があげられる。β- カロテンの吸収率は，食材の種類や調理法により大きく異なっており，体内でビタミン A が不足すると，必要量だけがビタミン A に変換する。

e　特　性

ビタミン A には，多くの二重結合があるため空気中で酸化されやすく，光と熱の存在下では非常に不安定である。

2）ビタミン D（カルシフェロール，calciferol）

a　種　類

ビタミン D（カルシフェロール）には，植物性食品由来のビタミン D_2（エルゴカルシフェロール）と動物性食品由来の D_3（コレカルシフェロール）があるが，日本人の食事摂取基準（2020 年版）の数値は両者の合計量で算定している。ビタミン D は，体内での合成と食品からの摂取により供給されているが，ビタミン D 量にはプロビタミン D であるエルゴステロールや7- デヒドロコレステロールは含まない（図3-48）。

b　生理作用

ビタミン D は，食品中のカルシウムの吸収及び骨からのカルシウム溶出や骨への沈着等のカルシウム代謝，骨代謝に関係がある。体内のカルシウムとリンの恒常性を維持する働きがある。

c　欠乏・過剰

不足するとくる病（乳幼児期），骨軟化症（成人），骨粗鬆症の原因となり，一方過剰摂取では高カルシウム血症，腎障害等が起こる。

d　食品所在

ビタミン D を豊富に含有する食品としては，魚肉，卵類，バター等の動物性食品及びきのこ類である。

食品から摂取するビタミン D には，きのこ類や海藻類に含まれている D_2 と魚肉や卵類に含まれる D_3 がある。食品から摂取するビタミン D の 80 ％程度は魚介類から摂取されるビタミン D_3 である。きのこ類に含まれているエルゴステロール（プロビタミン D_2）は紫外線照射を受けてビタミン D_2 となるため，きくらげ（乾）（ビタミン D：85.0 μg/100 g）や乾しいたけ（ビタミン D：17.0 μg/100 g）にはビタミン D_2 が豊富に含まれている。なおプロビタミン D_2（エルゴステロール）やプロビタミン D_3（7- デヒドロコレステロール）は，紫外線照射によりビタミン D に変換される。

e　特　性

ビタミン D は，光・熱・空気・酸に対して不安定，アルカリには比較的安定である。

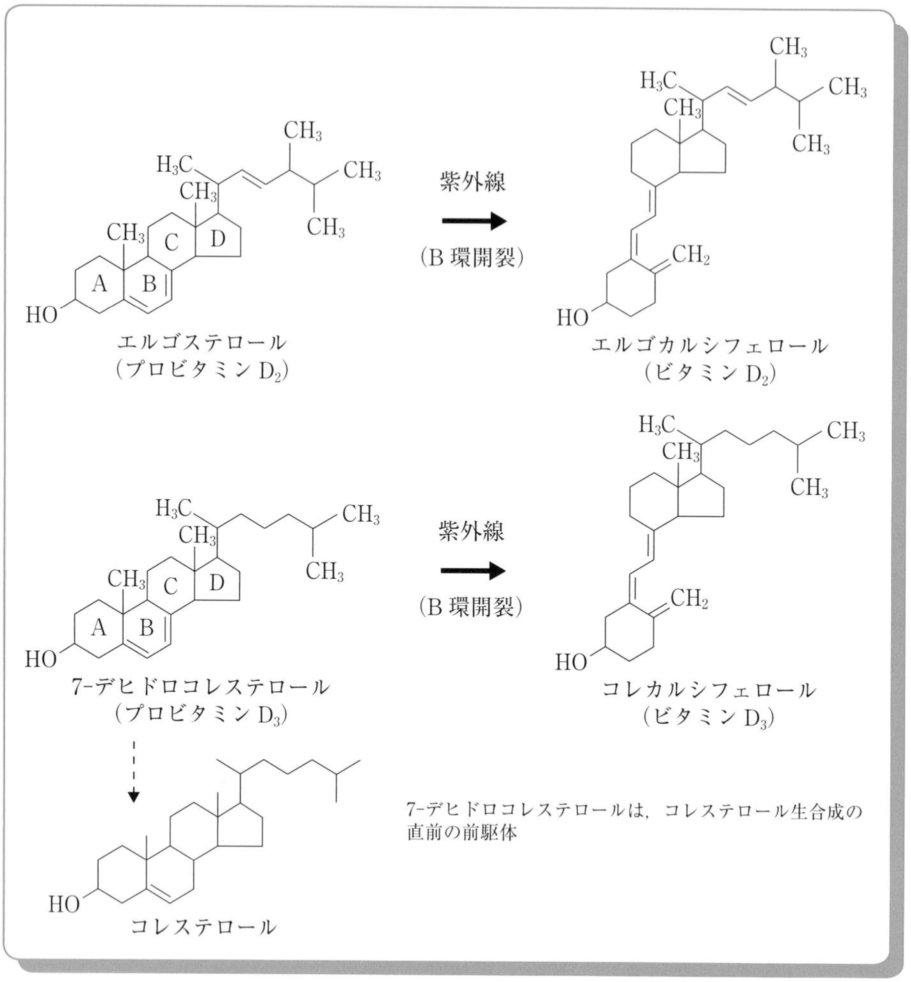

図3-48　プロビタミンDからビタミンDの生成

3）ビタミンE（トコフェロール，tocopherol）

a　種　類

ビタミンEは4種のトコフェロールと，4種のトコトリエノールが知られているが，食品に含まれるおもなビタミンEは，α-，β-，γ-，δ-トコフェロールである（図3-49）。α-トコフェロールが最も生理活性が強く，生体内のトコフェロールの90 ％を占めていることから日本人の食事摂取基準（2020 年版）においては，α-トコフェロールを指標としている。

b　生理作用

ビタミンEは細胞膜等に存在し，それ自体が酸化されることにより共存する多価不飽和脂肪酸の酸化を防止するため，動脈硬化症等を予防する。ビタミンEはラジカルを捕捉することによる抗酸化機能がある。

c　欠乏・過剰

通常の場合，欠乏症や過剰症は認められない。

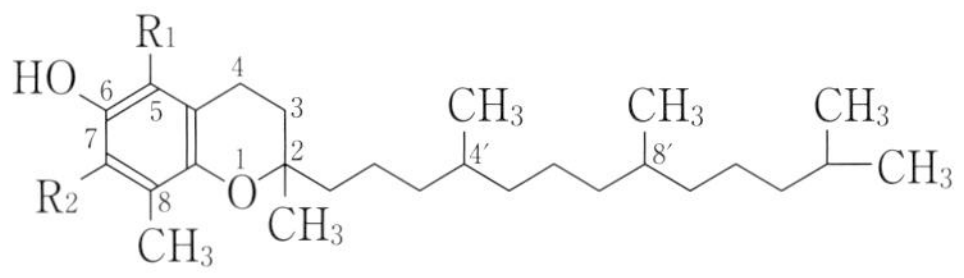

図3-49　ビタミンEの構造

名　称	R₁	R₂
α-トコフェロール	CH₃	CH₃
β-トコフェロール	CH₃	H
γ-トコフェロール	H	CH₃
δ-トコフェロール	H	H

ビタミンEの欠乏症としては，未熟児は血漿中のビタミンE濃度が低下する溶血性貧血が確認されている。

d　食品所在

ビタミンEを多く含む食品は，表3-22に示す植物油（サフラワー油，とうもろこし油，オリーブ油，大豆油，ごま油，えごま油，あまに油），種実類，豆類，穀類（玄米），卵黄，バター等である。だいず（国産，乾）に含まれるビタミンEは，γ-トコフェロールが多い。

e　特　性

酸素，光，熱，アルカリの条件下では酸化されやすい。

表3-22　油脂類に含まれるトコフェロール量

(mg/100 g)

食品名	トコフェロール（mg）			
	α	β	γ	δ
オリーブ油	7.4	0.2	1.2	0.1
ごま油	0.4	Tr	44.0	0.7
サフラワー油（ハイオレイックハイリノール）	27.0	0.6	2.3	0.3
大豆油	10.0	2.0	81.0	21.0
とうもろこし油	17.0	0.3	70.0	3.4
えごま油	2.4	0.6	59.0	4.6
あまに油	0.5	0	39.0	0.6

資料：文部科学省科学技術・学術審議会資源調査分科会『日本食品標準成分表（八訂）増補2023年』2023年

4）ビタミンK（フィロキノン：phylloquinone，メナキノン：menaquinone）

a　種　類

天然に存在するビタミンKには，緑黄色野菜や海藻類等に含まれているビタミンK₁（フィロキノン）と微生物によって合成されるビタミンK₂（メナキノン）がある。メナキノン類は，側鎖を構成するイソプレン単位の数（4〜14）によって分類される。その中で動物性食品に広く分布するメナキノン-4と納豆菌が産生するメナキノン-7が栄養学上では重要である（図3-50）。食品成分表2020年版（八訂）の成分値は原則として，ビタミンK₁とビタミンK₂（メナキノン-4）の合計量で示されている。ただし，糸引き納豆，挽きわり納豆，五斗納豆，寺納豆，金山寺みそ，及びひしおみそでは，納豆菌の産生するメナキノン-7を多量に含有することから，メナキノン-7含量

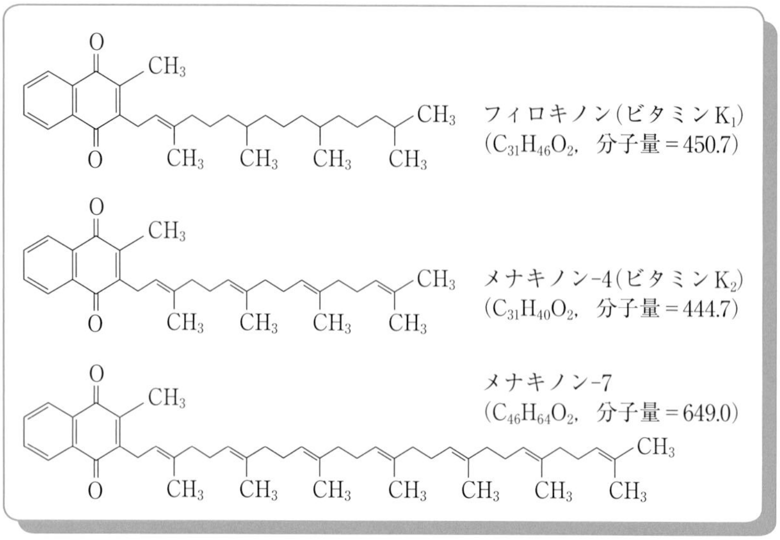

図3-50　フィロキノン（ビタミンK₁），メナキノン-4（ビタミンK₂），メ
　　　　ナキノン-7の構造

に444.7/649.0を乗じてメナキノン-4換算値とした後，ビタミンK含量に合算した値
となっている。

b　生理作用

ビタミンKは血液凝固因子のプロトロンビンの生合成に関与する。また，カルシ
ウム代謝にも関係して骨形成を促進する働きがある。

c　欠乏・過剰

メナキノン類は，ヒトでは腸内細菌により合成されることもあり，成人では通常欠
乏症になることはない。しかし，抗生物質の長期投与により腸内細菌叢へ影響を与え
た場合や，乳児の場合には母乳中のビタミンK含量が低いことや腸内細菌によるビ
タミンKの産生・供給量が低いことから欠乏症になることがある。ビタミンKの欠
乏症としては，鼻血，胃腸からの出血症状，血液凝固の遅延，新生児メレナ（消化管
出血），特発性乳児ビタミンK欠乏症（頭蓋内出血）等がある。新生児には，ビタミ
ンKの経口投与が行われる。一般に過剰症は認められない。

d　食品所在

表3-23にビタミンKの食品所在を示した。

e　特　性

ビタミンKは熱，空気には安定であるが，光やアルカリ条件下では不安定で分解
しやすい。

（3）水溶性ビタミン

水溶性ビタミンとは，水に溶けやすいビタミンであり，ビタミンB₁，B₂，ナイア
シン，ビタミンB₆，B₁₂，葉酸，パントテン酸，ビオチンの8種をビタミンB群と総

表3-23 食品に含まれるビタミンK量 　　　　　　　　　(μg/100 g)

ビタミンK含量	食品	ワルファリンとの併用[1]
100 μg/100 g 以上	納豆，モロヘイヤ，かぶやだいこんの葉，豆苗，ほうれんそう，しゅんぎく，こまつな，にら，ブロッコリー	摂取禁止
5-100 μg/100 g 以上	チンゲンサイ，キャベツ，オクラ，さやいんげん，はくさい，だいずもやし，アスパラガス，きゅうり，レタス，かぼちゃ，ピーマン，なす	摂取制限
5 μg/100 g 以下	穀類，果実類，いも類，きのこ類，魚類，牛肉（部位によって 10 μg 前後），豚肉，かぶ，れんこん，とうもろこし，たまねぎ，トマト，だいこん，たけのこ，ごぼう	摂取制限なし

注 ：1）ビタミンK製剤は，抗凝血薬のワルファリンカリウムとの併用は禁忌である。ワルファリンを服用している場合，ビタミンKを豊富に含んでいる納豆等の摂取については医師に相談すること。
資料：http://gcoe.u-shizuoka-ken.ac.jp/activity/report
　　　静岡県立大学グローバルCOEプログラム（拠点リーダー今井康之）『健康長寿科学教育研究の戦略的展開』

称し，いずれも補酵素として機能する。それにビタミンCを加え全部で9種類ある。水溶性ビタミンは，必要以上に摂取しても，尿中に排泄されるので，毎日必要量を摂取しなくてはならない。

1）ビタミンB_1（チアミン，thiamin）

a 種　類

食品のビタミンB_1（チアミン）は，チアミンにリン酸がエステル結合しているチアミン一リン酸（TMP），チアミン二リン酸（TDP）（別名TPP：チアミンピロリン酸），チアミン三リン酸（TTP）の3種類のリン酸エステルが存在する（図3-51）。一方，サプリメント，強化食品，経腸栄養剤ではチアミン塩化物塩酸塩が多い。食品成分表2020年版（八訂）の成分値はチアミン塩化物塩酸塩相当量で示されている。

b 生理作用

ビタミンB_1は，1910（明治43）年に抗脚気因子を米ぬかから取り出したと，鈴木梅太郎が「オリザニン」として発表した水溶性ビタミンであり，糖代謝酵素と分岐鎖アミノ酸代謝酵素の補酵素として機能する。ビタミンB_1は，糖質をおもなエネルギー源としている中枢神経や末梢神経の働きを正常に保つこと，正常な発育に必須である。

c 欠　乏

全身倦怠感，食欲不振，浮腫等を伴う脚気[*1]，ウェルニッケ脳症[*2]，コルサコフ

[*1] 脚　気：全身倦怠・四肢の知覚障害・腱反射消失・心悸亢進等の症状がみられる。精白米を常食にしている東洋人にみられることがある。

[*2] ウェルニッケ脳症：眼球運動麻痺・歩行運動失調・意識障害等の症状がみられ，ウェルニッケ脳症が慢性化するとコルサコフ症候群という精神病に移行する。食事摂取状況のよくない慢性アルコール依存症患者にウェルニッケ脳症がみられることがある。

■ 6 ビタミン 107

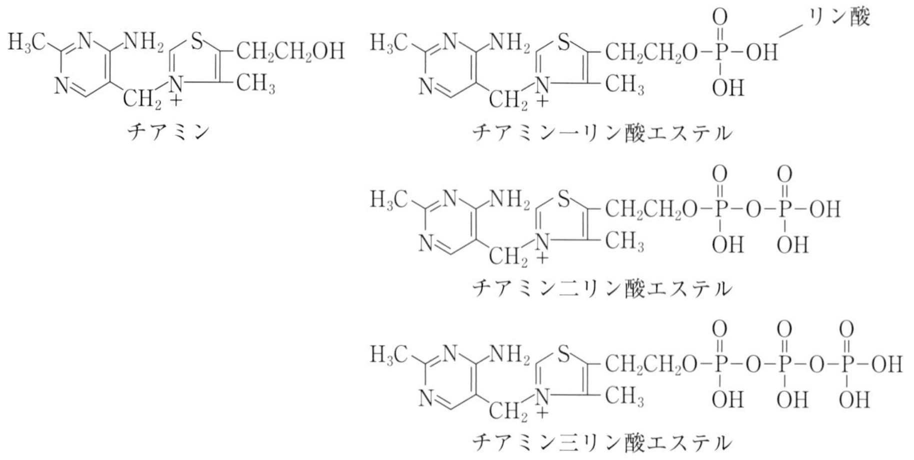

図3-51　ビタミン B₁ とチアミンリン酸エステルの構造

症候群等が起こる。糖質の多い食品やアルコールを多飲したとき等，ビタミン B₁ が不足しやすくなるので注意が必要である。

d　食品所在

ビタミン B₁ を多く含む食品は，豚肉，うなぎ，さけ，鶏卵，イクラ，玄米，そば，小麦粉（全粒粉），米ぬか，だいず，えんどう，ごま，らっかせい等である。穀類中のチアミンは搗精や製粉の過程で大部分が失われてしまう。このため，精白米にビタミン B₁，B₂，その他のビタミンを増強した強化米が販売されている。にんにくに含まれているアリシンとチアミンが結合するとアリチアミンという脂溶性物質になり，体内で吸収されやすくなる。

e　特　性

水に溶けやすいため，調理・加工時に煮汁やゆで汁に溶出しやすい。酸性には比較的安定であるが，アルカリ性，熱には不安定な性質をもつ。貝類，山菜（ぜんまい，わらび），淡水魚には，ビタミン B₁ 分解酵素であるチアミナーゼが含まれるが，加熱や調理の際に酵素活性が失活する。

2) ビタミン B₂（リボフラビン，riboflavin）

a　種　類

ビタミン B₂（リボフラビン）は，リボフラビン，リン酸が 1 つ結合したフラビンモノヌクレオチド（FMN），アデノシン二リン酸が結合したフラビンアデニンジヌクレオチド（FAD）として存在する。ビタミン B₂ は食品中において大部分は FAD，ついで FMN が多く，わずかにリボフラビンの形態で分布している。

b　生理作用

ビタミン B₂ は，フラビン酵素の補酵素の構成成分として，糖質，脂質，たんぱく質等の代謝に関わっている。調理・加工する過程や体内でほとんどの FMN と FAD

は吸収されるときにリボフラビンとなるが，体内で再びFMNやFADに変換され，多くの栄養素の代謝に関わる補酵素として働く。ビタミンB₂は，成長促進・皮膚や粘膜の保護等の働きをする。

c 欠 乏

口角炎，口内炎，脂漏性皮膚炎，成長障害等が起こる。

d 食品所在

ビタミンB₂を多く含む食品は，レバー，牛乳，乳製品，鶏卵，魚介類（まいわし，うなぎ，ぶり等），糸引き納豆，アーモンド，アスパラガス，まいたけ，あまのり等である。

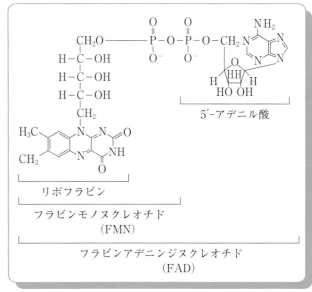

図3-52 ビタミンB₂（リボフラビン，FMN，FAD）の構造

乳清や動物の皮膚には遊離型のリボフラビンが多く存在する。そのため，乳清は淡黄色を呈する。

e 特 性

黄色〜橙黄色で蛍光を有するビタミンで，熱，酸素，酸性条件下では安定であるが，アルカリ条件下や光に対しては不安定である。光で容易に分解されるので，調理や保存に注意が必要である。リボフラビンは光増感作用があり，食品の変香（異臭の発生）や変色，脂質の酸化等に関係する（p.149〜を参照）。

3）ナイアシン（niacin）

a 種 類

ナイアシンは，体内で同じ作用をもつニコチン酸，ニコチンアミド等の総称である（図3-53）。食品成分表2020年版（八訂）の成分値はニコチンアミドとニコチン酸の総量であるナイアシン量とナイアシン当量が示されている。

ナイアシンは，食品からの摂取以外に，生体内でトリプトファンから一部生合成され，トリプトファンの活性はナイアシンの1/60とされている。日本人の食事摂取基準ではナイアシン当量（NE）が用いられていることを考慮して，食品成分表2015年版（七訂）追補2016年より，次式のように，ナイアシンとトリプトファンから算出したナイアシン当量が掲載された。

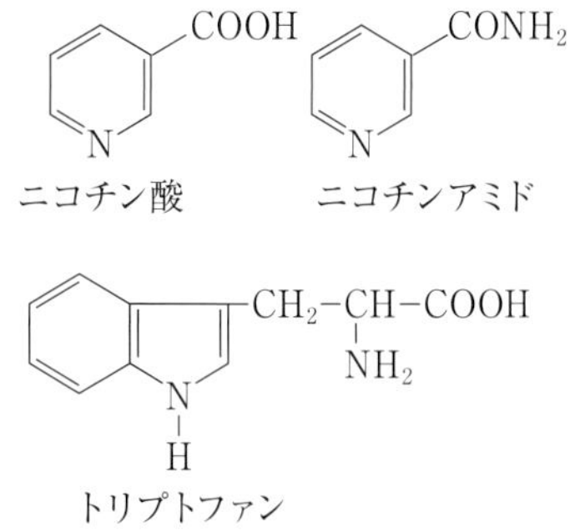

図3-53 ナイアシンとトリプトファンの構造

$$\text{ナイアシン当量（mgNE）} = \text{ナイアシン（mg）} + 1/60\,\text{トリプトファン（mg）}$$

b 生理作用

ニコチン酸とニコチンアミドは，体内でニコチンアミドアデニンジヌクレオチド（NAD）やニコチンアミドアデニンジヌクレオチドリン酸（NADP）となって，酸化還元反応に関与する酵素の補酵素として機能し，糖質代謝やエネルギー代謝等において重要な働きをする。

c 欠乏

皮膚炎，下痢，精神神経症状を伴うペラグラ等が起こる。ペラグラは，トリプトファン含量の少ないとうもろこしを主食とする地域でかつて多発した。

d 食品所在

ナイアシンを多く含む食品は，レバー，肉類，魚介類，らっかせい，きのこ類，玄米，そば粉等である。ナイアシンは動物性食品由来ではニコチンアミドとして，植物性食品由来ではニコチン酸として存在する。

e 特性

水によく溶けて，酸性，アルカリ性，酸素，熱，光に対して比較的安定な物質であるため，調理や保存による損失は少ない。しかし，ニコチン酸やニコチンアミドは水，特に熱水にきわめて溶けやすいため，煮込み調理等をすると煮汁中へ移行しやすい。

4）ビタミン B₆（ピリドキシン，pyridoxine）

a 種類

ビタミン B₆ は，ピリドキシン（PN），ピリドキサール（PL），ピリドキサミン（PM），それらがリン酸と結合したピリドキシン 5-リン酸（PNP），ピリドキサール 5-リン酸（PLP），ピリドキサミン 5-リン酸（PMP）等（図3-54），同様の作用をもつ化合物の総称である。食品成分表 2020 年版（八訂）の成分値はピリドキシン相当量で示されている。

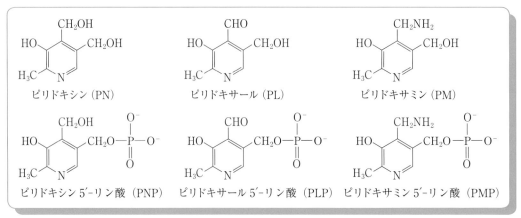

図3-54　ビタミン B₆ の構造

b　生理作用

アミノトランスフェラーゼ等の補酵素として，各種アミノ酸の変換や合成分解，神経伝達物質の生成等に関与する。

c　欠乏・過剰

皮膚炎，ペラグラ様症候群，口角炎，舌炎等が起こる。過剰症として感覚性ニューロパシー等がある。

d　食品所在

ビタミン B6 を多く含む食品は，にんにく，ピスタチオ，種実類（ごま，らっかせい）だいず及び大豆加工品，穀類（玄米，そば粉），レバー，魚類（まぐろ，かつお，かたくちいわし），肉類等である。動物性食品にはピリドキサールとピリドキサール 5-リン酸が，植物性食品にはピリドキシンとピリドキシン 5-リン酸が多く含まれている。

なお，植物性食品には，結合型ビタミン B6 であるピリドキシン -β- グルコシド（PNG）が存在する。これは，体内で加水分解されピリドキシンとなり吸収される。

e　特　性

白色から微黄色で水に溶けやすく，エタノールには溶解しにくい。酸に対し安定であるが，光で分解されやすい性質である。

5）ビタミン B12（コバラミン，cobalamin）

a　種　類

ビタミン B12 は，シアノコバラミン，メチルコバラミン，アデノシルコバラミン，ヒドロキソコバラミン等，同様の作用をもつ化合物の総称である（図 3-55）。コバルト（Co）を含む複雑な構造で赤色を呈する。食品成分表 2020 年版（八訂）の成分値はシアノコバラミン相当量で示されている。

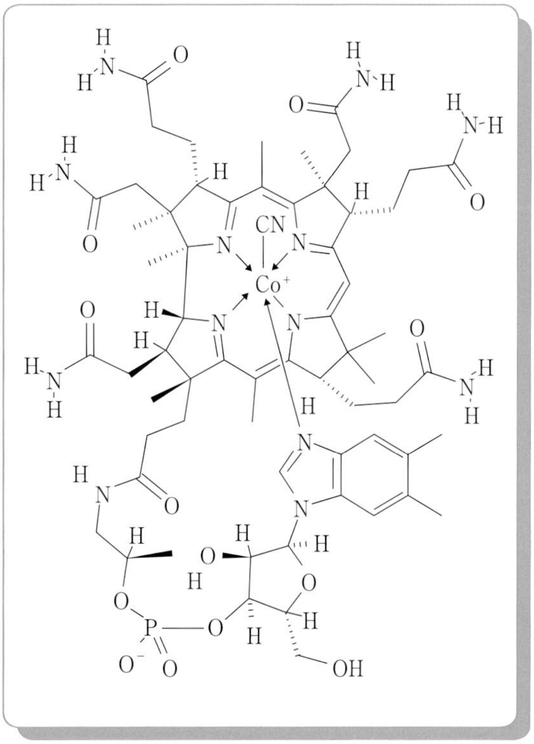

b　生理作用

メチルコバラミンとアデノシルコバラミンは関与するアミノ酸や脂質等の代謝に関与する補酵素として重要である。

c　欠　乏

巨赤芽球性貧血や末梢神経障害が起こる。

d　食品所在

ビタミン B12 を多く含む食品は，レバー，魚介類（しじみ，あさり，かき，いか，たらこ，イクラ，さんま，にしん等）等の動物性食品である。あまのり，あおのり以外は動

図3-55　ビタミンB12（シアノコバラミン）の構造

物性食品に含まれているため厳格な菜食主義者は欠乏症を呈することがある。

e 特　性

赤色を呈し，水溶性ビタミンに分類されるが水やエタノールにも溶けにくい性質である。中性，弱酸性では安定であるが，強酸あるいはアルカリ条件下では，光によって分解反応が促進される。

6）葉酸（folate）

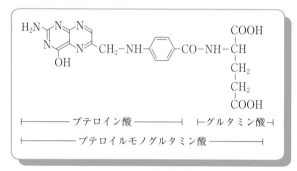

図3-56　葉酸の構造

a 種　類

葉酸とは，葉酸及び葉酸としての活性を示す化合物の総称である。プテロイルモノグルタミン酸（グルタミン酸が1つ結合している）を基本構造とするが（図3-56），食品中の葉酸は多くがポリグルタミン酸型（グルタミン酸が複数結合している）として存在している。食品成分表2020年版（八訂）ではプテロイルモノグルタミン酸相当量として葉酸量を示している。

b 生理作用

葉酸は，ほうれんそうの抽出物から発見されたので，ラテン語の「葉」を意味する"folium"からfolic acidと命名された。葉酸は補酵素として，ヌクレオチドの生合成，アミノ酸の代謝，たんぱく質の生合成等に関与している。特に細胞の増殖と深い関係があり，胎児にとって重要である。そこで，日本人の食事摂取基準（2020年版）では，成人男性・女性（18歳～）の葉酸推奨量は240 μg/日であるが，「妊娠を計画している女性，妊娠の可能性がある女性及び妊娠初期の妊婦」は，胎児の神経管閉鎖障害のリスク低減のために通常の食品以外の食品に含まれる葉酸を，付加的に400 μg/日摂取することが望まれる。

c 欠乏・過剰

重篤な欠乏により巨赤芽球性貧血がみられる。欠乏により，神経障害等がみられ，妊娠時に慢性的に不足すると，神経管閉鎖障害（無脳症・二分脊椎・髄膜瘤等）の新生児が生まれてくる可能性が高くなる。非天然型のプテロイルモノグルタミン酸の多量投与による神経障害等が報告されているため，日本人の食事摂取基準（2020年版）では，通常の食品以外の食品に含まれる葉酸について耐容上限量が設定されている。

d 食品所在

葉酸を多く含む食品は，レバー，うに，ほたてがい，えだまめ，ブロッコリー，しゅんぎく，ほうれんそう，アボカド，あまのり，いちご，とうもろこし，アスパラガス等である。食品中の葉酸の大半は補酵素型のポリグルタミン酸型として存在し，酵素たんぱく質と結合した状態で存在している。加工食品やサプリメント等に添加されている葉酸はモノグルタミン酸として合成された葉酸である。日本人の食事摂取基

準（2020年版）によると，ポリグルタミン酸型の食品由来による葉酸は，生物学的利用能が低く，プテロイルモノグルタミン酸の50％程度とされている。

e 特 性
光に対して不安定で調理・加工中での損失量が多い。

7）パントテン酸（pantothenic acid）

a 種 類
食品中のパントテン酸（図3-57）は，補酵素A（コエンザイムA，CoA）の構成成分として存在するものが多い。腸内細菌群によってもわずかに合成される。

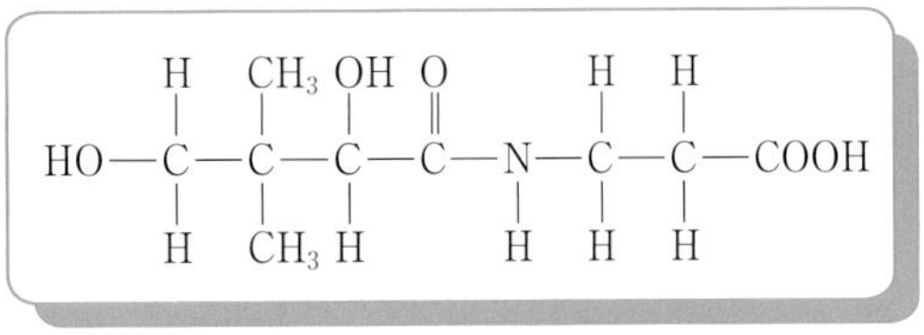

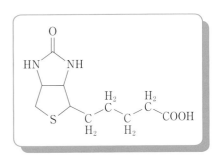

図3-57 パントテン酸の構造

b 生理作用
糖質，脂質，たんぱく質の代謝に関わる酵素の補酵素として重要な役割を果たしている。

c 欠 乏
副腎傷害，手や足のしびれと灼熱感，頭痛，疲労，成長停止等が起こる。多くの食品に分布していることや腸内細菌により合成されることから欠乏症は通常認められない。

d 食品所在
パントテン酸を多く含む食品は，レバー，うなぎ，いわし，さけ，ししゃも，たらこ，卵黄，納豆，しめじ，ひらたけ，アボカド，ブロッコリー，モロヘイヤ等，植物，動物に広く分布している。このことから，「至るところにある」の意でパントテン酸と命名された。

e 特 性
パントテン酸は，黄色の粘性液状物質で，酸性，アルカリ性，熱には不安定であるが，中性では安定である。

8）ビオチン（biotin）

a 種 類
食品中のビオチン（図3-58）はたんぱく質のリシン残基と共有結合をしているものが多い。ビオチンは腸内細菌によってもわずかに産出される。

b 生理作用
ビオチンはカルボキシラーゼの補酵素として，炭酸固定反応や炭酸転移反応に関与している。これらの反応は，糖新生，脂肪酸合成，分岐鎖アミノ酸（分枝鎖アミノ酸），エネルギー代謝に関わる。

図3-58 ビオチンの構造

c 欠 乏
長期間にわたり生卵白を多量に摂取した場合に欠乏症になる可能性がある，脱毛や

発疹等の皮膚障害，舌炎，結膜炎，食欲不振等が起こる。

d　食品所在

ビオチンを多く含む食品は，レバー，卵黄，だいず，穀類等で，野菜や果実類ではわずかに分布する。卵白に含まれる糖たんぱく質のアビジンは，ビオチンと結合してビオチンの吸収を阻害するが，熱処理をすることにより変性して結合能を失う。長期間にわたり生卵白を多量に摂取した場合，ビオチン欠乏症がみられる可能性がある。

e　特　性

無色の針状結晶で，酸素・光・酸性・中性・アルカリ性に対していずれも安定であるが，熱には不安定である。食品加工や保存加工によって損失しやすい。

9）ビタミンC（アスコルビン酸，ascorbic acid）

a　種　類

食品中のビタミンCは，L-アスコルビン酸（還元型）とL-デヒドロアスコルビン酸（酸化型）が存在する。食品成分表2020年版（八訂）では還元型と酸化型をあわせたものを総ビタミンC量としている。ヒトでは，L-グロノ-γ-ラクトン酸化酵素が欠損しているため，体内でビタミンCを合成することはできない。

b　生理作用

ビタミンCは，生体内の各種の物質代謝，特に酸化還元反応に関与するとともに，コラーゲンの生合成，チロシンからのカテコールアミン合成に関与している。また，ニトロソアミンの生成抑制や生体異物の解毒等にも関与する。非ヘム鉄（3価鉄）を還元することにより鉄の吸収を助ける作用もある。

c　欠　乏

皮下出血や歯肉出血等の症状がある壊血病が起こる。喫煙者については，非喫煙者よりもビタミンCの必要性が高く，推奨量以上に摂取することがすすめられている。

d　食品所在

ビタミンCを多く含んでいる食品は，果実類（アセロラ，グアバ，かき，キウイフルーツ，いちご，レモン等），野菜類（ピーマン，ブロッコリー，カリフラワー，菜の花，さやえんどう等），じゃがいも，あまのり，レバー，ハム等がある。

にんじん，きゅうり，かぼちゃ，キャベツ，カリフラワー等にはアスコルビン酸オキシダーゼが存在し，この酵素は，組織が破壊されて空気に触れると活性化され，アスコルビン酸を酸化しデヒドロアスコルビン酸を生じる（図3-59）。

e　特　性

結晶状態では安定しているが，水溶液中では不安定である。熱，アルカリ，酸化に弱く，加工・貯蔵により失われやすい性質をもつ。

f　その他

L-アスコルビン酸には強い還元作用があるため，褐変反応の変色，茶飲料の変色，風味の劣化を防止する作用がある。冷凍果実・清涼飲料水・茶飲料・乳製品・缶詰・加工食品等に酸化防止剤（食品添加物）として広く利用されている。使用対象食品（果

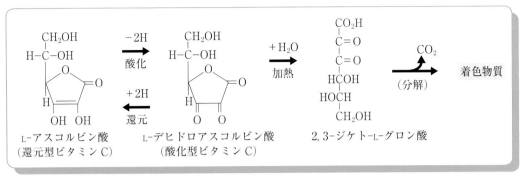

図3-59　アスコルビン酸からのデヒドロアスコルビン酸と 2,3- ジケトグロン酸の生成

実加工品，漬物，そう菜，パン等）や使用量に制限はない。その他にも，パン生地を作るときに小麦粉を酸化するための酸化剤としての利用，わさびの辛味を発現するミロシナーゼを活性化する目的で添加されることもある。一方，L- アスコルビン酸の D 型異性体であるエリソルビン酸（イソアスコルビン酸）は，ビタミン C としての生理活性はほとんどないが，アスコルビン酸と同様に強い還元力があり酸化防止剤として利用されている。使用対象食品（果実加工品，魚介加工品，農産物缶詰，漬物等）や使用量に制限はないが，酸化防止剤以外の目的で使用してはならない。魚肉製品や肉製品（ハム・ソーセージ）の発色剤に使用される亜硝酸塩の発色効果はアスコルビン酸やエリソルビン酸等の発色助剤の併用によりさらに増強される。

　酸化防止剤は，アスコルビン酸，クエン酸，酒石酸，リン酸等と併用すると抗酸化力がより高まる。このような相乗効果を示すものをシネルギスト（相乗剤）とよぶ。例えば，トコフェロールとアスコルビン酸あるいはクエン酸を併用すると抗酸化作用は増強される。

　アスコルビン酸の還元型と酸化型は可逆的でともにビタミン C 活性を有しているが，デヒドロアスコルビン酸がさらに酸化されると，ビタミン C 活性をもたない 2,3- ジケトグロン酸になり，さらに低分子化合物に分解される（図3-59）。デヒドロアスコルビン酸は，ジケト化合物であるため反応性が強く，それ自身が分解し，あるいは α- アミノ酸等と反応して食品における着色反応の原因になることが知られている（p.168 参照）。

7 嗜好成分

　食品の嗜好には食品の色，味，香りが大きく関与している。これらの成分は，食品の二次機能（感覚機能）の要因となっており，われわれの感覚に訴えておいしさを感じさせ，食欲を増進させる。ここでは食品の色，味，香りに関わる成分の化学的な特徴について述べる。

(1) 色素成分

　食品に含まれる色素は，一部は合成色素が使用されているが，ほとんどが天然色素であり，カロテノイド系色素，フラボノイド系色素，ポルフィリン系色素（クロロフィル色素やヘム色素）等に分類される。

1) カロテノイド系色素

　カロテノイドは自然界に広く存在し，黄色～橙色・赤色の脂溶性色素である。分子内に多くの共役二重結合をもち，これが発色の原因となっている。空気，光，熱，酸に対して不安定で分解されやすい。カロテノイドのうち，炭化水素化合物をカロテン，酸素原子を含むものをキサントフィルと総称する（表3-24，図3-60）。

　カロテン類には，にんじんやかぼちゃに含まれるβ-カロテン等の黄色～橙色系と，トマトやすいかに含まれる赤色のリコペンがある。キサントフィル類には，とうもろこし，卵黄，みかんに含まれるルテインやクリプトキサンチン等の黄色～橙色系と，とうがらしに含まれる赤色のカプサンチンがある。動物性食品中のカロテノイドは，飼料やプランクトン等の植物成分に由来している。

　これらのうち，α-，β-，γ-カロテン，β-クリプトキサンチンはプロビタミンAであり，小腸でビタミンAに変換される。なかでもβ-カロテンのビタミンA活性が最も高い。食品成分表2020年版（八訂）には，α及びβ-カロテン，β-クリプトキサンチン量が記載されている。また，リコペンは抗酸化作用が強く，さまざまな生理作用を有する。

　えびやかにの殻の色素は，キサントフィル類のアスタキサンチンである。生の状態では，色素がたんぱく質と結合しているので灰黒色を呈している。加熱によりたんぱく質部分が変性して離れると，アスタキサンチン本来の赤色が現れる。さらに加熱を続けると酸化されてアスタシンになるが，これも赤色を呈する。アスタキサンチンは，えび等を餌とするさけやますに移行して，サーモンピンクの肉色にも寄与している。

表3-24　食品中のおもなカロテノイド系色素

種　類	成　分	色	おもな所在
カロテン	α-カロテン	黄橙色	にんじん，さやいんげん，黄ピーマン
	β-カロテン	黄橙色	にんじん，ほうれんそう，かぼちゃ
	γ-カロテン	黄橙色	あんず，さつまいも
	リコペン	赤色	トマト，すいか，ピンクグレープフルーツ
キサントフィル	ルテイン	黄橙色	卵黄，とうもろこし，ほうれんそう
	クリプトキサンチン	黄橙色	みかん，パパイア，柿
	ゼアキサンチン	黄橙色	とうもろこし，ほうれんそう，卵黄
	カプサンチン	赤色	とうがらし
	アスタキサンチン	赤色	えび・かにの殻，さけ
	フコキサンチン	橙色	こんぶ，わかめ
	クロセチン	黄色	くちなし，サフラン
	ビキシン	赤橙色	べにのき

そのほかのカロテノイドも着色料として使用されている。クロセチンに糖が結合した配糖体の**クロシン**は，くちなしの果実やサフランの雌しべから得られる黄色色素であり，たくあんや栗きんとん等の着色に使用される。べにのき（アナトー）の種子か

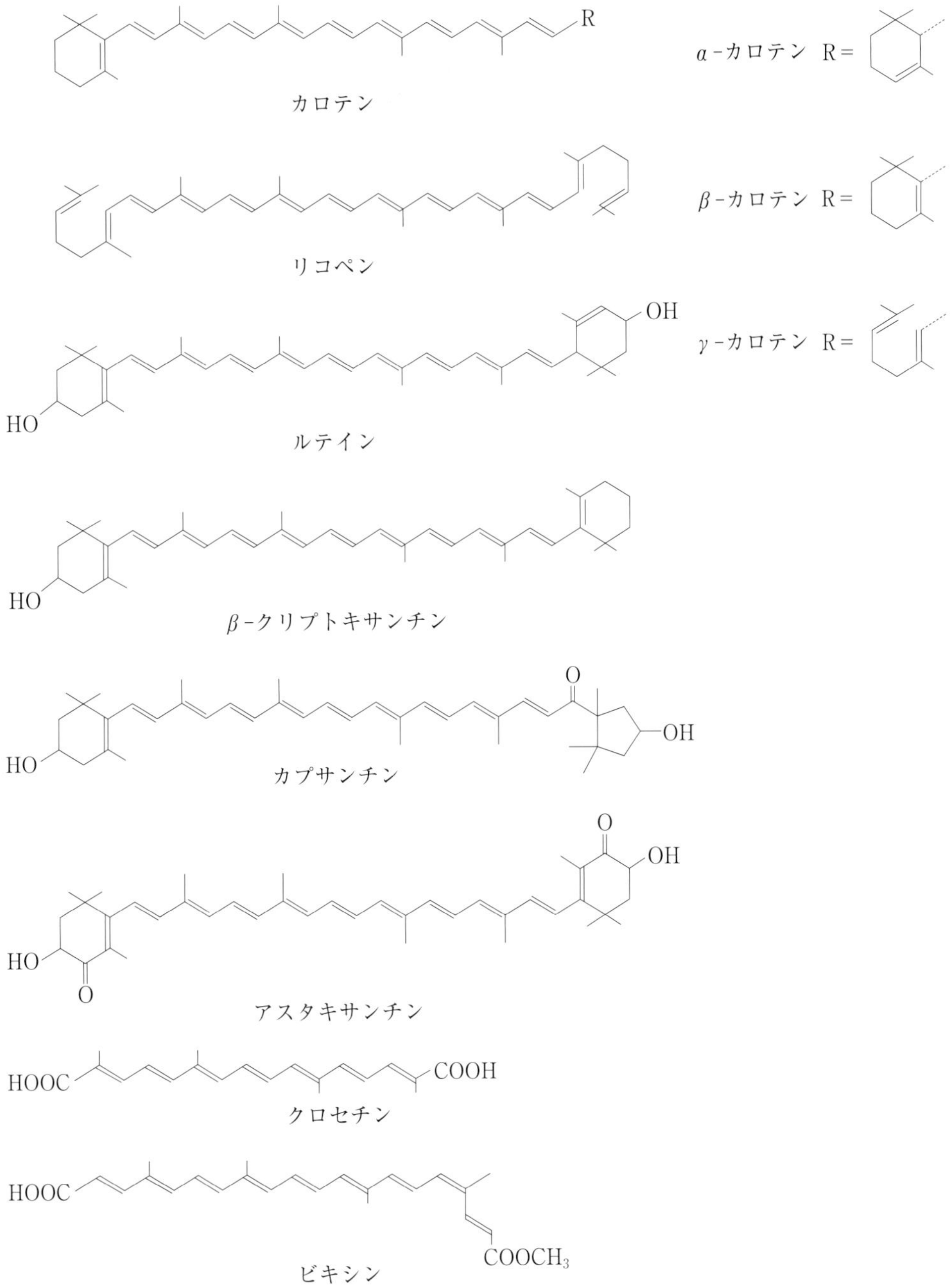

図3-60　おもなカロテノイドの構造

ら抽出される赤橙色色素のビキシンやノルビキシンは，バターやチーズの着色に使用される。

2）フラボノイド系色素

フラボノイドは，ジフェニルプロパン構造（C_6-C_3-C_6）をもつフェノール化合物の総称であり，7,000種類以上が天然に存在する。野菜や果実には多種類の水溶性フラボノイドが含まれるが，多くはフェノール性水酸基が糖に置換した配糖体である。ルチンやヘスペリジンは，アグリコンにルチノース（ラムノースとグルコースからなる二糖類）が結合した配糖体である。フラボノイド系色素は，酸・中性ではほとんど無色であるが，アルカリ性では黄色を呈する。中華めんの製造では，アルカリ性のかん水によって小麦粉中のフラボノイド系色素が黄変する。フラボノイドはC_6-C_3-C_6の中央の3つの炭素の構造によって，フラバノン，フラボン，フラボノール，イソフラボン，カテキン，アントシアニン等に分類される（図3-61）。

フラバノン類には，かんきつ類に含まれる苦味成分であるナリンギンがある（表3-25）。

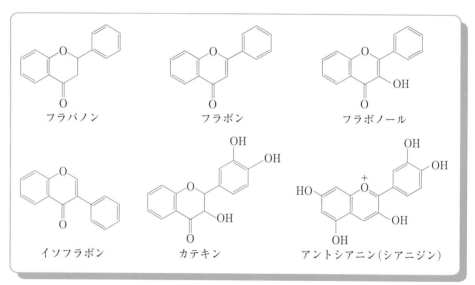

図3-61　フラボノイドの構造

表3-25　食品中のおもなフラボノイド系色素

種　類	配糖体			アグリコン		
	名　称	色	おもな所在	名　称	色	おもな所在
フラボン	アピイン	無色	セロリ，パセリ	アピゲニン	淡黄色	もろこし
フラボノール	ルチン	無色	そば，トマト，アスパラガス	ケルセチン	黄色	たまねぎの皮
フラバノン	ヘスペリジン	無色	かんきつ類の皮	ヘスペレチン	無色	みかん
	ナリンギン	無色	かんきつ類の皮	ナリンゲニン	無色	かんきつ類の皮
イソフラボン	ダイジン		だいず	ダイゼイン	無色	だいず
	ゲニスチン			ゲニステイン		
カテキン				エピカテキン等	無色	茶

ヘスペリジンは，みかん缶詰のシロップの白濁の原因物質である。フラボン類には，パセリやセロリに含まれるアピインがある。フラボノール類は天然に最も広く存在するフラボノイドであり，多くの植物性食品に存在する。そばに含まれるルチンは，抗炎症作用や血流改善作用があるとされている。たまねぎの皮に含まれるケルセチンは，ルチンのアグリコンである。イソフラボン類には，その構造類似性から女性ホルモン様の作用を示すだいずのダイゼインやゲニステイン等がある。

アントシアニン類は，ぶどうやいちご等の果実，なすやしそ等の野菜に含まれる水溶性色素である（表3-26）。植物中では配糖体として存在するものが多く，シソニンはシアニジンにグルコースが結合した配糖体である。アントシアニンは，pHにより色調が変化し，酸性で赤色，中性で紫色，アルカリ性で青色になる（図3-62）。また，マグネシウムや鉄等の金属とキレート錯体をつくりやすい。なすの漬物を漬ける，あるいは黒豆を煮るときに，鉄くぎやみょうばんを加えると色が鮮やかになるのは，色素が鉄やアルミニウムとキレート錯体をつくり，色が安定化するためである（図3-63）。

カテキン類は，茶やコーヒー等に含まれるタンニン（皮なめし作用をもつ植物成分の総称）の一種であり，渋味を呈する。これらは分子内に2個以上のフェノール性ヒドロキシ基を有することからポリフェノールともよばれ，ポリフェノールオキシダーゼ

表3-26 食品中のおもなアントシアニン系色素

種　類	配糖体	色	おもな所在
ペラルゴニジン	カリステフィン	明赤色	いちご，赤ラズベリー
	ペラルゴニン	赤色	ざくろ
シアニジン	クリサンテミン	暗赤色	黒豆，あずき，ブルーベリー
	シソニン	赤紫色	赤しそ
	シアニン	赤色	赤かぶ
デルフィニジン	ナスニン	青紫色	なすの皮
マルビジン	エニン	暗赤色	ぶどう
ペオニジン	ペオニン	青紫色	さつまいも，ぶどう
ペチュニジン	ペチュニン	青紫色	ぶどう，ブルーベリー

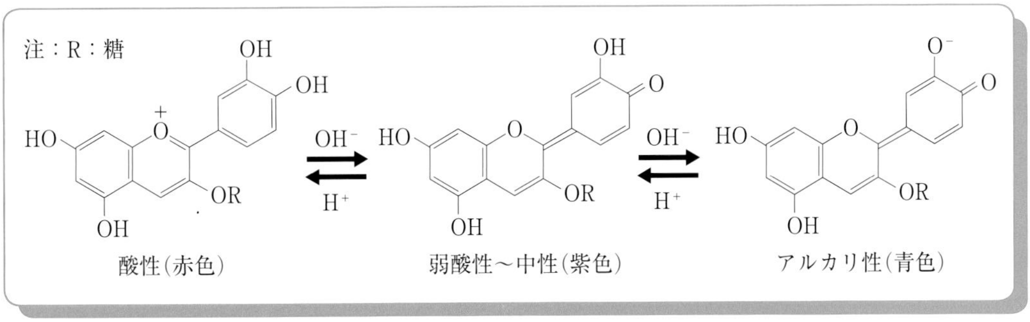

図3-62 pHによるアントシアニンの構造と色の変化

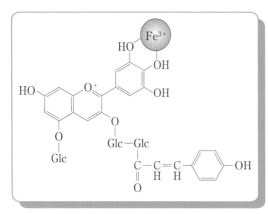

図3-63 鉄-ナスニンキレート

の基質として酵素的褐変反応にも関与する。近年は，ポリフェノール類に抗酸化作用や殺菌作用等，さまざまな生理作用があることが解明されている。

　茶には没食子酸を含むエピガロカテキンガレートが比較的多く含まれる。紅茶の製造過程では，カテキン類がポリフェノールオキシダーゼによって酸化され，さらに重合してテアフラビン（橙赤色）が生成される。テアフラビンは，さらに酸化重合するとテアルビジン（赤褐色）になる。

3）クロロフィル色素

　葉緑素ともいい，植物体では光合成細胞がもっている葉緑体に存在する。クロロフィルは脂溶性の緑色色素で，ポルフィリン環の中心にマグネシウムをもっている（図3-64）。

　クロロフィルは熱や酸に弱く，希酸処理するとマグネシウムが外れてフェオフィチンとなり，さらにフィトールが外れてフェオフォルビドに変わり褐色になる。フェオ

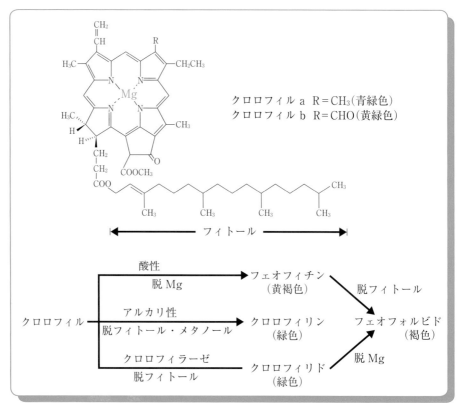

クロロフィル a　R＝CH₃（青緑色）
クロロフィル b　R＝CHO（黄緑色）

図3-64　クロロフィルの構造と色の変化

フォルビドは光過敏症の原因物質である。クロロフィルをアルカリ処理した場合は，フィトールとメタノールが遊離して水溶性のクロロフィリン（緑色）になる。また，組織が傷むとクロロフィラーゼにより脱フィトールされ，クロロフィリドとなる。クロロフィリドは水溶性で脱マグネシウムされやすい（図3-64）。野菜の保存中におこるクロロフィラーゼの作用はブランチング処理によって防ぐことができる。マグネシウムを銅または鉄に置換して色を安定化させたものは，緑色の着色料として使われる。

4）ヘム色素

血液や畜肉，魚肉が赤色であるのは，ヘム（図3-65）を含むヘモグロビンやミオグロビンによる。血液にはヘモグロビンが，畜肉や魚肉にはおもにミオグロビンがそれぞれ存在する。ヘムはクロロフィルと同様にポルフィリン環をもち，その中心に鉄をもっている。

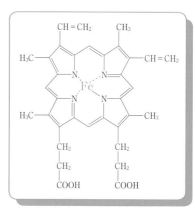

図3-65　ヘムの構造

新鮮な生肉のミオグロビンは暗赤色であるが，空気に触れると酸素と結合して鮮赤色のオキシミオグロビンになる。貯蔵や調理において，さらに空気との接触が続くとヘム中の Fe^{2+} が Fe^{3+} へと酸化されて，赤褐色のメトミオグロビンになる。肉を加熱すると，この変化と同時にたんぱく質も変性してメトミオクロモーゲンとなり，褐色になる。

ハムやソーセージの食肉加工製品に発色剤として用いられている硝酸塩や亜硝酸塩は一酸化窒素を生じ，ミオグロビンを安定なニトロソミオグロビンに変えて鉄の酸化を防ぐ。これを加熱すると，さらに安定な赤色のニトロソミオクロモーゲンになる（図3-66）。

5）その他の色素

あまのり，てんぐさ等の紅藻類には，色素たんぱく質としてフィコシアニン（青色）

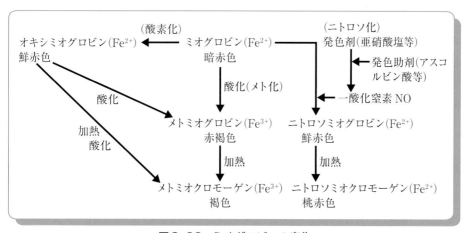

図3-66　ミオグロビンの変化

> ### コラム　ニトロソアミンの生成
>
> 　亜硝酸塩はアミン（特に第2級アミン）と酸性条件下で反応すると，強力な発がん物質である N-ニトロソアミン（ニトロソジメチルアミン等）を生成することが知られている。野菜に含まれる硝酸塩も微生物の作用によって亜硝酸に還元され，第2級アミンを含むプロリンやヒスチジン等のアミノ酸と反応することがある。しかし，実際の食肉加工過程や野菜の摂取で生成するニトロソアミンの量はわずかであり問題はないとされている。それよりも喫煙で摂取する揮発性ニトロソアミン量の方がはるかに多いと考えられている。

とフィコエリトリン（赤色）が含まれる。放置した干しのりが赤変するのはフィコシアニンの退色によるものであり，加熱によって焼きのりが緑色に変色するのはフィコエリトリンが酸化され，退色するためである。

　調理・加工中に生じる褐色色素としては，酵素的褐変反応により生じるポリフェノールの酸化重合物，非酵素的褐変反応により生じるメラノイジン，糖の分子内脱水作用により生じるカラメルがある。

　クルクミンはうこん（ターメリック）の根茎から抽出されるポリフェノール類である。黄色色素で，カレー粉やたくあん等の漬物の着色に使用される。また，紅麹からとれる紅こうじ色素（黄・赤色），エンジムシからとれるコチニール色素またはラック色素（赤色），ビートレッド（赤ビート）のベタニン（赤色）が天然色素として用いられている。

　食用タール色素は，コールタールを原料としたことから名前がつけられた。現在は化学合成されている。これには，赤色系（赤色2号，赤色3号，赤色40号，赤色102号，赤色106号）のほか，黄色系（黄色4号，黄色5号）や青色系（青色1号）がある。食品衛生法によって成分規格が定められており，いずれも使用基準が決められている。

▌（2）呈味成分

　味覚は，おもに舌の乳頭に分布する味蕾によって認識される。呈味成分が味蕾の味細胞にある受容体に結合すると，その刺激によって生じる電位変化が神経を通して大脳の味覚中枢に伝達され，味として認識される。食品の味には甘味，酸味，塩味，苦味，うま味の5つの基本味がある。基本味は他の味の組合せによって生じることはなく，その味を感知する受容体やイオンチャンネルが存在する。また，舌の味細胞だけでなく，皮膚感覚の刺激として感じる辛味，渋味，えぐ味等もある。

　味覚刺激を感じる最小濃度を閾値*といい，味の強さを表すのによく用いられる。酸味や苦味を感じる成分には閾値の低いものが多い。

---

*閾　値：一般的には，味の質が判定できる最小濃度である認知閾値をいう。味の質は判別できないが味が感知される最小濃度を刺激閾値，味の強さの変化が感知される最小濃度差を弁別閾値という。

表3-27　甘味成分の甘味度

物　質	甘味度	物　質	甘味度
糖　質		**糖アルコール**	
α-D-グルコース	0.74	エリスリトール	0.75〜0.80
β-D-グルコース	0.50	キシリトール	0.60
α-D-フルクトース	0.60	ソルビトール	0.60〜0.70
β-D-フルクトース	1.80	マルチトール	0.80〜0.90
α-D-ガラクトース	0.32	**配糖体**	
β-D-ガラクトース	0.21	ステビオシド	100〜150
α-D-マルトース	0.50	グリチルリチン	50〜100
β-D-ラクトース	0.32	**たんぱく質**	
スクロース	1	ソウマチン	1,600
パラチノース	0.42	モネリン	3,000
トレハロース	0.45	**人工甘味料**	
ラフィノース	0.23	アスパルテーム	100〜200
フルクトオリゴ糖	0.50〜0.60	サッカリン	200〜700
ガラクトオリゴ糖	0.30〜0.40	アセスルファムカリウム	200
カップリングシュガー	0.50〜0.60	スクラロース	600
転化糖	1.2		

注　：スクロースを1としたときの甘味度
資料：有吉安男「味と化学構造（1）」化学と生物，**21**（3），1974年，pp.189〜196より一部抜粋
　　　斎藤雅文ら「人工甘味料と糖代謝」日本栄養・食糧学会誌，**66**（2），2013年，pp.69〜75
　　　より一部抜粋
　　　精糖工業会HP「甘味料の総覧」より一部抜粋

1）甘　味

　甘味成分には，糖類，アミノ酸，ペプチド，たんぱく質等がある。甘蔗（さとうきび）から精製したショ糖（スクロース）が砂糖として広く使われているように，糖類は最も親しまれている甘味料である。スクロースはα型とβ型の異性体がない非還元糖であり，温度による甘味の変化もないことから，甘味度の指標となる。各甘味成分の甘味度を表3-27に示す。ほとんどの単糖は甘味をもつが，α型，β型で甘味が異なる。単糖のなかでもβ-フルクトースは甘味度が高く，低温で増加する（図3-67）。フルクトース（果糖）を多く含む果実を冷やしてから食すると，甘味が増すのはこのためである。糖アルコールは，低カロリー甘味料として広く使われている。オリゴ糖や糖アルコールには整腸作

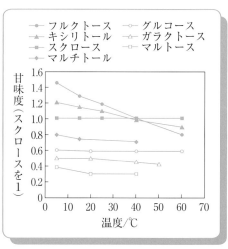

図3-67　甘味度と温度の関係
資料：日本化学会編『味とにおいの分子認識』学会
　　　出版センター，2000年，p.52

用や抗う蝕作用等の生理機能を有するものもある。異性化糖は，グルコースの一部をイソメラーゼによりフルクトースに変えたものである。グルコースの比率が高いものをブドウ糖果糖液糖といい，逆の場合を果糖ブドウ糖液糖という。でん粉から安価に製造できるため，清涼飲料水の甘味料として広く使われている。

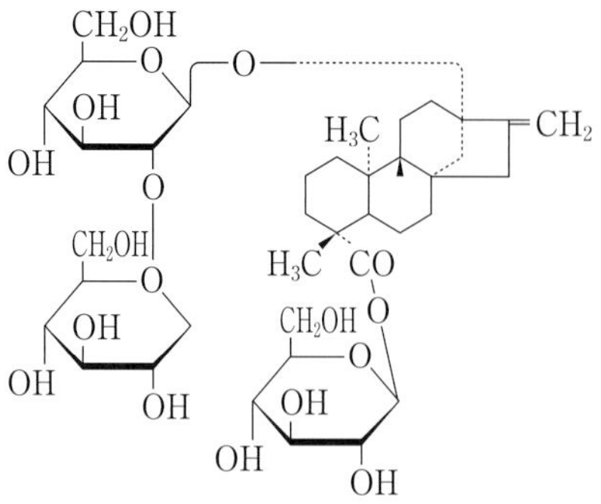

ステビオシド

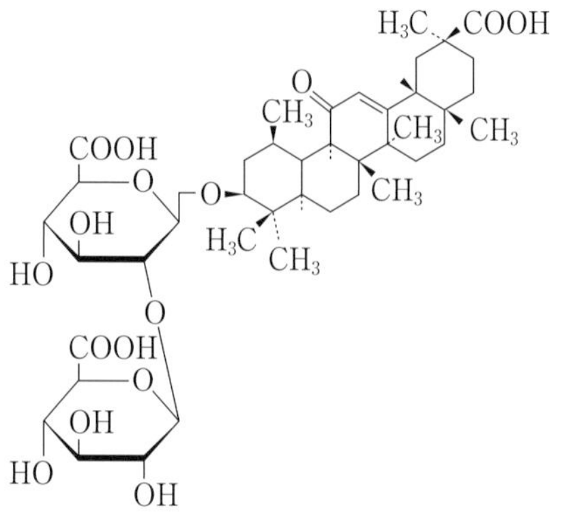

グリチルリチン

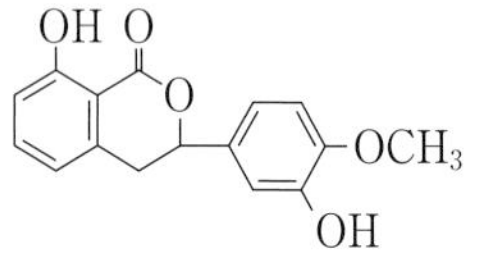

フィロズルチン

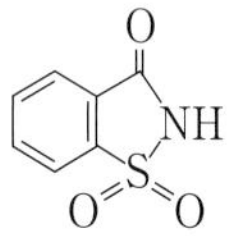

サッカリン

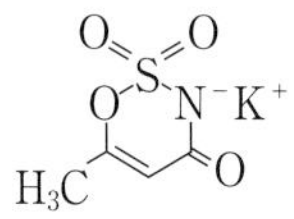

アセスルファムカリウム

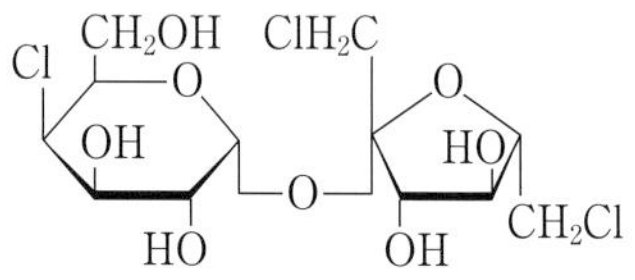

スクラロース

図3-68　おもな甘味成分の構造

配糖体にも甘味をもつものがある（図３-68）。キク科植物ステビアの葉に含まれるステビオシドは，清涼飲料水の甘味料として使われる。マメ科植物甘草の根に含まれるグリチルリチンは，みそやしょうゆの製造に使われる。甘茶に含まれるフィロズルチンは，酵素作用により配糖体が分解されて生じる。アミノ酸では，グリシン，アラニン等が甘味をもつ。天然にはほとんど存在しないが，D-アミノ酸には甘味をもつものが多い。たんぱく質のソウマチン（タウマチン）やモネリンは非常に強い甘味を有している。人工甘味料のアスパルテームやサッカリンは非常に強い甘味をもっているが，加熱すると分解されやすく甘味が減少する（p.71～参照）。アセスルファムカリウムは加熱に対しても安定であり，アスパルテームと併用するとスクロースの甘味に近くなる。

2）酸　味

酸味は酸の解離で生成する水素イオンによって生じるが，その質は陰イオンの影響を受け，酸の種類によって異なる。無機酸では，炭酸（H_2CO_3）やリン酸（H_3PO_4）が酸味料として利用されている。有機酸では，食酢の酢酸（CH_3COOH），果実に含まれるクエン酸，リンゴ酸や酒石酸，ヨーグルトや漬物に含まれる乳酸がある（表３-28，図３-69）。ビタミンＣも壮快で強い酸味を有する。

3）塩　味

塩味は無機塩や有機塩がもつ味であるが，味の質や強さは陽イオンと陰イオンの種類によって異なる。塩化ナトリウム（NaCl）は最も好まれる塩味を呈し，食塩として広く使われている。NaCl 以外で好ましい塩味をもつものはほとんどなく，塩化カリ

表3-28　呈味成分とその所在

味	物　質	所　在	味	物　質	所　在
酸味	炭酸	炭酸飲料，ビール	辛味	（アミド類）	
	リン酸	清涼飲料水		カプサイシン	とうがらし
	酢酸	食酢		ピペリン	こしょう
	リンゴ酸	りんご，さくらんぼ		サンショオール	さんしょう
	酒石酸	ぶどう		（バニリルケトン類）	
	クエン酸	かんきつ類		ジンゲロン	しょうが
	乳酸	ヨーグルト，漬物		ショウガオール	しょうが
塩味	塩化ナトリウム	食塩		（イソチオシアナート類）	
	塩化カリウム	減塩食品		アリルイソチオシアナート	わさび，からし
	塩化アンモニウム	減塩食品		（スルフィド類）	
苦味	カフェイン	コーヒー，茶		ジアリルジスルフィド	ねぎ，たまねぎ
	テオブロミン	ココア		ジプロピルジスルフィド	たまねぎ
	イソフムロン	ビール	渋味	カテキン類	茶
	ククルビタシン	きゅうり，にがうり		クロロゲン酸	コーヒー
	ナリンギン	なつみかん，グレープフルーツ		エラグ酸	くりの渋皮
	ヘスペリジン	みかん，オレンジ	えぐ味	ホモゲンチジン酸	たけのこ，山菜
	リモニン	オレンジ，グレープフルーツ		シュウ酸	ほうれんそう
うま味	グルタミン酸	こんぶ，調味料（MSG）			
	テアニン	茶			
	ベタイン	いか，たこ			
	5'-イノシン酸	かつお節			
	5'-グアニル酸	しいたけ			
	コハク酸	貝，清酒			

$$CH_3CHCOOH \quad\quad HO-CH-COOH \quad\quad CH(OH)COOH \quad\quad CH_2COOH$$
$$\quad\quad | \quad\quad\quad\quad\quad\quad\quad\quad | \quad\quad\quad\quad\quad\quad\quad | \quad\quad\quad\quad\quad\quad C(OH)COOH$$
$$\quad\quad OH \quad\quad\quad\quad\quad\quad CH_2-COOH \quad\quad CH(OH)COOH \quad\quad CH_2COOH$$
$$乳酸 \quad\quad\quad\quad\quad リンゴ酸 \quad\quad\quad\quad\quad 酒石酸 \quad\quad\quad\quad\quad クエン酸$$

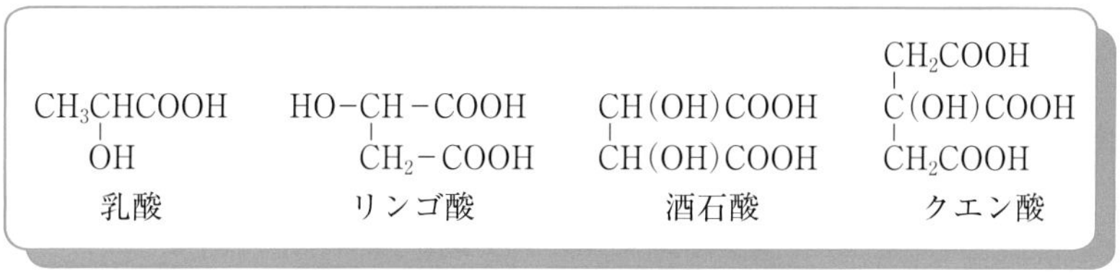

図3-69　おもな酸味成分の構造

ウム（KCl）や塩化アンモニウム（NH$_4$Cl）が代替品として高血圧の予防等に利用されるが，苦味を伴う（表3-28）。

4）苦　味

　苦味は好まれない場合が多いものの，強すぎなければ不快であるとは限らず，嗜好飲料等に特有の魅力を与えることもある。苦味成分には，アルカロイド，テルペン，配糖体，ペプチド等がある（図3-70）。茶の苦味はカフェインとテオフィリン，コーヒーの苦味はカフェイン，ココアの苦味はテオブロミンによる。いずれもアルカロイドであるが，その神経興奮作用はカフェインが最も強い。ビールの苦味は，原料のホップに含まれるフムロンが製造過程において変化したイソフムロンによるものである。きゅうりやにがうりの苦味は，ククルビタシンによる。かんきつ類に含まれるフラボノイド配糖体のナリンギンやヘスペリジンは，色素成分でもある（表3-28）。

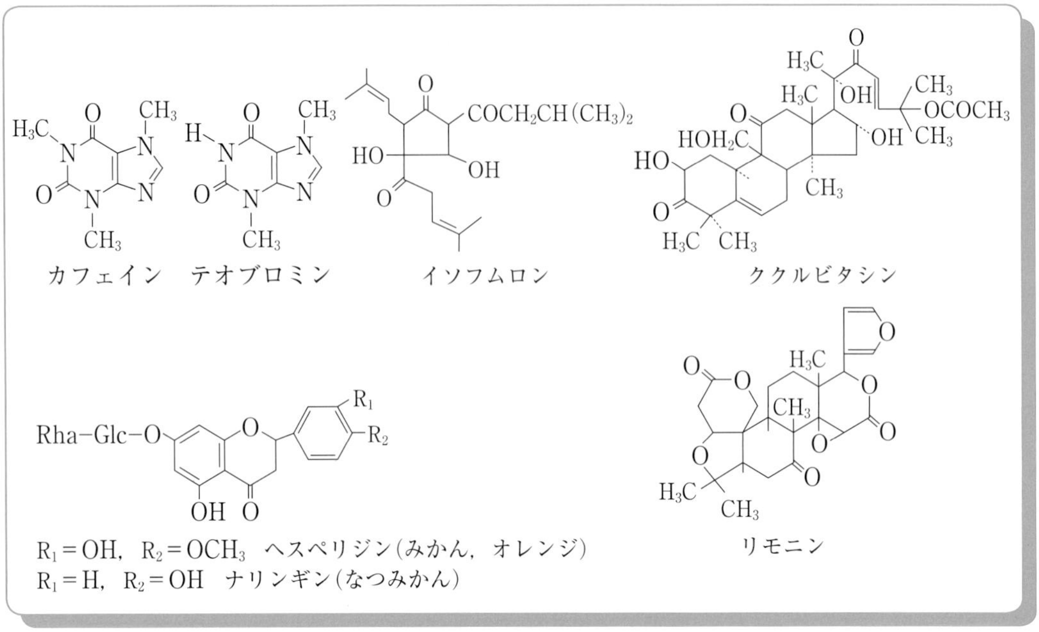

図3-70 おもな苦味成分の構造

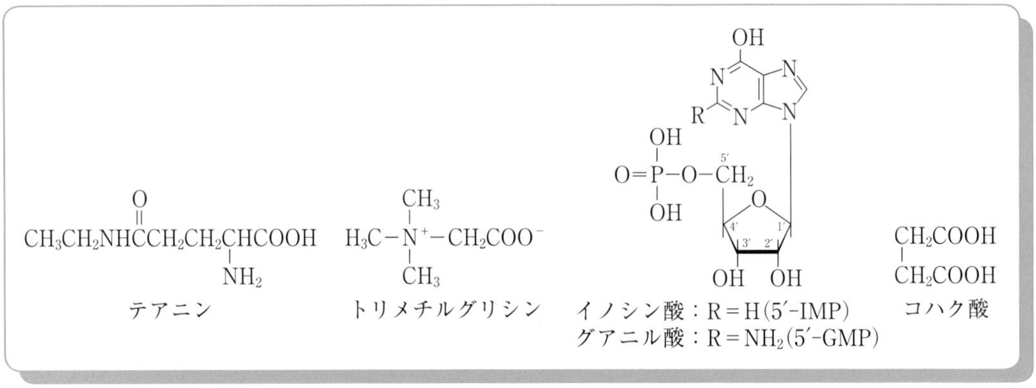

カフェイン　テオブロミン　イソフムロン　ククルビタシン

Rha–Glc–O

$R_1 = OH$, $R_2 = OCH_3$　ヘスペリジン(みかん，オレンジ)
$R_1 = H$, $R_2 = OH$　ナリンギン(なつみかん)

リモニン

図3-71 おもなうま味成分の構造

$CH_3CH_2NHCCH_2CH_2CHCOOH$　$H_3C-N^+-CH_2COO^-$　テアニン　トリメチルグリシン　イノシン酸：R＝H(5′-IMP)　グアニル酸：R＝NH_2(5′-GMP)　コハク酸

CH_2COOH
CH_2COOH

　チーズに含まれるジケトピペラジン類は，2つのアミノ酸が環状に結合した構造をもつ。疎水性アミノ酸や，それを含むペプチドも苦味をもっている。そのほか，海水から得られるにがり（$MgCl_2$が主成分）は，豆腐の凝固剤としても利用されている。

　5）うま味

　うま味成分にはアミノ酸系と核酸系がある（図3-71）。アミノ酸系の代表はこんぶのグルタミン酸であり，調味料〔グルタミン酸ナトリウム（MSG）〕としても広く使われている。グルタミン酸のエチルアミドであるテアニンは，玉露等の緑茶のうま味成分である。いかやたこのうま味は，ベタインの1種であるトリメチルグリシンによる。核酸系では，かつお節の5'-イノシン酸（IMP），しいたけの5'-グアニル酸（GMP）がある。食肉や魚では，ATPの分解によってIMPが生成する。IMPや

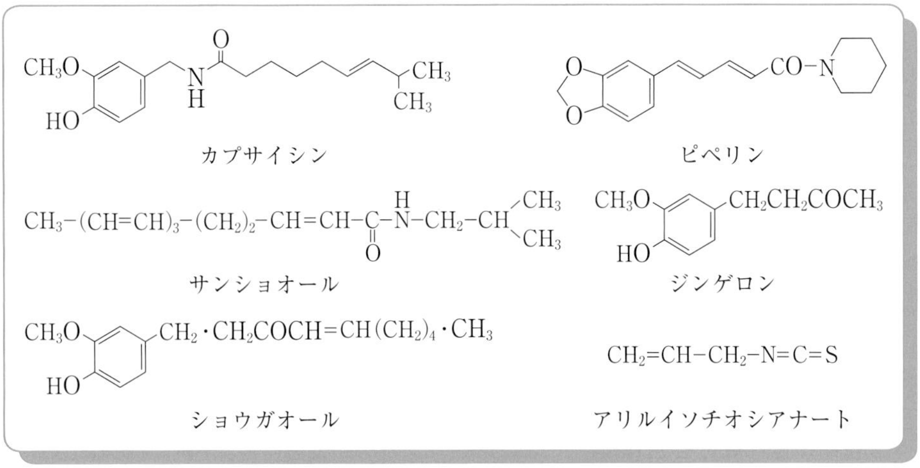

図3-72　おもな辛味成分の構造

GMPは，ナトリウム塩の形で調味料としても使われる。しじみやあさり等の貝類，清酒のうま味は，コハク酸による。

6）辛味，渋味，えぐ味

辛味は，舌全体の神経を刺激する痛覚の一種である。代表的な辛味成分にはアミド類（こしょうのピペリン，さんしょうのサンショオール）やバニリルケトン類（しょうがのジンゲロン，ショウガオール）のほか，酵素作用によって辛味を発現するイソチオシアナート類がある（表3-28，図3-72）。わさびでは，シニグリンにミロシナーゼ（チオグルコシダーゼ）が作用することによってアリルイソチオシアナート（アリルからし油）が生成する。とうがらしのカプサイシンには，抗菌作用や食欲増進作用，エネルギー代謝を亢進して体熱産生を促す効果がある。

渋味は，舌やのどの粘膜に起こる収れん性の感覚である。ほとんどの渋味成分はポリフェノール化合物で，タンニンともいう。代表的な渋味成分には，茶のカテキン類，コーヒーのクロロゲン酸，くりのエラグ酸等がある（表3-28，図3-73）。渋柿の渋味は水溶性のタンニンによるものであり，渋抜き（脱渋）によって不溶化させることで渋味を感じなくなる。

えぐ味は，いわゆる「あく」といわれる成分の味である。たけのこのホモゲンチジン酸，ほうれんそうのシュウ酸等がある（図3-73）。

7）味の相互作用

食品に含まれる2種類以上の呈味成分が相互作用を示すことがあり，単独の場合とは味が異なる現象がみられる。おもな相互作用には次のようなものがある。

a　対比効果

2種類の呈味成分を同時に，または継続して与えたとき，一方の味が他方の味を増強する現象をいう。例えば，しるこに少量の塩を加えると甘味が強調される。

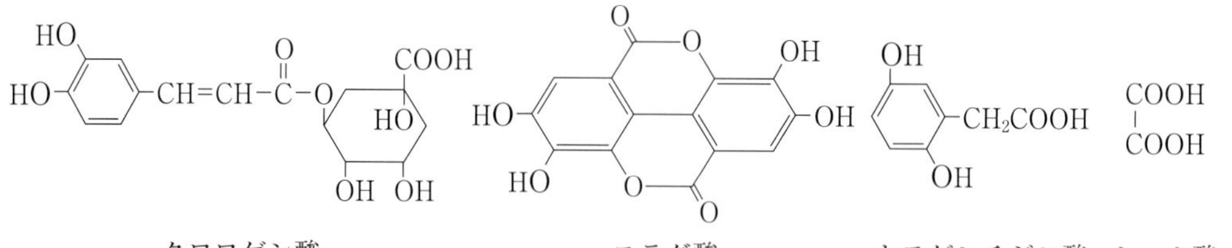

図3-73 おもな渋味，えぐ味成分の構造

b 抑制（相殺）効果

2種類の呈味成分を同時に与えたとき，一方の味が他方の味を弱める現象をいう。例えば，すし飯に少量の塩を加えると酸味が弱められる。

c 相乗効果

2種類の呈味成分を同時に与えたとき，それぞれの単独の味よりも強い味を呈する現象をいう。例えば，MSGにIMPを加えるとうま味が強められる。

d 味覚変革

味の受容体に作用して，他の呈味成分の味を一時的に変えるようなものを味覚変革物質という。ミラクルフルーツに含まれるたんぱく質のミラクリンを口に含んだ後では，酸味を甘く感じる。また，ギムネマ・シルベスタに含まれるテルペン類のギムネマ酸を口に含んだ後では，スクロースの甘味を感じない。

(3) 香気成分

食品に含まれる香気成分は，一般に低分子で揮発性である。食品の匂いや香りは，これらの成分が鼻腔にある嗅細胞を刺激することにより感じることができる。また，食品を口に入れたときに感じる味や香りを総合した風味を，フレーバーということもある。1つの食品には数種類から数百種類の香気成分が混在しており，例えば，レモンでは約80種類の成分が認められている。一方で，しいたけのレンチオニンのように，その食品の香りを特徴づけるような特異的な成分（キーコンパウンド）もある。

1）植物性食品の香気成分

野菜類の青臭さの原因となるアルコールやアルデヒドは，植物に含まれるα-リノレン酸等の不飽和脂肪酸にリポキシゲナーゼが作用し，生成した酸化分解物である。3-ヘキセノール（青葉アルコール）や2-ヘキセナール（青葉アルデヒド）が代表的なものであるが，きゅうりでは，キュウリアルコール（2,6-ノナジエノール）や菫葉（きんよう）アルデヒド（2,6-ノナジエナール）がおもな香気成分である。だいずの青臭さはn-ヘキサナールが主成分である（表3-29，図3-74）。野菜の香りには含硫化合物も関与している。だいこんの香りはイソチオシアナート類であり，キャベツの香りはジメチルスルフィド（CH_3-S-CH_3）が主成分である。にんにくの香りは，前駆体にアリイナーゼ（ア

表3-29　植物性食品中のおもな香気成分

食品名	アルコール	アルデヒド	ケトン・エステル・ラクトン	テルペン	含硫化合物
野菜類	青葉アルコール	青葉アルデヒド			
きゅうり	キュウリアルコール	菫葉アルデヒド			
だいこん，わさび					アリルイソチオシアナート
たまねぎ					ジプロピルジスルフィド，チオプロパナール-S-オキシド
にんにく					アリシン，ジアリルジスルフィド
青じそ		ペリルアルデヒド		ピネン	
だいず		n-ヘキサナール			
りんご	イソアミルアルコール		酢酸イソアミル		
バナナ			酢酸イソアミル，酢酸メチル		
もも			γ-ウンデカラクトン		
オレンジ		シトロネラール		リモネン，リナロール	
レモン		シトロネラール		シトラール，リモネン	
グレープフルーツ				ヌートカトン，シトラール	
いちご	フラノオール				
まつたけ	1-オクテン-3-オール		ケイ皮酸メチル		
しいたけ					レンチオニン
ぶどう			アントラニル酸メチル	リナロール，ゲラニオール	
こしょう				ピネン，リモネン	
しょうが		シトロネラール		ジンギベレン，シネオール	
さんしょう		シトロネラール		ゲラニオール	
はっか				メントール	
シナモン	オイゲノール	シンナムアルデヒド			
バニラ		バニリン			
バジル	オイゲノール			リナロール	

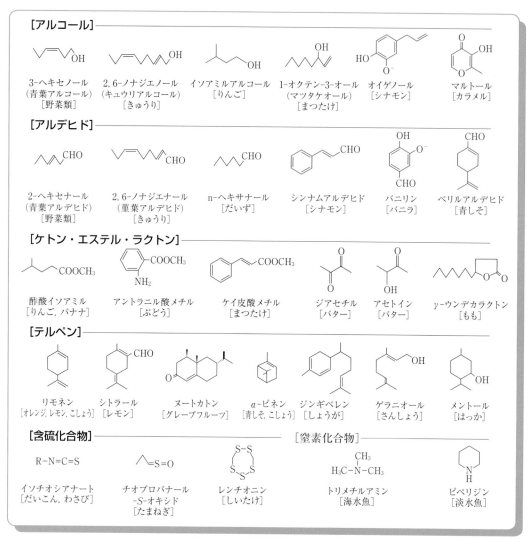

図3-74 おもな香気成分の構造

注：それぞれの香気成分を含む食品を構造式の下に示した。

リインリアーゼ）が作用してアリシンを生成し，さらにジアリルジスルフィドを生じることによる（図3-75）。ねぎ，たまねぎも同様にジアリルジスルフィドやジプロピルジスルフィド等を生じる。たまねぎのチオプロパナール-*S*-オキシドは催涙成分としても働く。

　果実類の香りは，アルデヒド類，エステル類，テルペン類等による。りんごではイソアミルアルコールや酢酸イソアミル，バナナでは酢酸イソアミルや酢酸メチル等が主成分である。そのほか，もものγ-ウンデカラクトン，オレンジのリモネン，レモンのシトラール，グレープフルーツのヌートカトン，いちごのフラオネール〔4-ヒドロキシ-2,5-ジメチル-3（2H）-フラノン〕がある。

　まつたけの香りは，1-オクテン-3-オール（マツタケオール）とケイ皮酸メチル

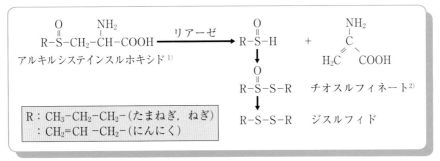

図3-75　ねぎ属の香気成分の生成

注：にんにくでは，1) アリイン，2) アリシン

による。干ししいたけの水戻しによる芳香は，前駆体であるレンチニン酸にリアーゼ等の酵素が作用して生成するレンチオニンによるものである。

　香辛料の香りは，食品に好ましい香りを付与し，不快な香りをマスキングする効果がある。前述のアリシンのほか，こしょうのピネン，しょうがのジンギベレン等が代表的な香気成分である。わさびやからしの辛味成分であるアリルイソチオシアナートは，香気成分でもある。そのほか，はっかのメントール，シナモンのシンナムアルデヒド，バニラのバニリン等がある。

2）動物性食品の香気成分

　食肉の香気は，硫化水素（H_2S）やメタンチオール（CH_4S）等の含硫化合物，アルデヒド，ケトン，アンモニア等が要因となっている。

　魚介類の多くは漁獲直後にはほとんど無臭であるが，鮮度低下とともに生成する揮発性成分が生臭さの要因となる。海産魚ではトリメチルアミンオキシドが微生物の作用によって分解され，トリメチルアミンが生成する。一般に，血合肉は普通肉に比べてトリメチルアミンの生成が速い。サメでは尿素の分解によってアンモニア臭が発生する。一方，淡水魚のあゆは，きゅうりと同じ香気成分を含んでおり香魚ともいわれる。鮮度低下による淡水魚の生臭さは，リシンが分解して生じるピペリジンによる。

　牛乳の香りは，低級飽和脂肪酸，アルデヒド，ケトン，ジメチルスルフィド等によって形成されている。バターやチーズの香りは，ジアセチルやアセトインによるものである。

3）その他

　アミノ酸やたんぱく質と糖類が共存する食品では，加熱によってアミノカルボニル反応が起こる。同時に起こるストレッカー分解反応は，食品の加熱香気を発生させる反応であり，アルデヒドやピラジン化合物を生じる（p.164～参照）。生成する加熱香気には，うなぎの蒲焼きやパンの焼ける香り，コーヒーの香り等がある。砂糖を加熱することによって生じるカラメルには，マルトール，ジアセチル，シクロテン等が含まれ，甘い香りを生じる。

8 物 性

　食べ物のおいしさを決定する要因は，化学的要因と物理的要因に分けることができる。化学的要因には食品の色，味，香りがあげられるが，物理的要因には食品の硬さや粘度等があげられる。このような物理的性質を物性（テクスチャー）という。例えば，「シャキシャキしておいしい」といった表現は，おいしさに食感が関わっていることを端的に表しており，食品の二次機能である感覚機能にも舌ざわり，歯ごたえ，喉ごし等の物性が重要な要素となっていることがわかる。また，食品の物性は，咀しゃくやえん下との関わりも深く，乳幼児や高齢者，えん下困難者においしく安全な食事を提供する上でも重要視されている。

　食品は固体であれ，液体であれ，多種の成分が含まれる不均一分散系である。ここでは，物性を理解するためにコロイド分散系の性質についてみた後，液体状あるいは固体状の食品の流動と変形に関する性質，それらの評価方法について述べる。

（1）コロイド

1）コロイドとは

　ある物質（分散相）が他の物質（分散媒）の中に，小さな粒子の状態で分散している状態を分散系という。粒子の大きさが分子より大きいが，直径 $10^{-9} \sim 10^{-7}$ m 程度のものをコロイド（colloid）粒子といい，分散している状態をコロイド（分散系）とよんでいる。コロイド粒子は必ずしも球形ではなく，繊維状の高分子が分散していることもある。分散相，分散媒はそれぞれ気体，液体，固体があり，その組み合わせによって表 3-30 のように分類される。

　コロイドは，粒子の種類からは分子コロイド，分散コロイド，会合コロイドに分類される。分子コロイドとは，粒子がたんぱく質やでん粉のように1つの巨大分子からできているコロイドである。分散コロイドは，粒子が金属等の不溶性物質からなるコ

表3-30　分散系の種類

分散媒	分散相	分散系	食品例
気 体	液 体	エア（ロ）ゾル	香りづけのためのスモーク
	固 体	粉末	小麦粉，砂糖
液 体	気 体	泡	ホイップクリーム，ビールの泡
	液 体	エマルション	牛乳，バター，マヨネーズ
	固 体	サスペンション	みそ汁，ジュース，スープ
		ゾル	ポタージュ，ソース
		ゲル	ゼリー，水ようかん，こんにゃく
固 体	気 体	固体泡	スポンジケーキ，スナック菓子，ショートニング
	液 体	固体ゲル	吸水膨潤した凍り豆腐や寒天

ロイドである。会合コロイドは，セッケン水のように分子が集合してできるコロイドで，ミセルコロイドともいう。

　分散媒が水の場合，コロイドは，分散相の水との親和性から疎水コロイドと親水コロイド（ハイドロコロイド）に分類される。疎水コロイドでは電解質を少量加えると粒子が沈殿するが，親水コロイドでは，多量の電解質を加えないと沈殿しない。卵白溶液のような親水コロイドでは，多量の電解質（硫酸アンモニウム等）を加えることによってたんぱく質を沈殿させることができ，この操作を塩析とよんでいる。また，疎水コロイドのまわりを親水コロイドが取り囲んで安定化させることがある。このようなコロイドを保護コロイドという。食品添加物の安定剤は，このような働きをしている。

　コロイドには，特有の性質がみられる。コロイド溶液に横から光を当てると，光の通路が見える。これはコロイド粒子が光を散乱させるために起こる現象であり，チンダル現象とよばれる。コロイド溶液を顕微鏡で観察すると，粒子が不規則に運動している様子を光の点として見ることができる。これは，コロイド粒子が分散媒の粒子にランダムに衝突されることによって起こる現象であり，ブラウン運動とよばれる。コロイド粒子はろ紙を通過するが，セロファンのような半透膜は通過できない。このような性質を半透性という。この性質を利用して，電解質を含むたんぱく質の溶液から電解質を除くことができ，その操作を透析とよんでいる。

2）エマルション，サスペンション

　1つの液体の中に，別の液体が分散している状態をエマルションまたは乳濁液という。水と油は互いに溶け合わないが，乳化剤が加わると水または油の粒子の表面を乳化剤が覆い尽くすことによって他方に分散し，エマルションを形成する。この過程を乳化といい，乳化剤は，分子内に親水基と疎水基（親油基）を併せもつ両親媒性を有する。卵黄やだいずに含まれるホスファチジルコリン（レシチン）は，この両親媒性を有し，乳化剤として使用されている。また，グリセリン脂肪酸エステルは食品添加物として認められている乳化剤である。

　水溶液中に油脂の粒子が分散している場合を水中油滴型（O/W型）といい，例として牛乳やマヨネーズがある。一方，油脂中に水の粒子が分散している場合を油中水滴型（W/O型）といい，例としてバターやマーガリンがある（図3-76）。マヨネーズは，食塩を溶かした食酢を卵黄に加えて混合したのち，油を滴下してO/W型エマ

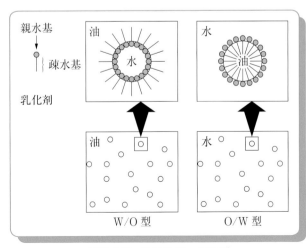

図3-76　エマルションの型

ルションを形成させる。一般に，油の滴下は初期には少しずつゆっくりと，撹拌速度は大きく，仕上げ撹拌は長いほど油滴は小さくなり，粘度が上昇して安定なエマルションになる。バターは，その製造工程に含まれるチャーニング操作によって，O/W型エマルションの生クリームからW/O型エマルションのバターに変わる。このようにエマルションの型が変わることを転相という。

これら以外にも，W/O型エマルションをさらに水に乳化させたW/O/W型（コーヒー用クリーム等）や，その逆のO/W/O型（バタークリーム等）のような複合エマルションもある。

液体に固体の粒子が分散している状態を，サスペンションまたは懸濁液（けんだくえき）という。例として，みそ汁のようなスープ類，抹茶，ジュース等がある。

3）ゾルとゲル

分散系を流動性で分類すると，ゾルとゲルに分類できる。流動性のあるゾルの状態から，分散相が凝集して網目構造をつくり，流動性を失って固化した状態をゲルという。

ゼラチンや寒天は，水に加えて加熱するとゾルになり，冷却するとゲルになる熱可逆性のゲルである。一方，茶碗蒸しやわらびもちのように，加熱によってゲルになるとゾルには戻らなくなる不可逆性のゲルもある。ゲルを放置しておくと，ゲル内の網目構造から水が分離する。この現象を離水または離漿（りしょう）といい，ゲル内の分散媒が減少し，乾燥状の網目構造をもったゲルをキセロゲル（乾燥ゲル）という。凍り豆腐や寒天は，豆腐やところてんから水分を除いたキセロゲルである。

（2）レオロジー

レオロジー（rheology）は，物質の変形と流動に関する科学と定義されている。固体にみられるように外圧をかけると変形し，外圧を除くと元にもどる性質を弾性という。一方，液体にみられるように外圧に対して抵抗を示しながら変形していく性質を粘性という。レオロジーでは，物質の変形はフックの弾性の法則が，物質の流動はニュートンの粘性の法則がそれぞれ基礎となっている。

1）弾　性

外圧が加わると固体は変形を起こす（図3-77）。この変形をひずみといい，固体にひずみが生じている場合，その内部には元に戻ろうとするずり応力（以後，応力という）が生じる。このとき，応力とひずみの間には比例関係が成り立ち，この関係をフックの弾性の法則という。比例定数は，直方体型がひしゃげるような変形（ずり変形）に対してはずり弾性率〔単位はN/m²（=Pa）〕，伸び

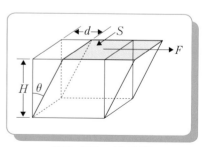

図3-77　ずり変形

注：F(N) の力が S (m²) の面に働いてずり変形を生じる。この場合，単位面積当たりの力は F/S となり，また，ずりひずみは d/H $= \tan\theta$ となる。

縮みの変形に対してはヤング率，圧縮した際の変形に対しては体積弾性率を用いる。

応力 ＝ 比例定数 × ひずみ

　フックの法則は一定の応力の範囲で成立するが，変形がさらに大きくなると比例関係は成立しなくなり，外圧を除いても元に戻らず，ひずんだままになる。このような性質を塑性といい，バターやマーガリンは塑性を示す。さらに強い力を固体に加えると破断が起こる。破断の際の応力（破断応力）は，食品の歯ごたえの指標とされる。

2) 粘　性

　図3-77において固体の代わりに液体を板ではさんだ場合を考える。下面を固定し，上面を一定の速度で平行に動かすと，はさまれた液体も上面に平行に移動する。液体に流れが生じている場合，板は液体から応力を受ける。液体にある力を加えたときの流動速度（ずり速度）と，応力との間にはニュートンの粘性の法則が成立する。比例定数は粘度または粘性率（単位はPa·s）とよばれ，粘度が大きいほど流れにくい。粘度は温度の影響を受け，20℃の時の水の粘度は1mPa·sである。

応力 ＝ 比例定数 × ずり速度

　ニュートンの粘性の法則に従う液体をニュートン流体といい，水，ショ糖溶液，食用油，水あめ等があげられる。流動曲線は，図3-78に示したように原点を通る直線になる。一方，応力と流動速度が比例しない液体を非ニュートン流体といい，ジュースやマヨネーズ等の液状食品の多くが該当する。流動曲線は，原点を通らないか，原点を通っても直線ではなく，以下のような挙動を示す。

3) ダイラタンシー，チキソトロピー

a　ダイラタンシー

　ダイラタンシーとは，液体に加える力や流動速度が増加すると（早く撹拌した状態），粘度が上昇する性質であり，このような流動をダイラタント流動という。水溶きかたくり粉のような高濃度のでん粉懸濁液はダイラタンシーの例としてあげられる。ダイラタンシーとは逆に，撹拌すると粘度が低下する性質をもつ流動を擬塑性流動という。糊化でん粉（でん粉のり）のほか，ジュース，ソースやコンデンスミルク等の多くの食品でみられる。

b　チキソトロピー

　チキソトロピーとは，撹拌等によって粘度が一時的に低下し，静置すると元に戻る現象をいう。擬塑性流動を示

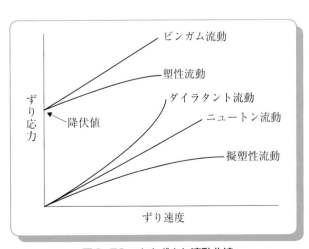

図3-78　さまざまな流動曲線

す液体はこのような性質をもつが，チキソトロピーは時間とともに粘度が変化する点で異なる。トマトケチャップやマヨネーズは容器に力を加えないときはゲル状に固まって流れにくいが，容器を振るとゾル状に戻り流れ出るようになる。しかし，しばらく静置すると元のように流れにくくなる。チキソトロピーとは逆に撹拌によって粘度が一時的に上昇し，ゲル構造の形成が促進される現象をレオペクシーという。泡立てた生クリームや卵白でみられる。レオペクシーも時間に依存して粘度が変化する点でダイラタンシーとは異なる。

c　塑性流動と降伏値

塑性流動とは，一定の力が加わってはじめて流動を始める現象であり，流動を始める応力を降伏値という。また，降伏値を超えてからの流動において，流動速度と応力が比例関係にあるものをビンガム流動という。例として，生クリームやチョコレートがある。

4）粘弾性

多くの食品は，粘性的挙動と弾性的挙動との両方の特徴を合わせもつ。物体に外力を加えると変形し，外力を除くと弾性を回復するが，外力を加えたままだと流動する性質を粘弾性という。粘弾性の典型的な例として，応力緩和とクリープがある。

つきたてのもちを引っ張ろうとすると最初は力を必要とするが，いったん伸びたもちを一定の長さに保とうとする場合は，徐々に力を必要としなくなる。このような性質を応力緩和という。また，小麦粉よりつくられたドウを引き伸ばしたとき，力を加えるにつれて伸び率が大きくなるように，一定の力を加えると変形が時間の経過とともに増加するような性質をクリープという。クリープ現象は，弾性がすぐに回復しないことから遅延弾性ともよばれる。

このような粘弾性を表す模型として，図3-79に示したようなスプリング（弾性）とダッシュポット（粘性）を組み合わせたものが考案されている。スプリングとダッシュポットを並列に接続したフォークト模型，直列に接続したマックスウェル模型，さらにそれらを組み合わせた多数の要素からなるバーカス模型等がある（図3-80）。

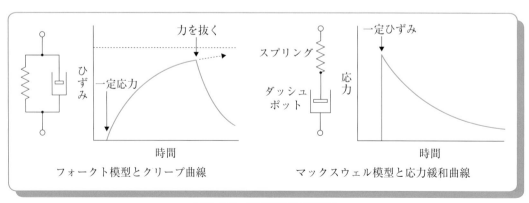

フォークト模型とクリープ曲線　　　マックスウェル模型と応力緩和曲線

図3-79　粘弾性を表す模型

フォークト模型はクリープ現象を，マックスウェル模型
は応力緩和を説明するのに適している。

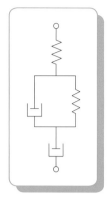

図3-80　バーカス模型（四要素模型）

（3）テクスチャー

テクスチャー（texture）とは，本来は織物の織り方や，
きめ，風合い等を表した用語であるが，ツェスニアク
（A.S.Szczesniak）らによって食品の硬さ，粘り，弾力，
舌さわり，歯ごたえ等を表す食品の物理的な性質の総称
として用いられるようになった。

テクスチャーを評価する方法には，テクスチュロメー
ターとよばれる機器測定による客観的評価と，官能検査
による主観的なプロファイル法がある。

1）テクスチュロメーター

テクスチュロメーターは，ヒトの歯に似せたプランジャーが，食べ物を咀しゃくす
る動きを真似て試料を破断することで，プランジャーにかかる抵抗力を測定する。最
近では，粘度計を発展させたレオメーターを用いることもある。プランジャーにかか
る抵抗力から，硬さ，凝集性，付着性，弾力性，咀しゃく性，ガム性等について評価
することができる（図3-81）。例えば，硬さは第1回目の咀しゃく時のピークの高さ

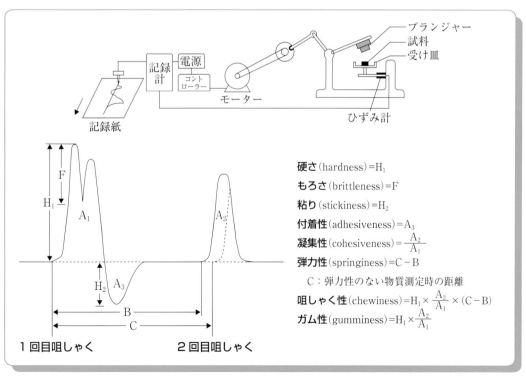

図3-81　テクスチュロメーターの構造と典型的な咀しゃく曲線

表3-31　特別用途食品「えん下困難者用食品」の許可基準

規　格[1]	許可基準Ⅰ[2]	許可基準Ⅱ[3]	許可基準Ⅲ[4]
硬さ（一定速度で圧縮した ときの抵抗）（N/m²）	$2.5 \times 10^3 \sim 1 \times 10^4$	$1 \times 10^3 \sim 1.5 \times 10^4$	$3 \times 10^2 \sim 2 \times 10^4$
付着性（J/m³）	4×10^2 以下	1×10^3 以下	1.5×10^3 以下
凝集性	$0.2 \sim 0.6$	$0.2 \sim 0.9$	－

注　：1）常温及び喫食の目安となる温度のいずれの条件であっても規格基準の範囲内であること。
　　　2）均質なもの（例えば，ゼリー状の食品）。
　　　3）均質なもの（例えば，ゼリー状またはムース状等の食品）。ただし，許可基準Ⅰを満たすものを除く。
　　　4）不均質なものも含む（例えば，まとまりのよいおかゆ，やわらかいペースト状またはゼリー寄せ等の食品）。ただし，許可基準Ⅰまたは許可基準Ⅱを満たすものを除く。

資料：厚生労働省HP

として，付着性は第1回目の咀しゃく時にプランジャーが元にもどる際に生じる負の方向のピークの高さとして，凝集性は第2回目の咀しゃく時のピーク面積の第1回目の咀しゃく時のピーク面積に対する比として求められる。テクスチュロメーターを用いて求められる値は，官能検査で得られるテクスチャー特性との相関が高いとされる。

　介護食等の開発においては，通常の食品に比べて物理的特性がより重要視される。高齢者や咀しゃく・えん下困難者にとって，食べ物がかみ砕ける硬さかどうか，飲み込みやすいかどうかは重要である。そのため，特別用途食品に含まれるえん下困難者用食品の許可基準には，硬さ，付着性，凝集性の3つの要素が規定されており（表3-31），適度な粘度があって，食塊を形成しやすく，べたつかずに軟らかく変形しながら咽頭を滑らかに通過するものが要求される。

　食品の物性は，いろいろな方法で測定される。液状食品の粘度を測定する粘度計には，毛細管粘度計や円筒型回転粘度計等がある。でん粉の糊化に伴う粘度変化は，アミログラフによって測定される。また，小麦粉生地の物性測定については，生地の弾性や安定度を測定できるファリノグラフ，生地の伸長度や伸長抵抗等を測定できるエキステンソグラフ等があげられる。

2）プロファイル法

　ツェスニアクらは，テクスチャーは3つの特性，力学特性，幾何学特性，その他の特性からなるとして，テクスチャープロファイルを提唱している（表3-32）。プロファイルは，テクスチュロメーターによる分析との対応が可能な要素に分類されていることが特徴である。

　テクスチャーは人間が感じるものなので，それを表現する言葉はテクスチャー評価において重要な役割を果たす。しかし，言葉は曖昧さを伴うことが多く，用語として整理されている必要がある。テクスチャーを評価する言葉を系統的に分類し，それを用いて食べ物の物理的性質を評価する方法をプロファイル法といい，官能検査で使用される。

表3-32 ツェスニアクのテクスチャープロファイル

クラス	一次特性	二次特性	一般用語
力学特性	硬さ		軟らかい→歯ごたえのある→硬い
	凝集性	もろさ	ポロポロ→ガリガリの→もろい
		咀しゃく性	軟らかい→強靭な
		ガム性	崩れやすい→糊状→ゴム状
	粘性		サラサラした→粘っこい
	弾性		塑性のある→弾力のある
	付着性		ネバネバする→粘着性→ベタベタする
幾何学特性	粒子の大きさと形		砂状，粒状，粗粒状
	粒子の大きさと方向性		繊維状，細胞状，結晶状
その他	水分含量		乾いた→湿った→ぬれた→水気の多い
	脂肪含量	油状	油っこい（油性の）
		グリース状	脂っこい（脂性の）

資料：菅原龍幸，前川昭男監修『新食品分析ハンドブック』建帛社，2000年，p.401

引用文献

1）野口駿『食品と水の科学』幸書房，1992年，p.11
2）伊藤貞嘉，佐々木敏監修『日本人の食事摂取基準2020年版』第一出版，2020年，p.141

参考文献

有田政信編著『食べ物と健康 マスター食品学Ⅰ』建帛社，2010年

五十嵐脩，江指隆年編『ビタミン，ミネラルの科学』朝倉書店，2011年

遠藤克三，三輪一智共著『生化学ガイドブック改訂第3版増補』南江堂，2009年

小野寺一清，駒野徹，千葉誠哉，水野重樹，山﨑信行編著『生物化学』朝倉書店，2005年

加藤保子，中山勉編『食品学Ⅰ-食品の化学・物性と機能性（改訂第2版）』南江堂，2011年

喜多野宣子，近藤民恵，水野裕士著『食べ物と健康Ⅰ 食品成分を理解するための基礎』化学同人，2011年

久保田紀久枝，森光康次郎編『食品学-食品成分と機能性（第2版）』東京化学同人，2008年

久保田昌治，石谷孝佑，佐野洋編著『食品と水』光琳，2008年

伊藤貞嘉，佐々木敏監修『日本人の食事摂取基準2020年版』第一出版，2020年

小関正道，佐藤隆一郎編『わかりやすい食物と健康1-食品とその成分（第3版）』三共出版，2011年

菅野道廣，上野川修一，山田和彦編『食べ物と健康Ⅰ-食品の科学と技術』南江堂，2009年

薗田勝編『栄養科学イラストレイテッド 生化学』羊土社，2009年

田島眞編著『基礎からのやさしい化学-ヒトの健康と栄養を学ぶために-』建帛社，2012年

日本惣菜協会編『小規模な惣菜製造工場における HACCP の考え方を取り入れた衛生管理

　のための手引書 version1.2』，2021 年

日本ビタミン学会編集『ビタミン総合辞典』朝倉書店，2010 年

日本油化学会編『油化学便覧-脂質・界面活性剤- 第 4 版』丸善出版，2001 年

野口　駿『食品と水の科学』幸書房，1992 年

J. トローラー，J. H. B. クリスチャン著（平田　孝，林　徹訳）『食品と水分活性』学会出版
　センター，1981 年

伏木　亨編著『光琳選書① 食品と味』光琳，2003 年

森田潤司，成田宏史編『食べ物と健康 1　食品学総論（第 2 版）』化学同人，2012 年

文部科学省科学技術・学術審議会資源調査分科会『日本食品標準成分表 2020 年版（八訂）』
　2020 年，同『日本食品標準成分表（八訂）増補 2023 年』2023 年

文部科学省科学技術・学術審議会資源調査分科会『日本食品標準成分表 2020 年版（八訂）
　炭水化物成分表編』2020 年，同『日本食品標準成分表（八訂）増補 2023 年 炭水化物成
　分表編』2023 年

文部科学省科学技術・学術審議会資源調査分科会『日本食品標準成分表 2020 年版（八訂）
　脂肪酸成分表編』2020 年，同『日本食品標準成分表（八訂）増補 2023 年 脂肪酸成分表
　編』2023 年

第4章　食品成分の変化

1　でん粉の加熱による変化

　穀類やいも類等の主成分であるでん粉は，植物細胞内にでん粉粒として存在する。でん粉粒はアミロースとアミロペクチン分子が，互いに水素結合して集合体を形成したものである。グルコースが規則正しく配列した結晶部分（ミセル）と，非結晶部分からなり，特に結晶部分には水分子や消化酵素（でん粉分解酵素）が入り込みにくい（図4-1）。

（1）でん粉の糊化

　生でん粉に水を加えて加熱すると，グルコースの規則正しい配列が崩れて水和するため，粒子が徐々に膨潤しはじめコロイド状になり，透明度が増し粘度が上昇する。この変化を糊化またはα化といい，一般に55〜70℃で開始する。生じたでん粉は糊化でん粉もしくはα-でん粉といわれ，食感もよく，消化酵素も働きやすい。

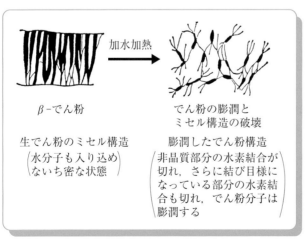

図4-1　生でん粉の糊化モデル
資料：菅原龍幸，他『食品化学 改稿四訂版』建帛社，1985年

（2）でん粉の糊化に影響する因子

でん粉の糊化（α化）はでん粉の種類やでん粉粒の大小，水分量等によって異なる。

1）結晶化度

でん粉はその種類により結晶化度が異なり，じゃがいもでん粉の結晶化度は 0.24 〜 0.34，とうもろこしでん粉（コーンスターチ）は 0.35 〜 0.45，もちとうもろこしでん粉は 0.30 〜 0.31，うるち米でん粉 0.38，もち米でん粉 0.32 等となっている。結晶化度の低いでん粉の方が糊化しやすく，じゃがいもでん粉の場合は水を加えて練り，沸騰水を加えてかき混ぜるだけで糊化するのに対し，とうもろこしでん粉では鍋等に入れて沸騰させる必要がある。

2）水分と温度

でん粉は水分量が十分あれば 60 〜 70℃前後で糊化するが，水分が少ない場合は温度を高くしないと糊化しない。

米飯中のでん粉は米に大量の水を加えて加熱するため，100℃付近で糊化するのに対し，パンやビスケットの場合は水分量が少ないことから 200℃付近の高熱を必要とする。また，でん粉食品を圧力釜（2 気圧，約 120℃）で蒸煮すると，高温になるため短時間で糊化度（α化度）が上昇する。なお，このように高温処理したでん粉は老化しにくい。

3）pH

塩基性の溶液，ジメチルスルホキシド等の溶液中では，浸漬するだけで室温でも完全に糊化する。これは，水素結合を強力に切断することによるものである（でん粉分子間と構造水の水素結合が破壊されるため）。

4）共存物質

共存する脂質や無機塩類によりでん粉の糊化は影響を受け，脂質，脂肪酸，モノグリセリド等により抑制される。

でん粉粒に含まれる脂質は 0.1 〜 0.7％であり，穀類のでん粉に多く，塊茎のでん粉に少ない。これらの脂質は長鎖脂肪酸から構成されており，アミロースのらせん構造に取り込まれて，熱に安定なでん粉脂質複合体を形成し，糊化によるでん粉粒の膨潤を妨げるといわれている。また，古米の炊飯性が劣るのは，脂質が加水分解して，脂肪酸を遊離するためと考えられる。糊化した穀類でん粉が白濁するのは，脂質含量の多いことが原因になっている場合が多い。

一方，塩類は，わずかに存在するだけで粘度が変化する。塩類濃度が，ある濃度まではでん粉は膨潤しやすく，濃度が高すぎると糊化しにくくなる。

5）でん粉の種類

うるちでん粉は，膨潤が悪く，最高粘度に達する時間が長く，その後の粘度は比較的安定で，流動性が低い。もちでん粉は，急速に膨潤し，速やかに粘度が低下して流動性が大きくなる。

（3）糊化と消化

　生でん粉粒子はアミロース，アミロペクチン分子が結晶構造（ミセル構造）をしているため安定しており，水分子や酵素が入り込めないため，消化されにくい。糊化でん粉（α-でん粉）はミセルの形態変化が起こっているため，酵素が作用しやすく，でん粉の消化はきわめてよくなる。

（4）でん粉の老化とその防止

　糊化したでん粉（α-でん粉）を放置すると，水に不溶の状態に変化する。このように膨潤したでん粉粒が収縮していく現象を老化という。老化は糊化と逆の現象といえるが，もとのでん粉と同じ状態に戻るわけではなく，生でん粉（β-でん粉）に似た構造に戻るものである。糊化により拡散したでん粉の分子が，温度の低下とともにその運動性を失い，分子間または水分子を介して水素結合が形成される。これにより分子は会合し，その会合点が成長して部分的にミセルのような構造に戻るためと考えられている（アミロースのヘリックス構造がときほぐされて伸張構造をとり，その後に水素結合によって部分的に密な凝集を起こすことがおもな原因であると推測されている）。

　老化は温度，水分，pH，共存物質，分子の形態，時間等により影響を受ける（図4-2）。

1）老化に影響する因子

　アミロペクチンよりアミロース含量が多く（図4-3），0℃付近の温度（2〜3℃），水分量30〜60%，pH4〜5程度の弱酸性のときに老化は起きやすい。

a 温 度

　一般に温度は0℃に近く，低いほど老化は速く進むが，これは水素結合が低温ほど安定なためである。ただし，0℃以下では水が凍結するので分子鎖の移動ができなく

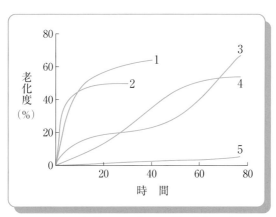

図4-2　穀類といも類でん粉の老化と時間
注：1：とうもろこし，2：こむぎ，3：じゃがいも，4：さつまいも，5：もちとうもろこし

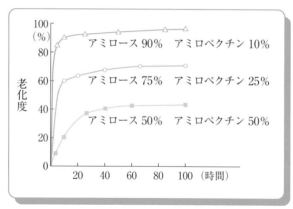

図4-3　アミロース及びアミロペクチン混合液の老化

なるため，老化は起こらない。

b　水　分

　糊化でん粉が老化するには，分子鎖が動いて会合するための適度な自由水が必要である。したがって糊化でん粉の水分を 10 ～ 15％程度の乾燥状態に保てば分子の移動が制約され老化は起こらない。一方，多量に水分があるときも，濃度が薄まり分子は会合する機会が少なくなるため，老化の速度は遅くなる。最も老化しやすい水分含量は 50 ～ 60％である。

c　pH

　pH が高く，塩基性が強いほどでん粉は老化しにくい。pH4 ～ 5 程度の弱酸性のときに老化が起きやすいのは，弱酸性で水素結合が最も形成されやすく安定なためであり，pH が 3 以下になると，加水分解されるために老化は抑制される。

d　分子構造

　でん粉の老化は分子構造により大きく影響される。直鎖分子で立体障害のないアミロースの方が分岐鎖構造のアミロペクチンより，老化しやすい。したがってアミロース含量の多いでん粉ほど老化しやすい。

2）老化の防止

① 糊化したでん粉を 60℃以上で乾燥するか，凍結して急速に水分を除去（凍結乾燥）する。この場合，でん粉は糊化状態のまま乾燥されるため，老化は起こらない。即席めん，アルファ化米，即席もち，せんべい，ビスケット等。

② 糊化後，急速に冷凍する。冷凍飯，冷凍パン等。

③ 砂糖，マルトースの添加により，老化を遅らせる。この場合，糖は自由水の脱水剤として働き，でん粉の分子同士の接触を妨げ，会合点を生じにくくする。すし飯は砂糖が添加されることにより，粘着性が増し，老化が遅延する。また，白玉粉で作る求肥や羽二重餅等が固くなりにくいのもこのためである。なお，この場合の糖はフルクトースやグルコース等の単糖より，二糖類の方が老化抑制効果は大きい。

④ 老化防止剤としてショ糖脂肪酸エステルを添加する。パン，インスタントマッシュポテト等の例があげられる。これは脂肪酸-アミロース複合体がつくられ，分子の会合が阻害されることによるもので，界面活性剤の疎水基がアミロース周辺の水の接近を阻害する。

⑤ 有機，無機イオンの添加：アニオンでは $PO_4^{3-} > CO_3^{2-} > I^- > Cl^- > CH_3COO^-$ の順，カチオンでは $Ca^{2+} > K^+ > Na^+$ の順で老化を抑制する。塩類は一般に添加量が多いほど老化を遅らせる。

(5) 多糖類のゲル化

ゲルとは固相と液相からなり，流動性をなくして半固体状になったもののことである。固相が多糖からなるものを多糖ゲルという。ゲルを形成する多糖としては，ペクチン，アルギン酸，寒天，CMC（カルボキシメチルセルロース），カラギーナン，カードラン，ジェランガム等がある。これらの多糖類は食品添加物として，主に増粘を目的にゼリー等に用いられることが多い。こんにゃくはグルコマンナンを水酸化カルシウムで架橋結合させゲル化したものである。

② たんぱく質の変化

(1) たんぱく質の変性

一次構造の変化を伴わずに高次構造が変化する現象をたんぱく質の変性という。たんぱく質の一次構造は強い共有結合であるペプチド結合により形成されているため，容易には切断されない。それに対して，たんぱく質の高次構造はおもに水素結合・イオン結合・疎水結合等の非共有結合性の弱い相互作用によって形成されている。そのため，外部から化学的・物理的な力が加わると，たんぱく質の高次構造をつくり上げている弱い相互作用のみが壊れて，たんぱく質は変性する。たんぱく質の変性要因としては酸・アルカリ，界面活性剤，尿素，有機溶媒等の化学物質や加熱，凍結，撹拌，加圧等の物理的な作用がある。変性したたんぱく質は元のたんぱく質とは異なる性質を示す。変性たんぱく質は構造が緩むことによりプロテアーゼの作用を受けやすく，消化されやすい状態に変わる。変性たんぱく質の物理化学的な変化として，疎水結合により凝集しやすくなったり，不溶化や凝固が生じる。たんぱく質の変性を利用した調理法や加工法を表4-1に示す。

1）加熱変性

たんぱく質を加熱すると，大部分のたんぱく質は $55 \sim 75℃$ で凝固して元に戻らなくなる。加熱によってたんぱく質が変性することを加熱変性という。加熱変性の温度や速度は，たんぱく質の種類や濃度，共存物質等で異なり，一般に等電点で加熱変性の速度は速まる。

表4-1　たんぱく質変性を利用して製造される食品の例

変　性	変性要因	利用食品例
加熱変性	湯，焼く	ゆで卵，ゼラチン，かまぼこ，ちくわ
凍結変性	凍結	凍り豆腐
表面（界面）変性	泡立て，表面張力	スポンジケーキ，湯葉（加熱変性も伴う），マヨネーズ
酸変性	酢酸，乳酸	ヨーグルト，しめさば，ポーチドエッグ（落とし卵）
アルカリ変性	水酸化ナトリウム，生石灰	ピータン（皮蛋），カンタン（鹹蛋），中華めん
金属イオンによる変性	カルシウム，マグネシウム	豆腐

　水や塩溶液に可溶なアルブミンやグロブリンは加熱変性しやすい。逆に不溶性たんぱく質は加熱変性によって可溶化することがある。例えば硬たんぱく質であるコラーゲンは，加熱変性によって可溶性のゼラチンに変化する。ゼラチンは熱可逆性ゲルを形成する。

　凝固温度はたんぱく質の種類によって異なるが，アルブミンやグロブリンは比較的低い温度で変性する。畜肉や魚肉のグロブリンであるアクチンとミオシンは40～50℃で凝固する。卵白の主要たんぱく質であるオボアルブミンは58℃で白濁し始め，62～65℃でゲル状に変化し，80℃で流動性を失い完全に凝固する。卵黄は65℃からゲル化が始まり，70℃で凝固する。このような凝固温度の違いを利用すると，多様な卵の調理が可能になる。

　一方，卵白中に含まれる糖たんぱく質のオボムコイドや卵黄中のリンたんぱく質であるホスビチンは比較的加熱変性を受けにくい。また，加熱凝固には水分量やpH，電解質も影響する。水分量が少ないほど凝固に必要な温度は高くなり，乾燥食品中のたんぱく質は熱凝固しにくい。たんぱく質の溶解度は等電点付近で最低となり，等電点付近では熱凝固しやすくなる。オボアルブミンの等電点はpH 4.6であるが，ポーチドエッグを作る際に食酢を加えることにより，低い温度で凝固させることができる。

　2）凍結変性

　たんぱく質は凍結によって変性することがある。凍結変性はゆっくり凍結した場合や，あまり低くない凍結温度で貯蔵した場合に起こりやすく，急速凍結して低温で貯蔵すると起こりにくい。

　凍り豆腐（高野豆腐）は，豆腐を凍結して氷結晶を成長させ，大豆たんぱく質を変性後，解凍・乾燥させたものである。凍り豆腐はスポンジ状の多孔質な組織に変化している。また，卵黄や牛乳を凍結後解凍すると，ゲル化や凝固を起こすことがあるが，これもたんぱく質の凍結変性である。凍結貯蔵した食肉の保水性は低下し，生鮮物よりも品質が劣る。凍結によって食肉中に氷結晶が生成し，たんぱく質濃度や塩類濃度の増加を引き起こし，たんぱく質変性に至る。

　3）乾燥による変性

　乾燥すると脱水されてたんぱく質は変性する。干物のように，魚介類を乾燥すると

肉質が硬くなり，加熱しても生鮮肉とは異なった食感や風味になる。乾燥によって，筋肉の主要なたんぱく質であるアクトミオシンが変性して，溶解度が低下する。

4）表面（界面）変性

たんぱく質溶液を激しく撹拌すると泡立つ性質がある。この性質はたんぱく質が液面（気／水界面）に吸着して表面変性することによる。たんぱく質の親水性の部分を水中に，疎水的な部分を空気に露出することによって泡が安定化する。表面変性したたんぱく質は液面で互いに会合して安定な膜を形成しやすい。

スポンジケーキを作るときに卵を泡立てたり，マヨネーズを作るときに卵黄や全卵を食酢や食用油と一緒に乳化させることもたんぱく質の表面変性を利用している。40℃以上に加熱した牛乳の表面に薄い皮膜が形成されるラムスデン現象，80℃以上に加熱した豆乳の表面に生成されるたんぱく質と脂質との複合体である湯葉，これらもたんぱく質の表面変性の一種である。

5）酸・アルカリ変性

たんぱく質は強い酸やアルカリで変性する。牛乳に乳酸菌を作用させて製造するヨーグルトでは，乳酸によってカゼインが等電点沈殿して凝固する。さばやこはだの酢じめは酢による魚肉たんぱく質の変性を利用したものである。

ピータン（皮蛋）はたんぱく質のアルカリ変性を利用してつくる。草木灰をペースト状にしたものにアヒルの生卵を数か月間漬け込むと，殻からアルカリが浸透して卵白と卵黄のたんぱく質が変性・凝固する。

6）塩類・金属による変性

塩濃度が増すと脱水され，塩析によってたんぱく質は凝集沈殿する。もめん豆腐や絹ごし豆腐は，だいずから得られる豆乳に凝固剤を加えてつくる。凝固剤としてはにがり（主成分は塩化マグネシウム）やすまし粉（主成分は硫酸カルシウム）等の2価金属イオンを用いる。カルシウムやマグネシウム等の2価金属イオンは豆乳たんぱく質中のカルボキシ基に結合して，油脂等の他の成分を伴ってたんぱく質が凝固して豆腐ができ上がる。

（2）ラセミ化

たんぱく質のアルカリ処理や高温加熱によって，アミノ酸残基がラセミ化することがある。L-アミノ酸がD-アミノ酸に変化することをラセミ化といい，ラセミ化を受けやすいアミノ酸残基はたんぱく質の種類にかかわらず Asp ＞ Phe ＞ Glu ＞ Ala ＞ Leu ＞ Val ＞ Pro である。ペプチド鎖中にD-アミノ酸が混在すると，消化酵素は作用しにくく，消化性は低下する。また，必須アミノ酸がラセミ化することによって，たんぱく質の栄養価自体も低下する。

（3）有害物質の生成反応

たんぱく質をアルカリ処理するとリシノ（リジノ）アラニンが生成し，リシンの利

用率が低下する。動物実験ではリシノアラニンは腎臓に蓄積し，腎臓肥大や尿排泄機能障害等の腎障害を起こすことが知られており，安全性の問題も指摘されている。

　リシノアラニンは，アルカリ条件下で加熱処理したたんぱく質中にしばしば認められる異常アミノ酸である。アルカリ条件下で加熱すると，システインがジスルフィド結合したシスチン残基や，リン酸化やグリコシド化等によって修飾されたセリン残基からデヒドロアラニン残基が生じる。デヒドロアラニンはさらにリシン残基のε-アミノ基と反応し，リシノアラニンを生成してペプチド間に新たな架橋が形成される（図4-4）。リシノアラニンはヒトの消化酵素をはじめ通常のプロテアーゼで分解されないため，その生成はたんぱく質の栄養価を低下させる原因となる。また，食品たんぱく質にリシノアラニンが形成されると，その分だけリシンが損失することにもなる。

　アルカリ変性を利用した食品としてピータンがあり，ピータン中にリシノアラニンが検出されたという報告もある。食品加工においてはアルカリの使用が規制されている。なお，リシノアラニンの生成はシステイン等の還元剤の添加によって抑制される。

（4）ジスルフィド結合の形成

　たんぱく質に起こる特徴的な酸化反応としてジスルフィド結合（-S-S-）の形成がある（図4-5）。これはたんぱく質のシステイン残基のチオール基（-SH）が酸化剤によって酸化されて，新たにジスルフィド結合が形成される反応である。ジスルフィド結合はたんぱく質の立体構造の形成に関わっているために，食品の物性に大きく影響する。パン生地（ドウ）の物性を改良するために用いられる臭素酸カリウムは，小麦たんぱく質のチオール基に作用してジスルフィド結合を形成し，たんぱく質の三次

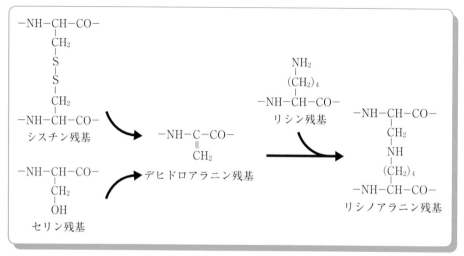

図4-4　リシノアラニン残基の生成

構造を変化させ，パン生地に特有の伸展性を付与する。パン生地の物性改良にはシステイン残基の酸化反応とともに，SH/S-S交換反応も関係している。

（5）たんぱく質の分解

ペプチド結合の切断が起こり，より小さな分子のペプチドやアミノ酸が生じることをたんぱく質の分解という。食品の調理や加工は，比較的温和な条件（中性，200℃以下）で行われるため，たんぱく質の非酵素的な分解はほとんど起こらない。一般的には，貯蔵している間に食品中に含まれている酵素類の作用によってたんぱく質が分解されることが多い。みそ，しょうゆ，チーズ等に代表される発酵食品では，たんぱく質の分解物がそれぞれの食品特有の風味を生み出すのに大きく寄与している。

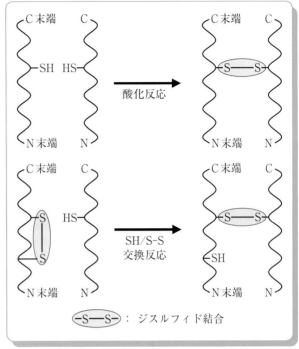

図4-5　たんぱく質のジスルフィド結合の形成

3 脂質の変化

（1）油脂の酸化

油脂や油脂を多く含む食品は，空気に触れた状態で保存すると空気中の酸素によって酸化が進み，不快な臭い，変色，粘性の増加等の品質の低下を生じる。このような油脂の劣化を酸敗という。油脂の酸化には，自動酸化，熱酸化，酵素的酸化*がある（図4-6）。

1）自動酸化

自動酸化は，常温で進む反応で，光や金属等の影響により酸化が徐々に進行し，ヒドロペルオキシド（過酸化物：初期生成物），ヒドロペルオキシドの分解物（アルデヒドやケトン等：二次生成物）を生じる（図4-6，図4-7）。ヒドロペルオキシドの分解物は酸敗臭（変敗臭）の原因となり，また，一方で，ペルオキシラジカルや分解物等

---

*酵素的酸化：脂肪酸を酸化する酵素であるリポキシゲナーゼは，非ヘム鉄を含む酵素で，マメ科植物，特にだいずに多く含まれる。二重結合を2つ以上もつリノール酸，アラキドン酸等をヒドロペルオキシドにする反応を触媒する。豆乳の青臭み成分の生成に関与している。食品の加工，貯蔵中にこの酵素が働くと酸化による異臭発生の原因になる。

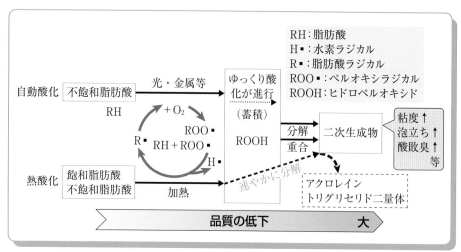

RH：脂肪酸
H■：水素ラジカル
R■：脂肪酸ラジカル
ROO■：ペルオキシラジカル
ROOH：ヒドロペルオキシド
自動酸化
不飽和脂肪酸
光・金属等
RH
＋O2
ROO■
R■
RH＋ROO■
H■
ゆっくり酸化が進行
（蓄積）
ROOH
分解
重合
二次生成物
粘度↑
泡立ち↑
酸敗臭↑
等
熱酸化
飽和脂肪酸
不飽和脂肪酸
加熱
速やかに分解
アクロレイン
トリグリセリド二量体
品質の低下
大

図4-6　油脂の酸敗

−CH＝CH−CH2−CH＝CH−
活性メチレン基
光，光増感剤，ラジカル等
水素ラジカル，H■
−CH＝CH−CH■−CH＝CH−　＋　O2
脂肪酸ラジカル
（ラジカルは共鳴現象を起こし，炭素1から炭素5の間全体に広がって存在するようになり，両端の炭素に酸素分子がラジカル反応し付加する）
−CH＝CH−CH＝CH−CH(OO■)−　or　−CH(OO■)−CH＝CH−CH＝CH−
ペルオキシラジカル
＋H■（まだ酸化していない不飽和脂肪酸の活性メチレン基から引き抜く）
−CH＝CH−CH＝CH−CH(OOH)−　or　−CH(OOH)−CH＝CH−CH＝CH−
ヒドロペルオキシド

図4-7　油脂の自動酸化

の重合も引き起こし，重合物の蓄積は油脂の粘度を増す（図4-8）。自動酸化は，不飽和脂肪酸，特に二重結合を2つ以上もつ多価不飽和脂肪酸を含む油脂で生じやすい。それは，多価不飽和脂肪酸は，二重結合にはさまれたメチレン基（活性メチレン基，図4-7）をもつためで，このメチレン基の水素は反応性が高く，光や金属により水素（水素ラジカル）の引き抜きが起こるからである。水素引き抜きの結果生じた脂肪酸のラジカルは，三重項酸素（$^3O_2$：普通の酸素）によって酸化され，ペルオキシラ

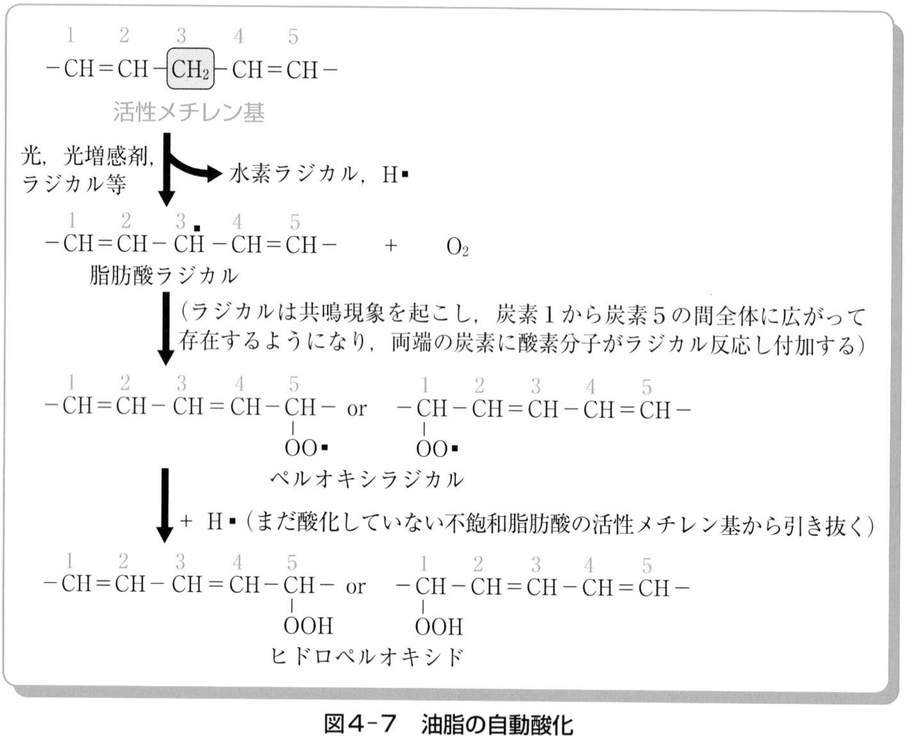

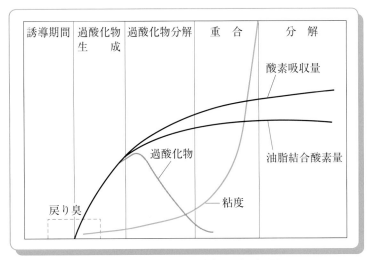

図4-8　自動酸化の進行と時間経過

資料：太田静行『油脂食品の劣化とその防止』幸書房，1977 年，p.9

ジカルとなる。そして，このペルオキシラジカルがまた別の脂肪酸の活性メチレン基の水素を引き抜き，自身はヒドロペルオキシドとなる。引き抜かれた脂肪酸は，水素を引き抜いた脂肪酸と同じ反応経過をたどり，次から次へと自動酸化反応が連鎖し進んでいく。水素を引き抜く不飽和脂肪酸がなくなるとペルオキシラジカル等のラジカル同士が結合し，重合物を形成して反応が停止する。不飽和脂肪酸の過酸化反応速度は，二重結合に挟まれた活性型メチレン基の数によって異なり，メチレン基を多くもつ脂肪酸ほど速く，メチレン基の数が，1，2，3，4，5 個の不飽和脂肪酸に対して，相対反応速度は，1，2，3，4，5 となり，主な多価不飽和脂肪酸の空気中での酸化されやすさは，DHA ＞ IPA（EPA）＞アラキドン酸＞ α- リノレン酸 ＝ γ- リノレン酸＞リノール酸の順となる[1]。

2）光増感酸化

　光増感剤となる色素に光（可視光）があたると，色素が光のエネルギーを吸収して励起し，活性化（高エネルギー状態）して，他の物質にエネルギーを与え基底状態（安定な状態）に戻る。基底状態にある安定な酸素（三重項酸素）が，活性化した色素からエネルギーを与えられると，不安定な一重項酸素（$^1O_2$：活性酸素の一種）となり（図4-9），一重項酸素は，食品中の油脂を酸化し，ヒドロペルオキシドを生成する。このとき自動酸化のように水素の引き抜きの過程を経ることなく不飽和脂肪酸の二重結合を直接攻撃してヒドロペルオキシドを生成する。したがって，光増感酸化は二重結合さえあれば反応が進むので，活性メチレン基がないオレイン酸（二重結合1つ）でも酸化が進行する。また，紫外線は可視光よりも波長が短くエネルギーが強いので光増感剤がなくても酸化を促進する。光増感剤になる食用色素としては，食用天然色素のクロロフィル製剤（2種類），食用タール色素のエリスロシン（食用赤色3号），ローズベンガル（食用赤色105号）がある。植物性の食用油は天然に微量のクロロフィ

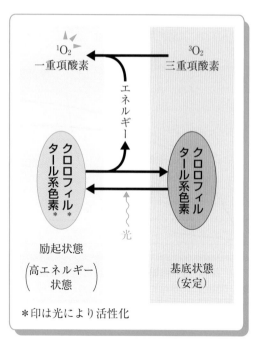

図4-9　光増感酸化反応

ルを含んでいる[2]。また，牛乳等に含まれるリボフラビン（ビタミンB_2）色素も光増感剤となり，その光分解生成物は，風味の劣化に関与する[3,4]。

　3）熱酸化

　天ぷら等の調理では油脂を高温で加熱するが，この加熱は，油脂と油脂表面上の酸素との酸化反応を著しく速く進行させる。熱酸化反応は，自動酸化と同様にラジカルの発生から開始する酸化でヒドロペルオキシドを生じるのだが，高温で加熱しているためヒドロペルオキシドは素早く分解され蓄積されない。自動酸化との相違は次のとおりである。① 飽和脂肪酸も酸化される。② ヒドロペルオキシドは蓄積されない。③ 非酵素的加水分解により遊離脂肪酸が増加する。④ 油酔いの原因となるアクロレインや毒性重合物のトリグリセリド二量体を生成する（図4-6）。したがって，ヒドロペルオキシドの蓄積量を示す過酸化物量（過酸化物価）は，自動酸化を起こした油脂においては酸化の進行（初期段階）を示す指標となる（図4-8）が，熱酸化を起こした油脂ではその蓄積がないため指標とならない。熱酸化の場合，ヒドロペルオキシドの分解物量（カルボニル価等）や遊離脂肪酸量（酸価）が酸敗程度の指標となる。また，熱酸化が進んだ油脂には，粘度上昇，持続性泡立ち，着色，発煙（一般に植物性の油脂は発煙点が200℃程であるが，160℃位から発煙する），酸敗臭等が認められる。

　4）ヒドロペルオキシドの分解と二次生成物

　ヒドロペルオキシドは自動酸化，熱酸化，光増感酸化，酵素酸化等により油脂から生じ，酸化が進むと（熱酸化では速やかに）分解・重合が起こり二次生成物を生じる（図4-6，図4-10）。一般には重合物の方が多く約90％を占め，低分子分解物として

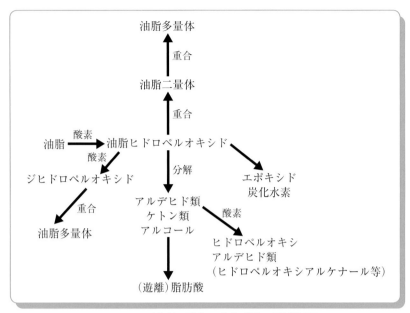

図4-10 油脂の酸化二次生成物の形成過程

資料：金田尚志「油脂の劣化と栄養価」化学と生物，21，1983年，p.174を改変

はアルデヒドのような揮発性の物質を生成する。アルデヒドは酸敗臭の原因物質で，臭いとしての閾値の低いものが多く，微量でも不快臭となる。酸敗臭は酸化臭の1つであるが，酸化臭にはほかに戻り臭がある。精製直後の食用油脂には臭いはないが，室温に放置すると数日以内にいやな臭いを呈する（精製前の臭いが戻る）ことがあり，この現象を戻り臭という。戻り臭は自動酸化のごく初期に生成され，過酸化物量の蓄積がほとんどみられない段階で生ずる（図4-8）。大豆油，あまに油，魚油等のリノレン酸や高度不飽和脂肪酸を含む油脂で発生しやすい。その他の分解二次生成物は，アルコール，ケトン等がある。酸化油脂中の成分は生体に対し毒性を示し，植物油を15％含む餌を与えられたネズミは，油脂の過酸化物価が100では外観上の変化は認められないが，400になると成長は止まり，1,200になると短時間で死に至る[5]。ヒドロペルオキシドの二次生成物は，さらに強い毒性を示し，特に炭素数5〜9のヒドロペルオキシアルケナールは，その100倍近い毒性をもつといわれている[6]。

5）酸化を促進する因子と酸化防止法

これまで述べてきたように，油脂の酸化は，空気中の酸素が存在する中で，光，紫外線，光増感物質（色素），金属，熱等の因子により誘導あるいは反応が促進され，また，自動酸化の過程で生じる反応性の高いラジカルの発生も酸化を進行させる原因となる。したがって，これら因子を取り除けば酸化の進行を防ぐことができることになる。

a　物理的に防止する方法

包装容器内の空気を抜き密閉する真空包装，容器内の空気を窒素ガス等で置換して

包装するガス置換包装，酸素を通過させない容器・包装の中に脱酸素剤を入れて密封する等の方法がある。脱酸素剤として鉄粉が用いられ，次の反応により酸素を取り除くことができる。

$$4Fe + 3O_2 + 6H_2O \rightarrow 4Fe(OH)_3$$

　また，酸化反応は光や高温で進行しやすいので，遮光性のある褐色ビンに入れたり，冷暗所に保存することで酸化を抑制できる。図4-11は油揚げせんべいの酸化初期生成物の過酸化物量を示す過酸化物価の変化における脱酸素剤と太陽光と蛍光灯の影響を示している。酸素と光を物理的に取り除くことで酸化反応はかなり抑えられる。

b　金属捕捉剤による防止方法

　鉄，銅等の金属が油脂中に微量に存在すると，過酸化物を分解してラジカルを生じさせ油脂の酸化を著しく促進する。この場合，キレート剤を加え金属を捕捉することが有効な方法となる。キレート剤としては，クエン酸，酒石酸，EDTA（エチレンジアミン四酢酸）等がある。

c　ラジカルの捕捉剤による防止方法

　ラジカル捕捉剤としては抗酸化剤が有効である。抗酸化剤は，ペルオキシラジカル等のラジカルに水素ラジカルを優先的に与え，自身は酸化されることによって反応の進行を止める。天然の代表的な抗酸化剤は，トコフェロール（ビタミンE）で，その抗酸化力は，$\delta > \gamma > \beta > \alpha$ の順で，生体内でのビタミンE効力とは異なる。ほかに，アスコルビン酸，β-カロテン，フラボノイド類，香辛料類（クルクミン等）等がある。これらのいくつかはフェノール性ヒドロキシ基をもつ抗酸化剤で，ラジカル

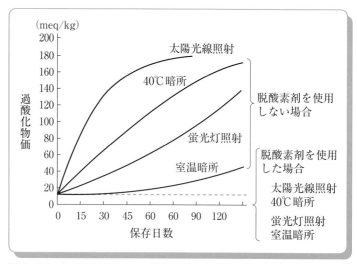

図4-11　油揚げせんべいの酸化反応における脱酸素剤と光の影響

資料：吉川義夫『脱酸素剤のよる食品保存』食品品質保持技術研究会，1978年，p.18

に水素を与えて非ラジカル化し自身はラジカルとなることにより連鎖反応を止める。

$$R \cdot + AH \rightarrow RH + A \cdot \qquad ROO \cdot + AH \rightarrow ROOH + A \cdot \qquad (AH は抗酸化剤)$$

　このフェノールから生じるラジカルは共鳴構造をとり安定化しているため，ほかの水素を奪わない。おもな合成抗酸化剤としては，エリソルビン酸（アスコルビン酸の異性体でビタミンC効力はアスコルビン酸の1/20だが，抗酸化力は同等にある：水溶性），アスコルビン酸ステアリン酸エステルとアスコルビン酸パルミチン酸エステル（ビタミンC強化剤で酸化防止作用をもつ：油溶性），そして，トコフェロールと同じフェノール系化合物のBHA（ブチルヒドロキシアニソール：油溶性），BHT（ブチルヒドロキシトルエン：油溶性），没食子酸プロピル（油溶性）等がある。抗酸化剤は，単独で用いるよりもほかの酸化防止剤を併用することで相乗的効果が得られる場合がある。例えば，アスコルビン酸はトコフェロールラジカルを捕捉（再生）することにより，トコフェロール類と相乗作用を示す。油脂に利用するときは油溶性を付与したアスコルビン酸ステアレート（アスコルビン酸ステアリン酸エステル）やパルミテート（アスコルビン酸パルミチン酸エステル）を用いる[7]。その他，リン脂質とトコフェロール，クエン酸（金属キレート剤）とBHAやBHTとの併用も相乗効果が得られる。

d　一重項酸素の消去による防止法

　β-カロテン等のカロテノイド類は，一重項酸素のエネルギーを吸収して基底状態の三重項酸素に変えることにより光増感酸化を抑制する。

④ 酵素による変化

　食品に含まれるさまざまな酵素は，食品の成分変化に関与しているが，その変化は栄養価値や風味の低下，外観の悪化のように食品の価値を低下させる場合もあれば，食品の色や風味の向上につながる場合もある。

（1）酵素反応の利用

　現在，多くの加工食品が酵素反応を利用して製造されている。発酵食品においては，かび，酵母や乳酸菌等の微生物がもっている酵素の作用を巧みに製造・加工に取り入れている。酵素作用の特徴として，長時間穏やかな温度条件下で反応が進み，基質特異性が高いため化学反応と異なり副反応が起こりにくい。

1）食品に含まれる酵素の利用

　食品中に含まれる酵素を利用する例として，紅茶の製造，肉の熟成，果実の熟成・追熟等があげられる。

a　紅茶の発酵

　紅茶の製法は，茶葉に含まれるクロロフィラーゼ，ポリフェノールオキシダーゼ，アスコルビナーゼ等の酸化酵素を作用させて製造される。まず，摘採した茶葉を乾燥

し，揉捻して細胞組織を破壊させる操作で酵素が作用しやすくなる。その後，約25℃，湿度90％以上の発酵室に放置しておくと，クロロフィラーゼ，アスコルビナーゼによる葉緑素やビタミンC（アスコルビン酸）の分解とともに，フラボノイド類のカテキン（エピカテキン，エピガロカテキン）が茶葉に含まれるポリフェノールオキシダーゼにより酸化され，二量体に重合すると橙赤色のテアフラビンが生成される。さらに酸化・重合を進めていくと橙赤色のテアフラビンは，赤褐色のテアルビジンに変化する（図4-12）。

また，発酵中に紅茶の香気成分であるリナロールやゲラニオール等のテルペン類は，アセチルCoA，メバロン酸等を経るメバロン酸経路により生成される。

b　からし・わさびの辛味生成

からし・わさびは植物体内ではシニグリン，シナルビン等のカラシ油配糖体として存在しており辛味はない。しかし，粉末のからしを水で練ったり，わさびをすりおろしたりすると酵素〔チオグルコシダーゼ（ミロシナーゼ）〕が活性化し，加水分解されて，イソチオシアナート類（アリルイソチオシアナート，p-ヒドロキシベンジルイソチオシアナート）が遊離して特有の辛味を呈するようになる（図4-13）。

c　肉のうま味成分生成

と殺された家畜の筋肉は，死後硬直が起こり，保水性もなくなるが，死後硬直が完了した食肉を，さらに低温で貯蔵しておくと硬直が解けるにつれて食肉は軟らかくなり，うま味成分が増大してくる。これを肉の熟成という（4～7℃で，牛肉の場合7～10日，豚の場合3～5日，鶏の場合1～2日）。

この熟成中に肉中に残存しているたんぱく質分解酵素による作用やATPの酵素分解により肉の風味が向上する。筋肉たんぱく質はカテプシン，カルパインの酵素分解を受けて，ペプチド，遊離アミノ酸が生成される。筋肉中に残存するATPは，ATPアーゼによりADP（アデノシン二リン酸）となり，さらにミオキナーゼ酵素によって5'-AMP（アデノシン一リン酸）が生成される。生成された5'-AMPは，それ自身もアデニル酸とよばれ，うま味成分だが，さらに5'-AMPデアミナーゼによりうま味成

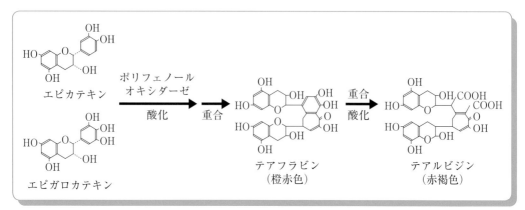

図4-12　紅茶色素成分の生成

分である 5'-IMP（イノシン酸）となり呈味ペプチド，アミノ酸との相乗効果によりうま味が向上する。さらにデアミナーゼに比べ，活性の低い 5'- ヌクレオチダーゼの作用によって 5'-IMP は脱リン酸を経てイノシンとなり，さらに苦味物質であるヒポキサンチンが生成される。いか，たこ，貝類では 5'-AMP デアミナーゼが欠けており 5'-IMP が生成されずアデノシンに分解される。えび，かにおいては 5'-AMP デアミナーゼを有するため 5'-IMP，アデノシンのいずれも生成される（図4-14）。

d 干ししいたけの芳香成分の生成

干ししいたけのうま味成分は，核酸の分解物である 5'-GMP（グアニル酸）とグルタミン酸，アスパラギン酸やアラニン等の遊離アミノ酸の相乗効果によるものであるが，芳香成分は乾燥工程において生成される。乾燥工程は，酵素を活性化させるため 40～50℃程度の低温にて行われる[8]。この乾燥工程でうま味成分であるグアニル酸やレンチニン酸からメチルサルファネイトを経て芳香成分レンチオニンが生成される。また，干ししいたけを水で戻したときにヌクレアーゼの働きにより，5'-GMP が増加してうま味が増す（図4-15）。

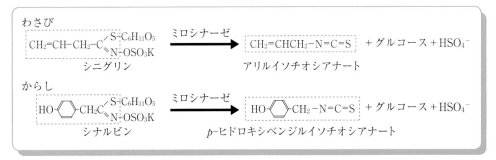

図4-13　からし・わさびの辛味の生成

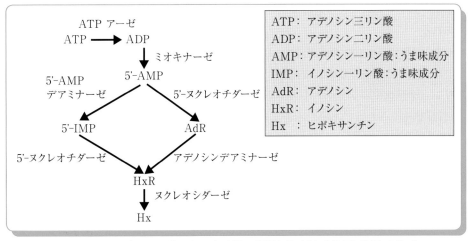

図4-14　アデノシン系ヌクレオチドの分解とうま味成分 5'-IMP の生成

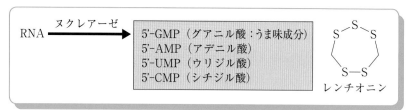

図4-15　うま味成分5'-GMP（グアニル酸）の生成と芳香成分レンチオニン

e　ネギ類の香気成分の生成

にんにく，にら，たまねぎ等のネギ科植物は，共通して含イオウ化合物の匂い物質をもっている。にんにくを破砕すると酵素アリイナーゼの作用により前駆物質アリインが分解されアリルスルフェン酸を経て，独特の匂いをもつアリシンを生成する。

2) 食品製造のための酵素の使用

a　凝乳酵素レンニン（レンネット酵素剤）によるチーズ製造

牛乳のたんぱく質の主成分はカゼインであるが，カゼインは単一たんぱく質ではなく，α_{S1}- カゼイン，α_{S2}- カゼイン，β- カゼイン及び κ- カゼインの成分に分けられ，カルシウムやリン等とカゼインミセルを形成している。

チーズの製造は，乳に乳酸菌を加えて発酵させ，子牛の第4胃から得られるレンニン（酵素の混合物で，おもな活性酵素はキモシンである）や微生物 *Mucor miehei*, *Mucor pusillus* 等が産生するレンニンを加えると，カゼインミセルを形成している κ-カゼインが分解を受け，これによってカゼインミセルの崩壊が起こり，カルシウムイオンとともにカゼインが凝固して，カードを形成する。このカードを混錬したものが非熟成チーズのモッツァレラチーズであり，熟成チーズはこのカードを各微生物で発酵・熟成させてつくられる。

b　でん粉より糖の製造

でん粉分解酵素（アミラーゼ）は，食品加工に利用されている酵素の中で最も多く生産されている。でん粉分解酵素にはその作用の様式により，いくつかの酵素に分類される。

α-アミラーゼは，でん粉の α-1,4 結合をランダムに加水分解し（エンドアミラーゼ），α-1,6 結合にはさまれた内部の α-1,4 結合も分解する。この酵素によりデキストリン，グルコースやマルトースが生成される。

β-アミラーゼはでん粉の非還元末端から α-1,4 結合をマルトース単位（グルコース2個）で分解し（エキソアミラーゼ），α-1,6 結合の分岐点では作用しない。生成物はマルトースと α-1,6 結合の分岐点直前まで分解されたデキストリン（β- 限界デキストリン）である。

グルコアミラーゼはでん粉の非還元末端からグルコース単位で分解していく（エキソアミラーゼ）。でん粉の α-1,4 結合及び α-1,6 結合のいずれにおいても分解するので，ほぼ100 % のグルコースが得られる。

イソアミラーゼはアミロペクチンの分岐点であるα-1,6結合のみ加水分解する。この酵素とβ-アミラーゼを併用するとデキストリンから，ほぼ100％マルトースを生成することができる（図4-16）。

　c　異性化糖，転化糖，フラクトオリゴ糖，シクロデキストリン（図4-17）

　異性化糖はグルコースにグルコースイソメラーゼを作用させ，グルコースの一部をフルクトースに変換させて製造される。

　転化糖はショ糖にインベルターゼを作用させ，グルコースとフルクトースに分解させて製造される。

　フラクトオリゴ糖はショ糖にフルクトース転移酵素（β-フルクトフラノシダーゼ）を作用させて製造されるオリゴ糖である。

　シクロデキストリンはデキストリンにシクロデキストリン合成酵素（シクロデキストリングルカノトランスフェラーゼ）を作用させて製造される。シクロデキストリンは，6～12個のグルコースがα-1,4結合で環状に結合した非還元性のマルトオリゴ糖である。

　これら加工食品へのおもな酵素利用例を表4-2に示す。用いられる酵素の大半は，加水分解酵素である。

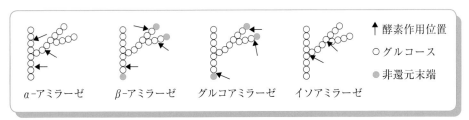

図4-16　でん粉分解酵素の作用部位

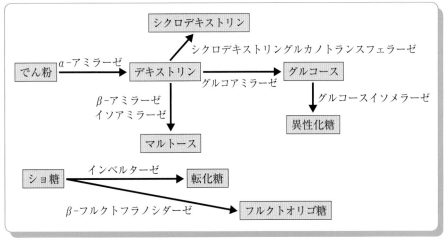

図4-17　でん粉，ショ糖からつくられる代表的な糖類

表4-2　食品加工におけるおもな酵素の利用

糖質関連	ペクチナーゼ ナリンギナーゼ ヘスペリジナーゼ グルコースオキシダーゼ イヌリナーゼ	果汁の清澄化 苦味物質の除去 シロップの白濁防止 乾燥卵白の品質改良 果糖の製造
たんぱく質関連	プロテアーゼ 　トリプシン，ペプシン等 　ブロメライン，パパイン， 　アクチニジン（果物酵素） トランスグルタミナーゼ	みそ，しょうゆの製造，ビール・清酒 等の濁り除去 肉の軟化・熟成 めんのコシ増強，食品同士の接着用途
脂質関連	リパーゼ リポキシゲナーゼ	チーズの熟成 パンの漂白
核酸関連	リボヌクレアーゼ	イノシン酸の製造

▌（2）好ましくない酵素反応の抑制

　果実等の貯蔵中にペクチナーゼ等の働きにより組織の軟化が起こったり，野菜類が冷凍される前に高温短時間のブランチング処理等が不完全な場合，解凍時での成分変化が起こる。また，こめを長期間保存しておくと，脂質がリポキシゲナーゼによって古米臭を生じたり，加熱を伴わない食品の調理・加工の際に褐色化してしまう現象も食品に含まれる酵素によるものである。これら好ましくない酵素反応を抑制するため次に示すような方法が用いられる。

1）加熱処理による酵素の不活性化（ブランチング）

　主に植物性食品を加工原料に含める場合，その食品がもっている酵素が，加工品の品質を低下させる場合がある。そこで，それらの酵素を高温短時間の加熱処理（ブランチング）することにより，酵素（たんぱく質）を熱変性させて不活性化させる。酵素によって不活性化される加熱温度・時間等の条件は異なるが，野菜類等では90～100℃で数分程度のブランチングが行われたのち，加工に供される。冷凍野菜もブランチングした後に冷凍される。

2）最適条件 pH 及び温度の調整

　食品の pH を酵素作用の最適 pH から避けることにより，酵素反応速度を遅らせることができる。酸化酵素の最適 pH は4～7の範囲であることから，クエン酸，酢酸，アスコルビン酸等を添加して pH を3以下に下げることにより褐変の速度を抑制することができる。果実缶詰の製造工程においては，剥皮後，クエン酸等に浸すことが行われている。

　酵素反応は温度の上昇につれて速くなるが，ある温度以上はたんぱく質の熱変性により反応速度が低下する。酵素によって異なるが，一般的に 30～40℃が最適温度である。このため冷蔵することで反応速度を遅らせることができる。

3）阻害剤の添加

食品を褐色化させるポリフェノールオキシダーゼの酵素作用を阻害する阻害剤として食塩や亜硫酸塩を使用する例がある。

4）接触の抑制

食品中の酵素反応は，食品の水分含量によって大きく影響を受ける。酵素活性は水という媒体が存在しないと反応は進行しない。このため脱水（乾燥）や凍結によって水との接触を抑制すると，反応は進行しにくい。

酸化反応の場合は，包装時に酸素と不活性ガス（窒素ガス，炭酸ガス等）置換によって酸素を除去したり，脱酸素剤が用いられる。こめ等を長期間保存する場合，古米臭発生防止のため炭酸ガス置換が行われている。

5）その他

金属イオンによって酵素作用が賦活化されることがある。この場合，キレート剤等の添加で金属イオンを取り除き，反応を低下させることができる。今野らは，冷凍すり身を製造する過程でキレート剤であるクエン酸ナトリウムを添加することで変性抑制作用がある冷凍すり身を開発している[9]。

酵素による酸化反応の場合には，還元剤，抗酸化剤の添加が有効である。しかし，食品に用いられる還元剤としては，アスコルビン酸や亜硫酸塩等に限られている。

5 褐　変

食品は，貯蔵中あるいは加工・調理の過程で褐変することがある。褐変は，その発色の機構から酵素作用による酵素的褐変と化学変化による非酵素的褐変の2つに分けられる。

褐変は，一般に果実・野菜類の損傷によって変色を起こして食品にとっては，好ましい現象ではないが，紅茶，しょうゆやみそ等，褐変反応を積極的に活用して食品価値を向上させる食品もある。

（1）酵素的褐変

1）ポリフェノールオキシダーゼによる褐変反応

酵素による食品の褐変は，主として銅酵素ポリフェノールオキシダーゼ（polyphenol oxidase）とよばれる酸化酵素の作用によるものである。この酵素が引き起こす褐色反応を，一般的に酵素的褐変とよぶ。ポリフェノールオキシダーゼは，普通カテコールオキシダーゼのことをさすが，ほかにラッカーゼ，チロシナーゼも含めた3種類の酵素の総称として用いられることが多い。また，チロシナーゼは，オキシゲナーゼ及びオキシダーゼを含む混合物である。

基質となるポリフェノール成分としては，フラボノイド，アントシアンの色素やあくの成分であるカテキン類とクロロゲン酸等のタンニン類がある。また，アミノ酸の

表4-3　おもなポリフェノール成分と食品

食　品	ポリフェノール成分
りんご，もも	クロロゲン酸，カテキン類
ごぼう，なす	クロロゲン酸
やまのいも	カテキン類
じゃがいも，きのこ	チロシン，クロロゲン酸
茶，赤ワイン	タンニン類

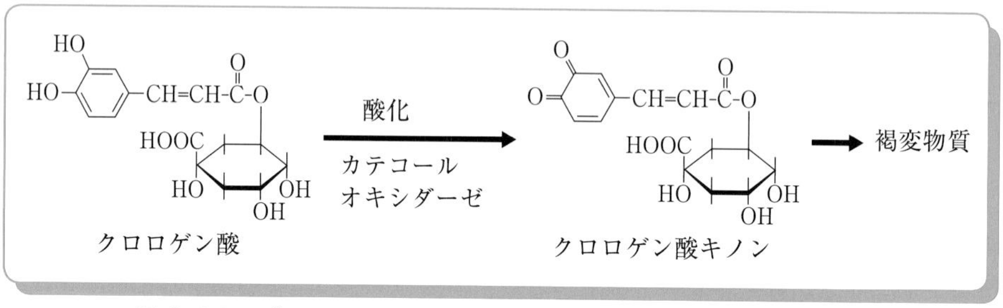

図4-18　ポリフェノール成分クロロゲン酸による褐変物質の生成

一種であるチロシンからも褐変物質が生成される。いずれの成分も植物界には広く分布しており，酵素作用によって褐変反応が起こる（表4-3）。

　これらポリフェノール類を含む食品の褐変反応は，ポリフェノールオキシダーゼにより食品中のポリフェノール成分が酸化され，酸化重合して褐色色素を生ずる。

　a　クロロゲン酸による褐色色素の生成（図4-18）

　b　カテキン類による褐色物質の生成（図4-12）

　代表的なカテキン類の褐変反応としては紅茶の製造がある。茶葉に含まれるカテキン類はポリフェノールオキシダーゼの酵素作用により酸化し，テアフラビンとその重合物テアルビジンが生成される。

　c　チロシンによる褐変反応（図4-19）

　チロシンよりの褐変としてはじゃがいも，きのこ等がある。チロシナーゼによりモノフェノールであるチロシンが酸化されて o- ジフェノール（ドーパ）を生成し，さらに酸化反応から o- キノン（ドーパキノン）となって重合した褐変物質（メラニン）となる。

　2）酵素的褐変の防止

　酵素的褐変の防止方法として，酵素的褐変の主たる酵素であるポリフェノールオキシダーゼの酵素活性を抑制することが基本となる。防止法として次のような方法が用いられている。

　a　酵素の失活及び活性の抑制

　褐変に関与する酵素は，比較的熱に抵抗性が高く，沸騰水中では2〜5分程度の加熱を要する。またこの酵素は，中性付近に最適pH及び40℃付近で最適温度をもつ

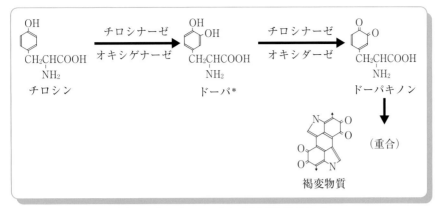

図4-19　チロシンよりの褐変物質の生成

注　：＊ドーパ：DOPA（dihydroxyphenylalanine）
資料：菅原龍幸監修，青柳康夫編著『Nブックス 新版食品学Ⅰ〔第2版〕』建帛社，2016年，p.183

酵素類である。

　これらの特性をもつ酵素には，野菜類において 80 〜 100 ℃，数分程度の酵素不活性化（ブランチング）によって酵素作用を失活させたり，保管温度を低温（5 〜 10 ℃）にしたり，さらにクエン酸，酢酸等の有機酸やアスコルビン酸等を添加することで酸性下（pH 3 以下）の状態にして活性を低下させる。

b　酵素活性阻害剤及び還元剤の添加

　食塩水はポリフェノールオキシダーゼの活性を阻害し，アスコルビン酸，亜硫酸，二酸化硫黄等の還元剤も有効である。特にアスコルビン酸の添加は，茶ポリフェノール（カテキン類）の褐変防止として，緑茶飲料の製造に欠かせないものとなっている。0.5 M 濃度（およそ 3 ％）の食塩水でりんごの褐変は，完全に阻害されるといわれている。また，阻害剤である食塩と還元剤であるアスコルビン酸との併用は，より効果的である[10]。

c　酸素の除去

　食品を包装したのち脱酸素剤を用いたり，窒素ガスや炭酸ガスと空気との置換で残存酸素を除去し褐変を防止する。カット野菜は褐変防止のため，真空包装をすることによって酸素を除去している。

▌（2）非酵素的褐変

　酵素が関与しない褐変反応には，還元糖等のカルボニル化合物とアミノ酸等のアミノ化合物とが反応するアミノカルボニル反応や単糖，二糖類等が単独で加熱褐変するカラメル化反応，脂質の酸化によって生成されるカルボニル化合物が関与する褐変反応や果汁等に起こりやすいアスコルビン酸の分解による褐変反応等がある。

　またアミノカルボニル反応での過程で起こるストレッカー分解やカラメル化反応は，褐変物質を生成するとともに食品の特有香気成分も生成することが多い。

1）アミノカルボニル反応

　食品中のアミノ化合物（遊離アミノ酸，ペプチド，たんぱく質，アミン類，アンモニア等）とカルボニル化合物（還元糖，アルデヒド，ケトン，レダクトン等）が共存する場合に起こる反応で，最終生成物として褐色の高分子化合物であるメラノイジン（mela-noidin）を生成する反応をいう。酸性の状態では反応が遅いが，中性及びアルカリ性では反応が促進される。

　この反応はフランス人の研究者の名前（L.C. Maillard）から，メイラード（マイヤー）反応（Maillard reaction）ともよばれている。またはアミノ化合物とカルボニル化合物との反応によるものであるので，アミノカルボニル反応ともよばれている。

　糖としてはペントースの反応性が高く，ヘキソース，二糖類の順となっている。また，同じヘキソースにおいてもガラクトースの反応性が高く，マンノース，グルコースの順となっている。還元性のないショ糖や糖アルコールは反応しない。

　アミノ化合物では，反応性が第一アミンが最も高く，アミノ酸，ペプチド，たんぱく質の順に低くなる。アミノ酸においては，リシン，アルギニン等，側鎖にアミノ基をもつ塩基性アミノ酸は反応性が高い。

　またこの反応は，化学反応であるため熱を加えると促進されるが，熱を加えなくても食品を長期間貯蔵したり，みそ，しょうゆやチーズ等を熟成させておくと褐変する。

　アミノカルボニル反応の過程で，褐変物質メラノイジンだけでなく，神経毒性・肝毒性として知られているアクリルアミド（$CH_2=CHCONH_2$）も生成することが知られている。じゃがいもを揚げたスナックや料理（ポテトチップス，フライドポテト等）や焼き菓子（穀類を原材料とするビスケット，クッキー）の食品中に含まれるアミノ化合物アスパラギンと還元糖（グルコース等）を高温（120℃以上）で加熱することにより生成すると考えられている。

　アクリルアミド以外にもメチルグリオキサール，グリオキサールやヘテロサイクリックアミン類の Trp-P-1，Trp-P-2 等が有害物質として知られている。

a　アミノカルボニル反応による褐変物質メラノイジンの生成

　アミノカルボニル反応の過程は，一般に初期段階，中期段階及び終期段階の3段階に分けて考えられている。アミノカルボニル反応による褐変物質メラノイジンの生成経路の糖類としてアルドースを例に示す（図4-20）。

b　初期段階

　初期段階では糖還元基（アルドース）のアノマー性の -OH 基とアミノ化合物の -NH₂ 基とが縮合してシッフ塩基[*1]（$R^1R^2C=N-R^3：R^1, R^2, R^3$ はアルキル基または芳香環）

[*1] シッフ塩基：アミノ基（-NH₂）とアルデヒド基（R'-CHO）またはケト基（R'-CO-R''）とが縮合してできる。R-N=CHR' または R-N=CR'R'' 構造で，反応性が高い。

[*2] レダクトン：レダクトン類とはアスコルビン酸のように強い還元力をもつエンジオール構造 -C(OH)=C(OH)- をもつ化合物の総称。

[*3] エノール：エノールは，アルケンの二重結合の片方の炭素にヒドロキシ基が置換したアルコールのこと。

の窒素配糖体を形成する。さらにシッフ塩基の二重結合が転位（アマドリ転位）して，アミノレダクトン[*2]（エノール[*3]型）やアミノケトン（ケト型）が形成される。

c 中期段階

中期段階では，アマドリ転位のアミノレダクトン生成物の 1,2-エナミノールまた

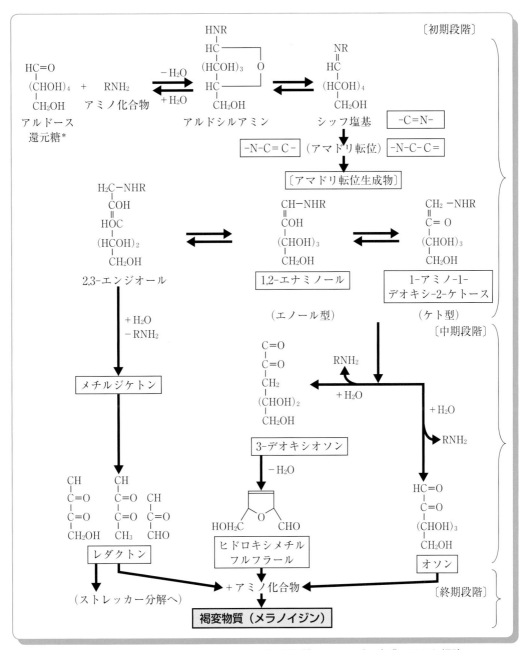

図4-20 アミノカルボニル反応による褐変物質メラノイジン生成のおもな経路

注 ：＊還元糖のアルドースを例に示す
資料：辻 英明，五十嵐修編著『管理栄養士講座 新版 食品学』建帛社，2012年，p.226

は 2,3- エンジオールを経由して分解していく過程で，オソン，3- デオキシオソン，メチルジケトン等が生成し，さらにメチルジケトンからはレダクトン類が，3- デオキシオソンからはフルフラールが生成する。この段階ではストレッカー分解も起こる。

d　終期段階

終期段階では，中期段階で生成したカルボニル化合物がアミノ化合物と反応したり，それらが互いに重合反応して，褐変物質メラノイジンを生成する。メラノイジンには抗酸化作用があることが知られている。

e　ストレッカー分解

ストレッカー分解は，アミノカルボニル反応の過程で生成した中間体であるオソン，3- デオキシオソン，メチルジケトン等の α- ジカルボニル化合物と α- アミノ酸が反応し，α- アミノ酸が酸化的脱炭酸を受けて炭素数が元のアミノ酸より 1 個少ないアルデヒドを生じる反応である。この時生成したアミノレダクトンは，香気物質であるピラジン化合物になる。これらの反応は主として加熱により起こり，反応生成物であるアルデヒドやピラジン化合物は食品に特有のフレーバーをもたらす（図 4 -21）。

2) アミノカルボニル反応の関与因子及び防止法

おもなアミノカルボニル反応の関与因子と防止法としては，次のようなものがあげられる。

a　pH の調整

酸性では遅く，アルカリ性になるほど反応は進むことになる。防止法としては，なるべく酸性側に制御するようにクエン酸等の有機酸を添加して抑制する。乾燥卵の製造においては，pH 3 以下になるよう添加して乾燥させている。

b　食品の水分活性（water activity, Aw）

食品の水分活性値が 0.65 ～ 0.85 である中間水分食品で最も褐変が生じやすい。逆に水分活性の低い（0.65 以下）乾燥食品では起こりにくくなる。

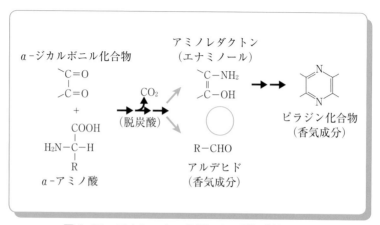

図4-21　ストレッカー分解による香気成分の生成

c 温度の低温化

酵素反応ではなく，化学反応であるため高温のほうが進みやすい。温度が10℃上昇すると，反応速度が3倍以上速く進むのに対して，10℃以下にすれば反応はほとんど抑えることができる。

d 酸素の除去

還元糖やアルデヒドとアミノ化合物との褐変反応は，酸素の供給がなくても加熱によって進行するが，しょうゆの開栓後の濃色化等，食品を加熱しない場合でも空気存在下で酸化褐変が促進される。脱酸素剤の使用や窒素ガス置換等を行うと褐変反応を抑制することができる。

e 無機イオンの除去

レダクトン類の酸化を触媒する鉄イオン，銅イオンは褐変を促進する。これらのイオンの除去やキレート剤による封鎖が有効となる。

f その他

亜硫酸は中間体カルボニル化合物に結合して褐変を抑制するため，褐変防止剤として用いられている。

3）カラメル化反応

グルコース，フルクトースやショ糖等の糖類を160〜200℃で加熱すると溶融状態となり，さらに加熱を続けると糖は分子内脱水を起こして褐色物質となる。このように加熱により糖類が単独で起こす反応をカラメル化反応という。特にフルクトースはカラメル化しやすい。またこのとき，褐色のカラメル化物質は，独特の香ばしい香りも発生する。その香りは，加熱温度，時間等の加熱条件によりかなり異なる。食品を高温で加熱した場合，アミノカルボニル反応と同時並行してカラメル化反応も起こる。このカラメル化反応により糖類の栄養価は低下する。カラメルはしょうゆ，ソース，つくだ煮類，コーラ，ウイスキー，黒ビール等の着色や食味づけに用いられている。

4）ポリフェノールの非酵素的褐変

ポリフェノール成分は酵素的褐変だけでなく，非酵素的褐変の原因物質でもある。

酵素的褐変を利用する紅茶と異なり緑茶は，あらかじめ茶葉の酸化酵素を蒸気や熱風等で失活させてからつくられるため緑色を保っているが，茶葉のカテキン類等が空気中の酸素により自動的に酸化され褐変してくる。

また茶葉を加熱焙煎することによってポリフェノール成分のクロロゲン酸が加熱分解を受け，褐色物質を生成する。

5）酸化脂質による着色

脂質が自動酸化されるとカルボニル化合物が生成される。これらカルボニル化合物のうち不飽和のアルデヒドは，2-エナールや2,4-ジエナール等，反応性が高く，アミノ化合物と反応して褐変しやすくなる。特に水産食品は不飽和脂肪酸を多く含み褐変物質を生成しやすい。

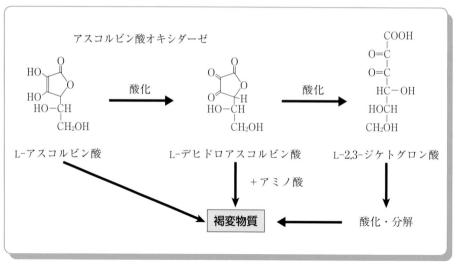

図4-22　アスコルビン酸の分解による褐変物質の生成

菅原龍幸，福澤美喜男，青柳康夫編著『Ｎブックス 新版食品学Ⅰ』建帛社，2003年，p.177

　魚の油焼けという褐変現象は，脂質の自動酸化とカルボニル化合物の生成によるアミノカルボニル反応が主な原因である。この反応は冷凍保存中においても進行するため，なるべく空気との接触を避けることが大切となる。

　魚を冷凍する際，この油焼けを防ぐため，魚表面に氷の膜を形成させるグレーズ処理が行われる。

6）アスコルビン酸の分解による着色（図4-22）

　アスコルビン酸はレダクトンの一種で，抗酸化剤，褐変防止剤，肉製品の発色促進剤等として食品に添加されるが，アスコルビン酸は比較的不安定な化合物で特にアルカリ性では容易に酸化分解されやすい。

　アスコルビン酸の分解反応では，酸化型であるデヒドロアスコルビン酸が分解される酸化的分解と，非酸化的にアスコルビン酸が分解されていく非酸化的分解がある。

　酸化的な分解は，酸素の存在で酸化型であるデヒドロアスコルビン酸から2,3－ジケトグロン酸となり，その後さまざまな分解反応により褐変物質を生成する。

　非酸化型では，酸素の存在がなくても酸性で分解されフルフラールを形成するが，これがアミノ酸とアミノカルボニル反応によって褐変物質を生成する。アスコルビン酸の多い乾燥野菜やかんきつ類のジュースの貯蔵中に起きることがある。

引用文献

1）斎藤衛郎「n-3系多価不飽和脂肪酸の生理的有効性と栄養学的側面からみた安全性評価」栄養学雑誌，**59**，2001年，p.2

2）梅原龍海，寺尾純二，松下雪郎「食用色素の光増感作用による油脂の酸化」日本農芸化学会誌，**53**，1979年，p.56

3）松浦輝男「光増感酸素化反応　生体内酸素化反応との類似性」有機合成化学，**26**，1968 年，p.219

4）小林昇，今岡ひろみ，小林節子「食品成分の光増感分解に関する研究（第 1 報）」農芸化学会誌，**43**，1969 年，p.262

5）松下雪郎「過酸化油脂の毒性」化学と生物，**7**，1969 年，p.134

6）金田尚志「過酸化脂質・最近の話題」油化学，**29**，1980 年，p.297

7）寺尾純二「油脂の過酸化反応理論—食用油はなぜ酸化されるのか？—」日本調理科学会誌，**28**，1995 年，p.194

8）菅原龍幸他編著『キノコの科学』朝倉書店，1997 年，p.132

9）K. Kuwahara, M. Murata & K. Konno, Bulletin of Nagasaki Prefectural Instiute of Fisheries, No.35, 2009, pp.8-13.

10）大羽和子，山本淳子，藤江歩巳「食塩によるポリフェノールオキシダーゼ活性の阻害メカニズム」日本海水学会誌，**56**，2002 年，pp.234-240

参考文献

有田政信編著『食べ物と健康　マスター食品学Ⅰ』建帛社，2010 年

五十嵐脩，宮澤陽夫共著『食品の機能化学』弘学出版，2002 年

大石祐一，服部一夫編『食べ物と健康－食品学』光生館，2013 年

大森正司，桑野和民，谷 政八，津久井亜紀夫，常松澪子，三田村敏男共著『食品・栄養を中心とした生活のなかの有機化合物』建帛社，1983 年

京都大学農学部食品工学教室『食品工学実験書 上巻』養賢堂，1970 年

久保田紀久枝，森光康次郎編『食品学－食品成分と機能性（第 2 版）』東京化学同人，2008 年

小関正道，佐藤隆一郎編『わかりやすい食物と健康 1-食品とその成分（第 3 版）』三共出版，2011 年

桜井芳人，満田久輝，柴崎一雄編『食品保蔵』朝倉書店，1966 年

菅原龍幸，他『食品化学　改稿四訂版』建帛社，1985 年

菅原龍幸，前川昭男編『新食品分析ハンドブック』建帛社，2000 年

菅原龍幸監修，青柳康夫編著『Ｎブックス　新版食品学Ⅰ〔第 2 版〕』建帛社，2016 年

菅野道廣，上野川修一，山田和彦編『食べ物と健康Ⅰ-食品の科学と技術』南江堂，2009 年

総合食品安全事典編集委員会編『食品添加物事典』産調出版，1999 年

谷村顕雄，棚本憲一監修『第 8 版 食品添加物公定書解説書』廣川書店，2007 年

種村安子，他著『イラスト食品学総論』東京教学社，2013 年

辻 英明，五十嵐脩編著『管理栄養士講座 新版 食品学』建帛社，2012 年

辻 英明，海老原清編『食品学総論　食べ物と健康 第 2 版』講談社サイエンティフィク，2007 年

辻 英明，小西洋太郎編『食品学　食べ物と健康』講談社サイエンティフィク，2007 年

長澤治子編著『食べ物と健康　食品学・食品機能学・食品加工学』医歯薬出版，2005 年

中村好志，西島基弘編著『食品安全学』同文書院，2005 年

日本食物繊維学会監修『食物繊維　基礎と応用』第一出版，2008 年

早瀬文孝，佐藤隆一郎編著『わかりやすい食品化学』三共出版，2008 年

藤巻正生，金田尚志，秦忠夫，柴崎一雄，不破英次，稲垣長典，稲神馨，坂村貞雄，門田
　　元，松本博共著『食品化学』朝倉書店，1976 年

森田潤司，成田宏史編『食べ物と健康 1 食品学総論（第 2 版）』化学同人，2012 年

好井久雄，金子安之，山口和夫編著『食品微生物ハンドブック』技報堂出版，1995 年

第5章　食品の機能性

1 食品の機能とは

　食品は私たちの生命を維持し，健全な日常生活を営むためになくてはならないものである。中国には古来「薬食同源」という思想がある。わが国において，1972（昭和47）年に薬食同源が医食同源という造語で紹介された。その用語の普及とともに，その思想が食生活に根づき，食と健康との科学的な関連に人々の注目を向けさせる背景となった。

　従来，食物と健康との関係は，栄養という概念でとらえられていた。健康増進に積極的に寄与する食品の働きについて大いに注目をあびるようになったのは，文部省の特定研究「食品機能の系統的解析と展開〔1984 ～ 1986（昭和59 ～ 61）年〕」がなされてからである。この特定研究で注目されることは食べ物の一次機能（栄養機能），二次機能（感覚機能）からすすんで，三次機能（生体調節機能）が提唱されたことである。以後，三次機能として，疾病の予防からその回復までも期待することができる食品成分の研究が，科学的なエビデンスを求めて盛んになされるようになった。特定研究で提唱され，わが国で使われ始めた機能性食品（正確な定義付けはないが，一般的には食品の3つの機能に働きかけ，生体調節機能が十分に発現できるよう設計・加工された食品）という言葉は欧米でも "functional food" と訳され，食品の三次機能に関する研究は世界的に活発になされるようになった。現在，野菜等の農林水産物，発酵食品等多種多様な食品中の機能性成分の存在やその作用機構の解明，機能性の評価法の開発，機能性食品素材の開発等が進展し，それらを利用した食品の製造・販売が促進されている。

　機能性食品や一般的によく使われる健康食品は法律で規定されていない。健康食品とよばれるものについては，広く健康の維持・増進に資する食品として販売・利用されるもの全般をさしているものである。厚生労働省は2001（平成13）年4月，健康食品のうち，国が定めた安全性や有効性に関する基準等を満たしたものを「保健機能食品」と称して販売を認める制度を創設した。保健機能食品の1つである特定保健用食品（特別用途食品でもある）は三次機能性成分を有効量含み，ヒトでの機能が認められて，現在は消費者庁によりその表示が許可された食品である。食品に機能性を表

示できる保健機能食品（特定保健用食品及び栄養機能食品）に，さらに機能性表示食品が2015（平成27）年4月に加わった。

　食品が食品として成り立つにはまず安全であることである。そのうえで，食品は3つの機能を発揮することができる。以下に，一次，二次，三次機能の概要を述べる。

　食品には栄養成分（たんぱく質，糖質，脂質，ビタミン，無機質等）をヒトに供給する機能がある。栄養成分は消化・吸収，代謝により体の構成成分となったり，ヒトの活動（基礎代謝や活動代謝）に必要なエネルギーを生み出したりして，生命を維持しその活動を円滑に行わせるといった働きをする。このような栄養機能，生命維持機能を食品の一次機能という。

　食品の二次機能は，ヒトの五感（味覚，視覚，嗅覚，聴覚，触覚）を刺激する機能である。すなわち，食品成分や食品組織が示す色，味，香り，テクスチャーがヒトの感覚に訴える機能であり，食品のおいしさに関与する機能である。おいしさや自分の好みにあった食べ物を好むヒトの嗜好性や食行動に大きな影響を与える要因となる。

　食品の色，すなわち料理や食べ物の色彩は食欲を増進させる働きがある。暗いところで食べたときや，試しに目隠しをして食べてみると，味も香りも違いがないのに，なぜかおいしくなかったりする。食品の味には，化学刺激を与える五基本味（甘味，酸味，塩味，苦味，うま味）や化学刺激だけでなく痛覚等の皮膚感覚が混じった辛味，渋味，えぐ味等がある。食品のテクスチャーは，食物を口に入れ咀しゃくしたときの舌，唇，頬に与える感触から，噛み応え，歯への粘着性，喉ごし等の食感を与える性質，すなわち硬い，軟らかい，粘っこい，滑らか等の物性である。これらの物性は，食品の組織や構造，食品成分の存在状態によってもたらされる。また，食品の色，味，香り，テクスチャーは鮮度や品質を感覚的に判定する基準にもなる。このような感覚機能，味覚機能，嗜好性に関わる機能を食品の二次機能という。

　生体防御（おもに免疫），体調リズム（ホルモン系）の調節，老化の抑制，疾病の予防・回復等の健康の維持・増進に寄与する機能，すなわち生体調節機能，体調調節作用を食品の三次機能という。これらの機能を示す多くの成分が知られている。抗酸化作用があり，ひいては動脈硬化，糖尿病，がん等の生活習慣病の予防や老化制御に役立つポリフェノール類，抗酸化作用，抗がん作用が知られているカロテノイド類，血中コレステロール低下作用，血糖上昇抑制作用，腸内細菌叢改善・整腸作用が知られる食物繊維・オリゴ糖，血圧上昇抑制，カルシウム吸収向上作用があるペプチド・アミノ酸，血栓溶解作用，血中コレステロール低下作用，抗炎症作用等が認められているn-3系脂肪酸のイコサペンタエン酸（IPA），ドコサヘキサエン酸（DHA）等である。

2 健康食品にかかわる制度

（1）健康食品の分類と制度

　健康食品のうち，その機能や用途の表示が可能である食品を，健康増進及び安全の面から国が制度化したものには，健康増進法による特別用途食品と食品衛生法による保健機能食品（特定保健用食品，栄養機能食品，機能性表示食品）がある。保健機能食品のうち特定保健用食品は，特別用途食品の1つとしても位置付けられており，健康増進法と食品表示法の両法で規定されている。この法令で分類できない健康志向型食品，つまり，特別用途食品と保健機能食品以外の健康志向型食品は，「いわゆる健康食品」ということになる（図5-1）。

　この制度化に関わっている健康増進法と食品表示法が定めていることは次のとおりである。健康増進法は，特別用途食品制度，食事摂取基準，健康の保持・増進効果等についての虚偽・誇大な表示の禁止を定めており，食品表示法は，栄養成分表示等の

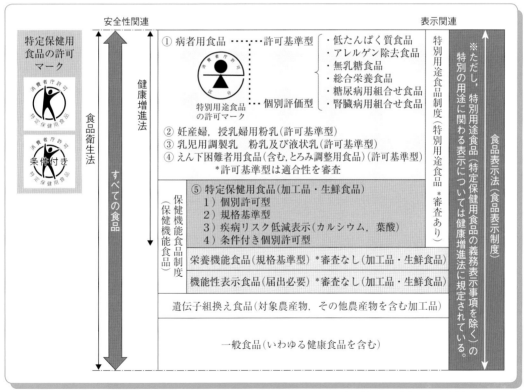

図5-1　保健機能食品と特別用途食品等の制度における位置付け及び食品表示制度

注：1）食品表示法は，販売する食品等の原材料名，添加物，L-フェニルアラニン化合物，アレルギー，栄養成分の量及び熱量，期限，製造者等の表示すべき事項を定めている。
　　＊機能及び特別の用途の表示についての審査の有無を示す。

表示，保健機能食品について定めている。なお，食品の表示については，食品表示法に定められている食品表示基準に基づき表示しなければならないのだが，特定保健用食品を除く特別用途食品の用途に関わる表示については，健康増進法に定められている。

（2）保健機能食品

医薬品の承認を受けていないものは，その効能効果等に係る表示をすることが医薬品，医療機器等の品質，有効性及び安全性の確保等に関する法律（旧薬事法）により禁止されている。保健機能食品は，摂取することで特定の保健の用途（特定保健用食品），栄養成分の機能性（栄養機能食品），特定の保健の目的（機能性表示食品）について効果を期待できることを表示することが許された食品である。つまり，「いわゆる健康食品」を含むそれ以外の食品は，摂取による効果を期待させる表示をすることが許されていない。また，以前は，食品を錠剤やカプセル等の医薬品類似形態で販売することが旧薬事法で禁止されていたが，基準が緩和されて，一部例外があるが，食品であることを明記すれば販売できることになり，栄養機能食品にこの形態をとるものが多くみられる。

1）特定保健用食品

特定保健用食品は，身体の生理学的機能や生物学的活動に影響を与える保健機能成分を含んでいる食品である。その対象は，病気が気になる人であり，病気の治療・治癒を目的に利用する食品ではない。基本的に個別許可型であり，ヒトにおける有効性や安全性の科学的根拠を示し，国（消費者庁及び食品安全委員会等）の審査を受け，消費者庁長官の許可（輸入品は承認）が得られると，特定の保健の用途の表示が許される。また，特定保健用食品としての認可マークを付すとともに健康増進法に規定されている特別用途食品として食品表示法に定められている必要な表示をしなければならない（図5-2）。現在，個別許可型のほか，規格基準型，疾病リスク低減表示，条件付き特定保健用食品の4種類がある。おもな特定保健用食品の保健の用途の表示と関与成分（保健機能成分）は表5-1のとおりである。

a　規格基準型（表5-2）

特定保健用食品としての許可実績が十分である等，科学的根拠が蓄積されている関与成分について，規格基準を定め，個別審査はなく，事務局において適合するか否かの審査を行い許可する食品である。

b　疾病リスク低減表示（表5-3）

関与成分の疾病リスク低減効果が医学的・栄養学的に確立されている場合，疾病リスク低減表示が認められる食品である。現在，カルシウムと葉酸のみにこの表示が認められている。

c　条件付き特定保健用食品

特定保健用食品の審査で要求している有効性の科学的根拠レベルには届かないもの

の，一定の有効性が確認される食品を「根拠は必ずしも確立されていませんが，○○に適している可能性がある食品です」の表示をすることを条件として許可される食品である。許可マークが他の3つと異なっている（図5-1）。

2）栄養機能食品

栄養成分の補給のために利用される食品で栄養成分の機能を表示できる食品を栄養機能食品という。表示対象となる栄養成分は，人間の生命活動に不可欠な栄養素で，医学的・栄養学的にその有効性が十分に確立されているものである。現在のところ，ミネラル6種類，ビタミン13種類，n-3系脂肪酸がその対象となっており，それぞれに規格基準，栄養機能表示，注意事項表示の内容が定められている（表5-4）。栄養機能食品である旨の表示は，国への許可申請や届出をする必要がなく，対象栄養素の含有量が規格基準の範囲内であることを自主確認して表示できる（規格基準型）。よって，許可マークはない。表示内容は，法令（食品表示法）で義務付けられている事項を表示しなければならない（図5-2）。

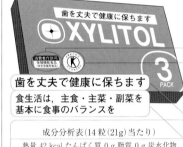

	〔特定保健用食品〕	〔栄養機能食品〕
	消費者庁許可 保健機能食品（特定保健用食品）	「栄養機能食品（栄養成分名）」の表示のみ ＊ 消費者庁長官が個別に審査等をしているかのような表示をしない。
	許可マークあり ＊ 特定保健用食品と条件付き特定保健用食品でマークが異なる。	＊ マークはない。
	許可表示の内容にとどめる。	
	「食生活は，主食・主菜・副菜を基本に食事のバランスを」の一文を表示する。	（特定保健用食品に同じ）
	栄養成分の表示 一般表示事項（熱量，たんぱく質，脂質，炭水化物，食塩相当量 ＊必ずこの順番で記載）に続いて保健機能に関与する成分について記載する。	栄養成分の表示 一般表示事項（熱量，たんぱく質，脂質，炭水化物，食塩相当量 ＊必ずこの順番で記載）に続いて機能表示する成分について記載する。
	許可を受けた表示内容（各関与成分の許可表示は表5-1のとおり）	栄養機能表示（表5-4）のとおり
	1日当たりの摂取目安量・摂取方法 1日当たりの栄養素等表示基準値[1]に対する充足率（基準が定められているもの）	1日当たりの摂取目安量・摂取方法 1日当たりの栄養素等表示基準値[1]に対する充足率
	注意事項：摂取する上での注意事項の他，許可時に指示された内容	注意事項

図5-2　保健機能食品に表示すべき事項と表示例

注：1）栄養素等表示基準値とは国民の健康の維持増進等を図るために示されている性別及び年齢階級別の栄養成分の摂取量の基準を18歳以上の人口構成から加重平均した値

表5-1　おもな特定保健用食品の保健の用途の表示及び関与成分

保健の用途の表示	関与成分		
お腹の調子を整える食品	生菌	ビフィズス菌等	
	オリゴ糖	キシロオリゴ糖，フラクトオリゴ糖，大豆オリゴ糖，乳果オリゴ糖，ラクチュロース等	
	食物繊維	食物繊維とその誘導体	グアーガム分解物，大麦若葉，サイリウム種皮，難消化性デキストリン，低分子化アルギン酸ナトリウム等
		合成多糖類	ポリデキストロース
血圧が高めの方の食品	ペプチド類	カゼインドデカペプチド（牛乳由来），かつお節オリゴペプチド，サーデンペプチド（バリルチロシンを含む：いわし由来），ラクトトリペプチド（VPP，IPP），海苔オリゴペプチド	
	杜仲葉配糖体（ゲニポシド酸），γ-アミノ酪酸（GABA）		
コレステロールが高めの方の食品	食物繊維	キトサン，サイリウム種皮，低分子化アルギン酸ナトリウム	
	植物ステロール，大豆たんぱく質，リン脂質結合大豆ペプチド（CSPHP）		
血糖値が気になる方の食品	食物繊維	難消化性デキストリン	
	ポリフェノール	グァバ葉ポリフェノール，	
	L-アラビノース，小麦アルブミン，豆鼓エキス		
ミネラル（カルシウム）の吸収を助ける食品	オリゴ糖	フラクトオリゴ糖	
	クエン酸リンゴ酸カルシウム（CCM），カゼインホスホペプチド（CPP），ポリグルタミン酸		
貧血気味の方の食品	ヘム鉄		
食後の血中の中性脂肪を抑える食品	食物繊維	難消化性デキストリン	
	ポリフェノール	ウーロン茶重合ポリフェノール	
	グロビンたんぱく分解物，モノグルコシルヘスペリジンドコサヘキサエン酸（DHA）とイコサペンタエン酸（IPA）		
体脂肪が気になる方の食品	オリゴ糖	コーヒー豆マンノオリゴ糖（マンノビオース）	
	ポリフェノール	茶カテキン，クロロゲン酸類（コーヒーポリフェノール），リンゴ由来プロシアニジン	
虫歯の原因になりにくい食品	糖アルコール等	マルチトール，パラチノース，キシリトール，エリトリトール等	
	ポリフェノール	茶ポリフェノール	
	緑茶フッ素		
歯の健康維持に役立つ食品	カゼインホスホペプチド−非結晶リン酸カルシウム複合体（CPP-ACP：乳たんぱく質分解物），キシリトール・リン酸一水素カルシウム・フクロノリ抽出物（フノラン），リン酸化オリゴカルシウム（POs-Ca）等		
骨の健康が気になる方の食品	大豆イソフラボン，乳塩基性たんぱく質（MBP），ビタミン K_2（メナキノン）		

注：1）同じ関与成分名でも許可表示が異なる場合がある。審査を受けて許可された「保健の用途」のみの表示が許される。
　　2）疾病リスク低減の関与成分（表5-3に掲載）を除いている。
　　＊色文字は第20～30回管理栄養士国家試験に出題されていた関与成分である。
資料：消費者庁 HP　https://www.caa.go.jp/foods/index4.html#m02
　　　特定保健用食品許可（承認）品目一覧より抜粋

3）機能性表示食品（表5-5）

　　機能性関与成分によって健康の維持及び増進に資する特定の保健の目的（疾病リスクの低減に関わるものを除く）が期待できることを科学的根拠に基づいて容器・包装に表示できる食品である。ただし，特別用途食品，栄養機能食品，アルコールを含有する飲料，脂質・ナトリウム・糖分等の過剰摂取につながる食品は機能性表示食品とし

表5-2　現在作成されている特定保健用食品（規格基準型）の規格基準　（2021年現在）

	第1欄	第2欄	第3欄	第4欄
区　分	関与成分	1日摂取目安量(g)	表示できる保健の用途	摂取上の注意事項
Ⅰ(食物繊維)	難消化性デキストリン（食物繊維として）	3～8	○○（関与成分）が含まれているのでおなかの調子を整えます。	摂り過ぎあるいは体質・体調によりおなかがゆるくなることがあります。多量摂取により疾病が治癒したり，より健康が増進するものではありません。他の食品からの摂取量を考えて適量を摂取してください。
	ポリデキストロース（食物繊維として）	7～8		
	グアーガム分解物（食物繊維として）	5～12		
Ⅱ(オリゴ糖)	大豆オリゴ糖	2～6	○○（関与成分）が含まれておりビフィズス菌を増やして腸内の環境を良好に保つので，おなかの調子を整えます。	摂り過ぎあるいは体質・体調によりおなかがゆるくなることがあります。多量摂取により疾病が治癒したり，より健康が増進するものではありません。他の食品からの摂取量を考えて適量を摂取してください。
	フラクトオリゴ糖	3～8		
	乳果オリゴ糖	2～8		
	ガラクトオリゴ糖	2～5		
	キシロオリゴ糖	1～3		
	イソマルトオリゴ糖	10		
Ⅲ(難消化性デキストリン)	難消化性デキストリン（食物繊維として）	4～6[1]	食物繊維（難消化性デキストリン）の働きにより，糖の吸収をおだやかにするので，食後の血糖値が気になる方に適しています。	血糖値に異常を指摘された方や，糖尿病の治療を受けておられる方は，事前に医師などの専門家にご相談の上，お召し上がりください。摂り過ぎあるいは体質・体調によりおなかがゆるくなることがあります。多量摂取により疾病が治癒したり，より健康が増進するものではありません。
Ⅳ(難消化性デキストリン)	難消化性デキストリン（食物繊維として）	5[1]	食事から摂取した脂肪の吸収を抑えて排出を増加させる食物繊維（難消化性デキストリン）の働きにより，食後の血中中性脂肪の上昇をおだやかにするので，脂肪の多い食事を摂りがちな方，食後の中性脂肪が気になる方の食生活の改善に役立ちます。	摂り過ぎあるいは体質・体調によりおなかがゆるくなることがあります。多量摂取により疾病が治癒したり，より健康が増進するものではありません。他の食品からの摂取量を考えて適量を摂取してください。

注 ：1）1日1回食事とともに摂取する目安量
備考：表中の内容以外の規格基準
　　① 関与成分について：1品目中に第1欄に掲げるものを複数含んではいけない
　　② 食品形態は区分ごとに既に許可されているものとする
　　③ 関与成分と同種の原材料を配合しないこと
　　④ 過剰用量における摂取試験が実施されていること
　　⑤ 第4欄の摂取上の注意事項に加え必要に応じた注意事項の記載を求める場合がある
　　⑥ 関与成分以外の原材料に係る事項を強調するなど不適切な表示をしないこと
資料：消費者庁HP　https://www.caa.go.jp/policies/policy/food_labeling/health_promotion/#m02
　　　健康や栄養に関する表示の制度について　特定保健用食品（トクホ）許可制
　　　別添3　特定保健用食品（規格基準型）制度における規格基準

て販売できない。その対象は，疾病に罹患していない者〔未成年，妊産婦（妊娠を計画している者を含む）及び授乳婦を除く〕であり，病気の治療・治癒を目的に利用する食品ではない。義務表示事項は食品表示法に定められており，安全性及び機能性の根拠に関する情報，生産・製造及び品質の管理に関する情報等，必要な事項を販売日の60日前までに消費者庁に届け出なければならない。届出の内容に従い事業者の責

表5-3　疾病リスク低減表示について（疾病リスク低減表示を認めるもの）(2021年現在)

関与成分	特定の保健の用途に係る表示	摂取をする上での注意事項
カルシウム（食品添加物公定書等に定められたものまたは食品等として人が摂取してきた経験が十分に存在するものに由来するもの） 1日摂取目安量：300〜700 mg	この食品はカルシウムを豊富に含みます。日頃の運動と適切な量のカルシウムを含む健康的な食事は，若い女性が健全な骨の健康を維持し，歳をとってからの骨粗鬆症になるリスクを低減するかもしれません。	一般に疾病は様々な要因に起因するものであり，カルシウムを過剰に摂取しても骨粗鬆症になるリスクがなくなるわけではありません。
葉酸（プテロイルモノグルタミン酸） 1日摂取目安量：400〜1,000 µg	この食品は葉酸を豊富に含みます。適切な量の葉酸を含む健康的な食事は，女性にとって，二分脊椎などの神経管閉鎖障害を持つ子どもが生まれるリスクを低減するかもしれません。	一般に疾病は様々な要因に起因するものであり，葉酸を過剰に摂取しても神経管閉鎖障害を持つ子どもが生まれるリスクがなくなるわけではありません。

資料：消費者庁 HP　https://www.caa.go.jp/foods/index4.html#02
　　　特定保健用食品（トクホ）許可制（健康増進法第26条）申請に関する関連通知
　　　別添4　特定保健用食品における疾病リスク低減表示について

表5-4　栄養機能食品の規格基準について
(2021年現在)

栄養成分	1日当たりの摂取目安量に含まれる栄養成分量 下限値	上限値	栄養機能表示	注意喚起表示
亜　鉛	2.64 mg	15 mg	亜鉛は，味覚を正常に保つのに必要な栄養素です。 亜鉛は，皮膚や粘膜の健康維持を助ける栄養素です。 亜鉛は，たんぱく質・核酸の代謝に関与して，健康の維持に役立つ栄養素です。	本品は，多量摂取により疾病が治癒したり，より健康が増進するものではありません。亜鉛の摂りすぎは，銅の吸収を阻害するおそれがありますので，過剰摂取にならないよう注意してください。1日の摂取目安量を守ってください。乳幼児・小児は本品の摂取を避けてください。
カルシウム	204 mg	600 mg	カルシウムは，骨や歯の形成に必要な栄養素です。	本品は，多量摂取により疾病が治癒したり，より健康が増進するものではありません。1日の摂取目安量を守ってください。
カリウム[1]	840 mg	2,800 mg	カリウムは，正常な血圧を保つのに必要な栄養素です。	本品は，多量摂取により疾病が治癒したり，より健康が増進するものではありません。1日の摂取目安量を守ってください。腎機能が低下している方は本品の摂取を避けてください。
鉄	2.04 mg	10 mg	鉄は，赤血球を作るのに必要な栄養素です。	本品は，多量摂取により疾病が治癒したり，より健康が増進するものではありません。1日の摂取目安量を守ってください。
銅	0.27 mg	6.0 mg	銅は，赤血球の形成を助ける栄養素です。 銅は，多くの体内酵素の正常な働きと骨の形成を助ける栄養素です。	本品は，多量摂取により疾病が治癒したり，より健康が増進するものではありません。1日の摂取目安量を守ってください。乳幼児・小児は本品の摂取を避けてください。
マグネシウム	96 mg	300 mg	マグネシウムは，骨や歯の形成に必要な栄養素です。 マグネシウムは，多くの体内酵素の正常な働きとエネルギー産生を助けるとともに，血液循環を正常に保つのに必要な栄養素です。	本品は，多量摂取により疾病が治癒したり，より健康が増進するものではありません。多量に摂取すると軟便（下痢）になることがあります。1日の摂取目安量を守ってください。乳幼児・小児は本品の摂取を避けてください。
ナイアシン	3.9 mg	60 mg	ナイアシンは，皮膚や粘膜の健康維持を助ける栄養素です。	本品は，多量摂取により疾病が治癒したり，より健康が増進するものではありません。1日の摂取目安量を守ってください。
パントテン酸	1.44 mg	30 mg	パントテン酸は，皮膚や粘膜の健康維持を助ける栄養素です。	
ビオチン	15 µg	500 µg	ビオチンは，皮膚や粘膜の健康維持を助ける栄養素です。	

栄養成分	1日当たりの摂取目安量に含まれる栄養成分量		栄養機能表示	注意喚起表示
	下限値	上限値		
ビタミンA[2]	231 μg	600 μg	ビタミンAは，夜間の視力の維持を助ける栄養素です。ビタミンAは，皮膚や粘膜の健康維持を助ける栄養素です。	本品は，多量摂取により疾病が治癒したり，より健康が増進するものではありません。1日の摂取目安量を守ってください。妊娠3か月以内又は妊娠を希望する女性は過剰摂取にならないよう注意してください。
ビタミンB₁	0.36 mg	25 mg	ビタミンB₁は，炭水化物からのエネルギー産生と皮膚や粘膜の健康維持を助ける栄養素です。	
ビタミンB₂	0.42 mg	12 mg	ビタミンB₂は，皮膚や粘膜の健康維持を助ける栄養素です。	
ビタミンB₆	0.39 mg	10 mg	ビタミンB₆は，たんぱく質からのエネルギーの産生と皮膚や粘膜の健康維持を助ける栄養素です。	
ビタミンB₁₂	0.72 μg	60 μg	ビタミンB₁₂は，赤血球の形成を助ける栄養素です。	本品は，多量摂取により疾病が治癒したり，より健康が増進するものではありません。1日の摂取目安量を守ってください。
ビタミンC	30 mg	1,000 mg	ビタミンCは，皮膚や粘膜の健康維持を助けるとともに，抗酸化作用をもつ栄養素です。	
ビタミンD	1.65 μg (60 IU)	5.0 μg (200 IU)	ビタミンDは，腸管でのカルシウムの吸収を促進し，骨の形成を助ける栄養素です。	
ビタミンE	1.89 mg	150 mg	ビタミンEは，抗酸化作用により，体内の脂質を酸化から守り，細胞の健康維持を助ける栄養素です。	
ビタミンK	45 μg	150 μg	ビタミンKは，正常な血液凝固能を維持する栄養素です。	本品は，多量摂取により疾病が治癒したり，より健康が増進するものではありません。1日の摂取目安量を守ってください。血液凝固阻止薬を服用している方は本品の摂取を避けてください。
葉酸	72 μg	200 μg	葉酸は，赤血球の形成を助ける栄養素です。葉酸は，胎児の正常な発育に寄与する栄養素です。	本品は，多量摂取により疾病が治癒したり，より健康が増進するものではありません。1日の摂取目安量を守ってください。葉酸は，胎児の正常な発育に寄与する栄養素ですが，多量摂取により胎児の発育が良くなるものではありません。
n-3系脂肪酸	0.6 g	2.0 g	n-3系脂肪酸は，皮膚の健康維持を助ける栄養素です。	本品は，多量摂取により疾病が治癒したり，より健康が増進するものではありません。1日の摂取目安量を守ってください。

注 ： 1）カリウムについては過剰摂取のリスク（腎臓機能低下者において最悪の場合，心停止）を回避するため，錠剤，カプセル剤等の食品を対象外とする。

2）ビタミンAの前駆体であるβ-カロテンについては，ビタミンA源の栄養機能食品（「栄養機能食品（ビタミンA）」として認めるが，その場合の上限値は7,200 μg，下限値1,620 μgとする。またβ-カロテンについては，ビタミンAと同様の栄養機能表示を認める。この場合，「妊娠3か月以内又は妊娠を希望する女性は過剰摂取にならないよう注意してください」旨の注意喚起表示は，不要とする。

資料：消費者庁HP　https://www.caa.go.jp/foods/index4.html#m04
食品表示基準（別表第十一）

任で機能性を表示して販売する食品であり，国の許可を得て機能性を表示する食品ではないので許可マークはない。

▌（3）特別用途食品（図5-1）

　乳児，幼児，妊産婦，病者等の発育，健康の保持・回復等に適するという特別の用途について表示できる食品を特別用途食品といい，図5-1に示した食品が該当する。表示の許可にあたっては，許可基準があるもの（妊産婦・授乳婦用粉乳，乳児用調製乳，

えん下困難者用食品，病者用食品の一部）についてはその適合性が審査され（許可基準型），許可基準のないもの（病者用食品の一部）については個別に評価され（個別評価型），内閣総理大臣（消費者庁長官に委任）の許可（輸入品は承認）を受ける必要がある。特定保健用食品については前述のとおりで，健康増進法に基づく「特別の用途に適する旨の表示」の許可には特定保健用食品も含まれる。また，許可マークが付されるのだが，特定保健用食品のみ異なる許可マークが付される。

（4）健康や栄養に関する表示

健康や栄養に関する表示について規定している法律と主な規定内容の一覧を表5-5に示した。以下に，栄養成分表示及び栄養強調表示について説明する。

1）栄養成分表示

すべての加工食品及び添加物（消費者向け）への栄養成分表示は義務となっており，その義務表示項目は，エネルギー，たんぱく質，脂質，炭水化物，食塩相当量の5項目で，この順に従い表示しなければならない。推奨項目（任意表示）として飽和脂肪酸，食物繊維があげられており，その他の成分についても表示可能（任意表示）で，その場合は，義務表示項目に続けて表示することになっている。ただし，ナトリウムは，ナトリウム塩が添加された食品には表示できない。生鮮食品にも栄養成分を表示することが可能（任意表示）で，その場合は，容器・包装が必要となる。

2）栄養強調表示

相対表示：栄養成分の低減（熱量，脂質，飽和脂肪酸，コレステロール，糖類及びナトリ

表5-5　健康や栄養に関する表示と法律

	表示を規定している法律の名称	主な規定内容
栄養成分表示及び栄養強調表示	食品表示法〔2015（平成27）年4月1日～〕	栄養成分表示は，栄養成分の量及び熱量の義務表示5項目，及びその他の任意表示項目の表示に関することが定められている。 栄養強調表示は，任意で表示が可能であり，相対表示（低減された旨の表示，強化された旨の表示），無添加強調表示の表示基準が定められている。
栄養機能食品	機能表示が可能：食品表示法 義務表示事項　：食品表示法	規格基準に適合すれば事業主の責任で，義務表示事項を表示し販売できる。許可申請や届出は不要。
機能性表示食品	機能表示が可能：食品表示法 義務表示事項　：食品表示法	機能性関与成分の保健の目的が期待できることを示す科学的根拠等を消費者庁に届け出ることが必要で，義務表示事項を表示し販売。
特定保健用食品	機能表示が可能：食品表示法 用途表示が可能：健康増進法 義務表示事項　：食品表示法	許可制で，許可表示事項と義務表示事項を表示し販売。
特別用途食品	用途表示が可能：健康増進法 義務表示事項　：健康増進法 （ただし，特定保健用食品を除く）	許可制で，許可表示事項と義務表示事項を表示し販売。
虚偽・誇大広告等の禁止	健康増進法	健康の保持・増進の効果等に関する虚偽または誇大な広告の禁止。
不適正な表示等の禁止	不当景品類及び不当表示防止法（景品表示法）	消費者に誤認を与える誇大な広告，不当な表示を禁止。また食品表示基準違反，原産地，原料原産地表示の違反等の食品表示法に関連する違反もその範囲となる。

ウム)・強化（たんぱく質及び食物繊維）を示す表示をする場合は，定められた基準値以上の絶対差に加え，他の食品に比べて 25 ％以上の相対差が必要であり，比較している食品を特定できる事項が表示されなければならない。ただし，強化された旨の表示の場合，相対差が 25 ％以上必要なのは，たんぱく質及び食物繊維の場合のみで，低減された旨の表示の場合は，みそとしょうゆはそれぞれ 15 ％，20 ％以上となっている。

　無添加強調表示：糖類（単糖類または二糖類であって，糖アルコールでないものに限る）無添加及びナトリウム塩無添加に関する強調表示がある。コーデックス委員会の考え方を導入した規定の条件をすべて満たした場合に表示することができる。

③ 食品の機能性成分

　食品には多くの三次機能を示す成分が含まれている。ここでは，特定保健用食品の関与成分を中心に食品の機能性成分について述べる。

（1）整腸作用を示す成分

　整腸作用を示すものには，プロバイオティクスとプレバイオティクスがある。プロバイオティクスとは，有害菌の増殖を抑えて，腸内細菌叢（そう）の改善作用を示す乳酸菌（ラクトバチルス）やビフィズス菌（ビフィドバクテリウム）のことをいう。一方，プレバイオティクスとは，プロバイオティクスの増殖を促進する，もしくは有害菌の増殖を抑制する物質のことであり，オリゴ糖や食物繊維があげられる。

　オリゴ糖は，ビフィズス菌等の有用菌による分解・発酵を受け，その増殖を促進す

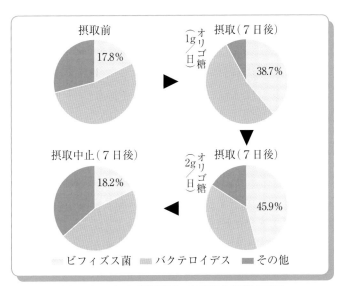

図5-3　オリゴ糖摂取による腸内菌叢の変動

資料：緒方幸代ら，「4^G-β-D-Galactosylsucrose（Lactosucrose）の少量摂取がヒト腸内フローラおよび糞便性状に及ぼす影響」日本栄養・食糧学会誌，46（4），1993 年，pp.317-323

る（図5-3）。こうした作用をもつオリゴ糖には，フラクトオリゴ糖，キシロオリゴ糖，大豆オリゴ糖，ガラクトオリゴ糖等がある。

　食物繊維は腸内容物の体積を増やして便秘を改善するとともに，腸内のコレステロール，中性脂肪，糖質，ナトリウムや有害物質を吸着して排泄を促進する。また，オリゴ糖と同じように有用菌による分解・発酵を受け，その増殖を促進する作用もある。有用菌は有機酸を生成して腸粘膜細胞の働きを活発にし，大腸の運動を刺激して便通を促す。特定保健用食品に含まれる食物繊維には，でん粉を高温加熱したときに得られる難消化性デキストリン，小麦ふすま（ブラン），寒天やサイリウム種皮由来の食物繊維，化学合成品のポリデキストロース等がある。

（2）血中コレステロール低下作用を示す成分

　コレステロールは細胞膜の重要な構成成分であるほか，胆汁酸，ステロイドホルモン，ビタミンDの前駆体である。しかし，動物性脂肪や高コレステロール食品を過剰に摂取すると血中コレステロール濃度が高い状態になり，血管壁に溜まって動脈硬化を引き起こす。一方，体内のコレステロールは肝臓で胆汁酸となり，十二指腸に分泌されて脂肪の消化を助け，やがて小腸や大腸で再吸収される（腸肝循環）。

　かにやえびの殻に含まれるキチンのアルカリ処理によって得られるキトサン，大豆たんぱく質ならびにその消化ペプチドのリン脂質結合大豆ペプチド（CSPHP）は，食事由来のコレステロールを吸着して腸管からの吸収を妨げるだけでなく，胆汁酸を吸着して腸肝循環を阻害する。これらの摂取によって，肝臓でのコレステロール消費が促進され，血中コレステロール濃度は低下する。

　サイリウム種皮由来の食物繊維，海藻に含まれる低分子化アルギン酸ナトリウムは，整腸作用を示すとともに血中コレステロール低下作用も示す。

　豆類や穀類に含まれる植物ステロールは，コレステロールが腸管から吸収されるときに必要なミセルの形成を阻害することによって血中コレステロール濃度を低下させる。また，ブロッコリーやキャベツ由来のS-メチルシステインスルホキシド（SMCS）には，血中LDL-コレステロールの低下作用がある。

（3）血圧低下作用を示す成分

　高血圧の原因には，遺伝に加えて，動脈硬化，塩分の摂取過多，ストレス等の影響があげられる。動脈硬化により血管は弾力を失って狭くなるほか，ストレスにより交感神経の活動が高まることで血管は収縮し，血圧は上昇する。血圧が高い状態が続くと，血管や心臓に負担がかかり，脳卒中，心臓疾患，腎疾患になる危険性が高まる。

　血圧上昇に関与する代謝系の1つであるレニン・アンギオテンシン系において，アンギオテンシンⅠは，肺血管等に存在するアンギオテンシン変換酵素（ACE）によりアンギオテンシンⅡに変換される。アンギオテンシンⅡは血管を収縮させる作用をもち，これにより血圧は上昇する。一方，ACEには血管を拡張させて血圧を下げるブ

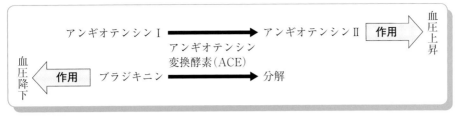

図5-4　血圧に関係する代謝系

ラジキニンを分解する働きもある（図5-4）。

　牛乳由来のカゼインドデカペプチドやラクトトリペプチド，魚由来のサーデンペプチドやカツオ節オリゴペプチドは，ACEの働きを阻害してアンギオテンシンⅡの生成を抑える。またγ‐アミノ酪酸（GABA）には，血管を収縮させるノルアドレナリンの分泌を抑える作用がある。中国で生薬として用いられてきた杜仲葉から抽出した杜仲葉配糖体（ゲニポシド酸）は，副交感神経の活動を高め，交感神経の活動を抑える。

（4）ミネラル（無機質）の吸収を促す成分

　カルシウムの摂取不足は，骨や歯の形成に支障をきたし，将来的には骨粗鬆症を引き起こすリスクも高まる。一方，鉄は赤血球ヘモグロビンの構成成分であり，不足すると貧血や免疫力の低下等が起こる。一般に，ミネラル（無機質）は小腸内での溶解度が低く，食物繊維や他の食品成分によっても吸収阻害を受ける。そこで，「ミネラルの吸収を助ける」特定保健用食品には，ミネラルのみならずミネラルの吸収を促す成分があわせて配合されている。カルシウムの吸収を促す成分には，クエン酸リンゴ酸カルシウム（CCM），牛乳カゼインから得られるカゼインホスホペプチド（CPP）がある。CCMはカルシウムを可溶化し，小腸からの吸収を高める作用がある。CPPはカルシウムと結合して安定化させるため，吸収を妨げるリン酸やシュウ酸との結合が抑えられる。鉄の吸収を促す成分には吸収のよいヘム鉄が含まれており，吸収を妨げる食物繊維やポリフェノールとの結合が抑えられる。

　フラクトオリゴ糖や乳果オリゴ糖は，ビフィズス菌を増殖させることによって大腸内のpHを低下させ，カルシウムやマグネシウムの吸収を促進する。

（5）骨の形成を助ける成分

　骨は破壊と形成を繰り返しており，食事からのカルシウム摂取不足やホルモンの変化等によって，そのバランスが崩れると骨量が低下する。ポリグルタミン酸はグルタミン酸が約30〜5,000個結合した高分子で，カルシウムとリン酸の結合を妨げ，カルシウムの吸収を促す。エストロゲンと類似構造をもち，女性ホルモン様の働きを示す大豆イソフラボンや乳塩基性たんぱく質（MBP）には骨吸収（骨の破壊）を抑制する作用がある。納豆菌等が産生するビタミンK₂（メナキノン）は，骨にカルシウムを沈着させる機能をもつオステオカルシンの合成に必要な成分である。

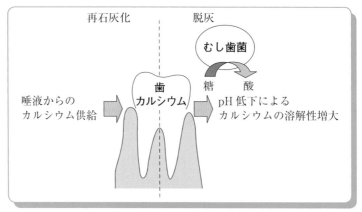

図5-5　脱灰と再石灰化

（6）むし歯を防ぎ，歯を丈夫にする成分

歯の表面を覆うエナメル質は，リン酸カルシウムの結晶（ヒドロキシアパタイト）で構成されている。ミュータンス菌等のむし歯菌は，歯の表面に付着して歯垢（プラーク）を形成し，その中で糖質を栄養源にして増殖し，有機酸をつくる。この酸によって歯のエナメル質が溶け出すことが，むし歯（う蝕）のはじまりである（図5-5）。パラチノース，マルチトール，キシリトール等の糖アルコールは，むし歯菌の栄養源にならない低う蝕性甘味料である。また，茶ポリフェノールは，歯垢の形成を阻害して菌の増殖を抑える。

むし歯菌の産生する酸によってエナメル質が溶け出す過程を脱灰といい，逆に，失ったミネラルを再度沈着させることを再石灰化という。歯の脱灰を防ぎ，再石灰化を促す成分としてカゼインホスホペプチド-非結晶リン酸カルシウム複合体（CPP-ACP），リン酸化オリゴカルシウム（POs-Ca）等がある。ACPは回りを取り囲んでいるCPPの働きによって唾液に溶けやすい状態に保たれ，エナメル質へのミネラルの沈着を促進する。POs-Caは唾液に溶けやすい水溶性カルシウムであり，口腔内のpHの低下も防ぐ作用がある。

（7）血糖値の上昇を抑制する成分

食事により摂取したでん粉が消化管内でグルコースに分解・吸収されると，血液中のグルコース濃度，すなわち血糖値が上昇する。このとき，膵臓から分泌されるインスリンの作用により血液中のグルコースは細胞内に取り込まれ，血糖値は徐々に正常に戻る。しかし，インスリンの分泌が不足あるいは作用が低下している場合には，血糖値は食後に上昇したまま高い状態が続く。このような過血糖状態は，種々の合併症（網膜症，腎症，神経障害）をはじめ，心筋梗塞や脳梗塞を引き起こすことがある。

でん粉をグルコースに分解する α-アミラーゼの作用を阻害し，食後のグルコースの吸収を遅らせる成分として，グァバ葉ポリフェノール，小麦アルブミンがある。

ショ糖を分解するスクラーゼの作用を阻害するL-アラビノース，麦芽糖を分解する
α-グルコシダーゼの作用を阻害する豆鼓エキス，小腸からのグルコースの吸収を抑
える難消化性デキストリンもあり，いずれも糖の吸収を穏やかにすることにより血糖
値の上昇を抑える。

(8) 血中中性脂肪や体脂肪を減少させる成分

食事からのエネルギー摂取が日常の動作や運動によるエネルギー消費を上回ると，
余ったエネルギーは脂肪として蓄えられる。脂肪が体につきすぎると肥満となり，高
血圧，糖尿病や脂質異常症等の生活習慣病を引き起こす原因となる。

グロビンたんぱく分解物（VVVP等のオリゴペプチド）やウーロン茶重合ポリフェ
ノールは，リパーゼ活性を阻害して脂肪の吸収を抑える作用がある。イコサペンタエ
ン酸（IPA）やドコサヘキサエン酸（DHA），モノグルコシルヘスペリジンは，肝臓
での中性脂肪の合成を抑え，分解を促進することで血中中性脂肪を低下させる。

中鎖脂肪酸は，やし油やパーム油に含まれる$C_8 \sim C_{12}$程度の脂肪酸をいう。小腸
から吸収された中鎖脂肪酸は，脂肪に再合成されず，門脈を経て肝臓でエネルギーと
して消費されやすく，体脂肪として蓄積されにくい（図5-6）。

細胞のミトコンドリアに取り込まれた脂肪酸は，β酸化を経てエネルギーとなる。
茶カテキンは，β酸化に関わる酵素量を増やして代謝を活発にする作用がある。また，
コーヒー豆のクロロゲン酸には，脂肪酸のミトコンドリアへの取り込みを促進する作
用が認められている。高濃度の茶カテキンやクロロゲン酸を摂取することで，日常活
動や運動時の脂肪の燃焼効果が高められ，体脂肪の蓄積が抑えられる。コーヒー豆マ
ンノオリゴ糖には整腸作用に加えて脂肪の排泄を促す作用もある。

(9) その他

活性酸素等による生体成分の酸化は，細胞の老化，がんやその他の疾病の原因とな
ることが知られている。食品中の抗酸化作用を示す成分には，ビタミンEやCのほ

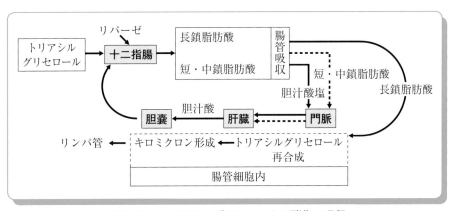

図5-6　トリアシルグリセロールの消化・吸収

か，野菜や果実のカロテノイド系色素やフラボノイド系色素，茶，コーヒー，赤ワイン等に含まれるポリフェノール類がある。

　免疫に関わる NK（ナチュラルキラー）細胞やマクロファージの活性化等により，からだの免疫機能を高める成分として，しいたけ由来のレンチナンがある。レンチナンは，他のきのこや酵母にも見いだされる難消化性多糖類の β- グルカンである。

　とうがらしに含まれる辛味成分のカプサイシンは，副腎よりアドレナリンの分泌を促してエネルギー代謝を高め，体熱産生に伴う発汗を促す。

　そのほかの機能性成分を表5-6に示した。

表5-6　食品由来の機能性成分

物　質	機能または効果	由　来
セサミノール，セサモール	抗酸化作用	ごま
サポニン	抗酸化作用	だいず
ナットウキナーゼ	血栓溶解作用	納豆
イソチオシアナート	抗菌作用，解毒機能亢進作用	からし，ブロッコリー
クルクミン	抗酸化作用，肝機能改善効果	うこん
レスベラトロール	抗酸化作用	赤ぶどう
タウリン	血清コレステロール低下作用	いか，貝
IPA，DHA	血栓予防効果，抗炎症効果	魚油
エクオール	エストロゲン様作用	大豆イソフラボン

参考文献

食品機能性の科学編集委員会編『食品機能性の科学』フジ・テクノシステム，2008 年

日本フードスペシャリスト協会編『食品の表示』建帛社，2011 年

森田潤司，成田宏史編『食べ物と健康1　食品学総論』化学同人，2012 年

消費者庁 HP　https://www.caa.go.jp/foods/index4.html

索　引

本書の食品成分値は，文部科学省科学技術学術審議会・資源調査分科会『日本食品標準成分表（八訂）増補2023年』，『日本食品標準成分表（八訂）増補2023年 アミノ酸成分表編』，『日本食品標準成分表（八訂）増補2023年 脂肪酸成分表編』，及び『日本食品標準成分表（八訂）増補2023年 炭水化物成分表編』によるものである。

〈執筆者紹介〉　[　]内は執筆担当章節

編著者

小関　正道　　元 東京家政大学家政学部 教授　　　　　　［第1章1］

鍋谷　浩志　　東京家政大学家政学部 教授　　　　　　　［第1章1］

著　者（五十音順）

安藤　清一　　神戸女子大学家政学部 教授　　　　　　　［第3章3, 第4章2］

浦本　裕美　　仁愛大学人間生活学部 教授　　　　　　　［第4章3, 第5章2］

海老塚 広子　東京家政大学家政学部 講師　　　　　　　［第1章2, 第3章4, 第3章6］

小嶋　文博　　仙台白百合女子大学人間学部 教授　　　　［第2章］

鬼頭　幸男　　元 愛知学泉大学家政学部 教授　　　　　　［第3章1, 第5章1］

竹山 恵美子　昭和女子大学食健康科学部 非常勤講師　　［第3章2, 第4章1］

舘　　和彦　　愛知学泉大学家政学部 教授　　　　　　　［第3章1, 第5章1］

福島　正子　　昭和女子大学 名誉教授　　　　　　　　　［第3章2, 第4章1］

福田　泰樹　　中京学院大学短期大学部 特任教授　　　　［第4章4・5］

山﨑　貴子　　新潟医療福祉大学健康科学部 准教授　　　［第1章3, 第3章5］

由良　　亮　　中京学院大学短期大学部 准教授　　　　　［第4章4・5］

吉川　秀樹　　京都光華女子大学健康科学部 教授　　　　［第3章7・8, 第5章3］

食べ物と健康
三訂 マスター食品学Ⅰ〔第2版〕

2014年（平成26年） 4月15日	初版発行～第3刷
2016年（平成28年） 8月30日	改訂版発行～第4刷
2021年（令和3年） 4月20日	三訂版発行～第2刷
2023年（令和5年） 9月5日	三訂第2版発行

編著者　小関　正道
　　　　鍋谷　浩志

発行者　筑紫　和男

発行所　株式会社 建帛社
　　　　KENPAKUSHA

〒112-0011　東京都文京区千石4丁目2番15号
TEL（03）3944-2611
FAX（03）3946-4377
https://www.kenpakusha.co.jp/

ISBN978-4-7679-0748-2 C3077　　　　あづま堂印刷／常川製本
© 小関正道・鍋谷浩志ほか，2014，2016，2021，2023．　Printed in Japan.
（定価はカバーに表示してあります）